CARDIOLOGIA PEDIÁTRICA

Fundamentos

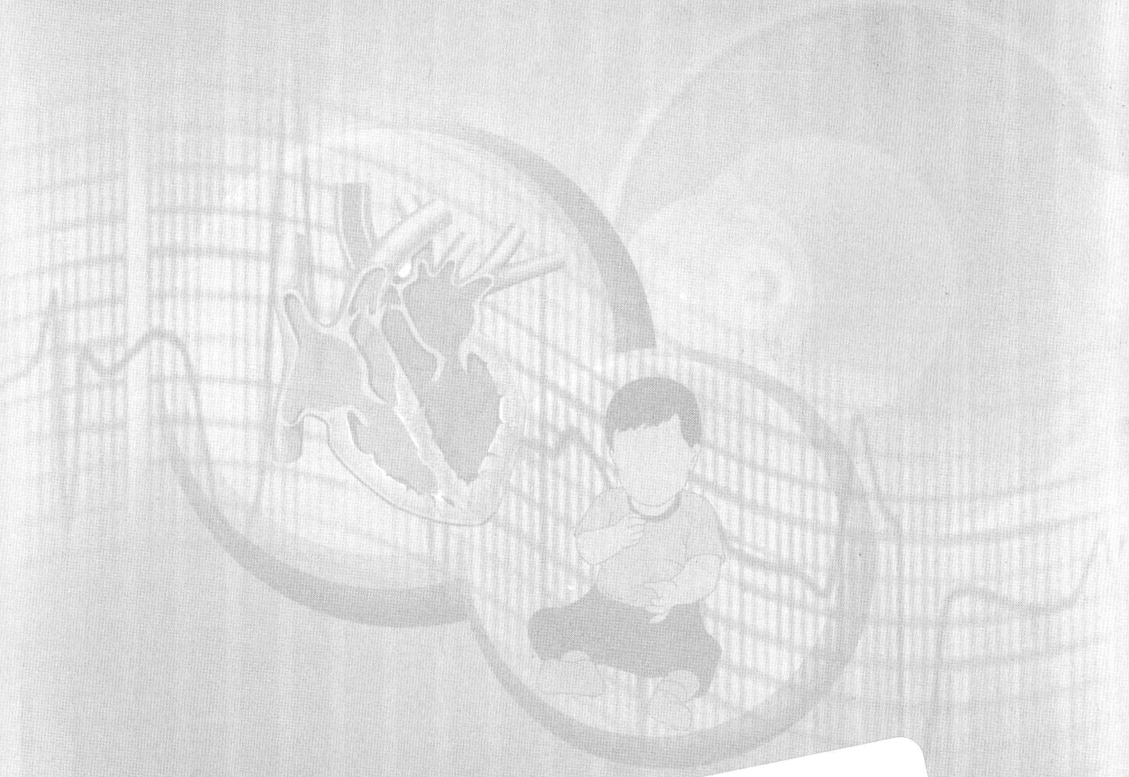

CARDIOLOGIA PEDIÁTRICA

Fundamentos

DAVID J. DRISCOLL, M.D.
Professor of Pediatrics
Consultant in Pediatric Cardiology
Mayo Clinic College of Medicine
Mayo Clinic and Foundation
Rochester, Minnesota

REVINTER

Cardiologia Pediátrica – Fundamentos

ISBN 978-85-372-0155-8

Tradução:
EDIANEZ V. D. CHIMELLO
Tradutora, SP

Revisão Técnica:
VIVIANE LANZELOTTE
Título de Especialização em Pediatria pela SBP
Presidente do Comitê de Atenção Integral ao Desenvolvimento e
Reabilitação da SOPERJ (2004-2006)
Secretária do Comitê de Follow up *do RN de Alto Risco da SOPERJ (2001-2003)*

Nota: A medicina é uma ciência em constante evolução. À medida que novas pesquisas e experiências ampliam os nossos conhecimentos, são necessárias mudanças no tratamento clínico e medicamentoso. Os autores e o editor fizeram verificações junto a fontes que se acredita sejam confiáveis, em seus esforços para proporcionar informações acuradas e, em geral, de acordo com os padrões aceitos no momento da publicação. No entanto, em vista da possibilidade de erro humano ou mudanças nas ciências médicas, nem os autores e o editor nem qualquer outra parte envolvida na preparação ou publicação deste livro garantem que as instruções aqui contidas são, em todos os aspectos, precisas ou completas, e rejeitam toda a responsabilidade por qualquer erro ou omissão ou pelos resultados obtidos com o uso das prescrições aqui expressas. Incentivamos os leitores a confirmar as nossas indicações com outras fontes. Por exemplo e em particular, recomendamos que verifiquem as bulas em cada medicamento que planejam administrar para terem a certeza de que as informações contidas nesta obra são precisas e de que não tenham sido feitas mudanças na dose recomendada ou nas contra-indicações à administração. Esta recomendação é de particular importância em conjunto com medicações novas ou usadas com pouca freqüência.

Título original:
Fundamentals of Pediatric Cardiology

Livraria e Editora REVINTER Ltda.
Rua do Matoso, 170 – Tijuca
20270-135 – Rio de Janeiro – RJ
Tel.: (21) 2563-9700 – Fax: (21) 2563-9701
livraria@revinter.com.br – www.revinter.com.br

Às mulheres da minha vida:

Minha esposa, Virginia V. Michels, M.D.
Minha filha, Ginna Driscoll Wilson, J.D.
Minha mãe, Dorothy Driscoll, M.O.M.

O Autor

O Dr. David Driscoll é Professor de Pediatria da Divisão de Cardiologia Pediátrica da Mayo Clinic College of Medicine e da Mayo Clinic and Foundation.

De 1985 a 2004, ocupou a cadeira de Chefe da Divisão de Cardiologia Pediátrica. Foi Chefe do Council on Cardiovascular Disease, da American Heart Association, e Chefe do Subcomitê de Cardiologia Pediátrica do American Board of Pediatrics. Atualmente, é Editor do Subcomitê de Cardiologia Pediátrica.

Prefácio

"Ser médico significa viver mais vidas que a sua própria."

Muitos pediatras e médicos de família assustam-se com a doença cardíaca em lactentes, crianças e adolescentes, o que pode resultar na percepção de que o aprendizado dos muitos tipos de defeitos e doenças cardíacas congênitas pode parecer uma tarefa intransponível. Além disto, tornar-se um perito na auscultação do coração exige experiência considerável, e a frustração é comum quando não se consegue elaborar um diagnóstico anatômico somente com base no exame físico. Isto é lastimável, pois é sempre muito difícil, até para os especialistas, e freqüentemente desnecessária a elaboração de um diagnóstico anatômico com base somente no exame físico. Ao contrário, é importante determinar se o paciente: (i) tem ou não uma doença cardíaca congênita, (ii) tem doença cardíaca cianótica ou acianótica, (iii) tem insuficiência cardíaca ou excesso de circulação pulmonar (fluxo sanguíneo pulmonar excessivo), (iv) tem débito cardíaco reduzido ou (v) exige avaliação detalhada e tratamento urgente. Espero que este livro ajude todos os médicos de cuidados primários encarregados do tratamento de lactentes e crianças a fazer estas distinções.

A presente obra destina-se a estudantes de medicina com interesse em cuidados primários, a residentes em pediatria, aos médicos de família e aos estagiários do primeiro ano de cardiologia pediátrica e adulta. Tentei apresentar as informações de maneira direta e organizada, evitando excesso de detalhes, desnecessários para a avaliação inicial e tratamento dos pacientes. Meu trabalho não teve a intenção de tornar-se enciclopédico. Existem vários e excelentes textos enciclopédicos sobre cardiologia pediátrica e o leitor deverá consultar estas fontes, assim como a literatura médica mais recente para os casos de informações mais detalhadas. Este trabalho também contém poucos dados sobre dosagem de medicamentos. Em virtude das diferenças regionais no uso e dosagem de medicamentos, e uma vez que estas normas podem sofrer alterações com o passar do tempo, recomendamos que o leitor consulte as recomendações atuais de dosagem para este tipo de informação.

Fui privilegiado pelos excelentes professores que tive. É impossível agradecer a todos eles. Entretanto, faço referência aos Drs. J. C. Peterson, William Gallen, Dan McNamara, Charles Mullins, Michael Nihill, Thomas Vargo, Paul Gillette, Howard Gutgesell, Robert Lewis, William Wiedman, Robert Feldt, Denton Cooley,

Gordon Danielson e Francisco Puga. Sou grato a todos eles. Agradeço, também, ao Dr. William Edwards, por fornecer as ilustrações referentes ao material de patologia, ao Dr. Patrick O'Leary, pelas imagens ecocardiográficas, e a John Hagen, pelas excelentes ilustrações médicas.

Sumário

CARDIOLOGIA PEDIÁTRICA

Fundamentos

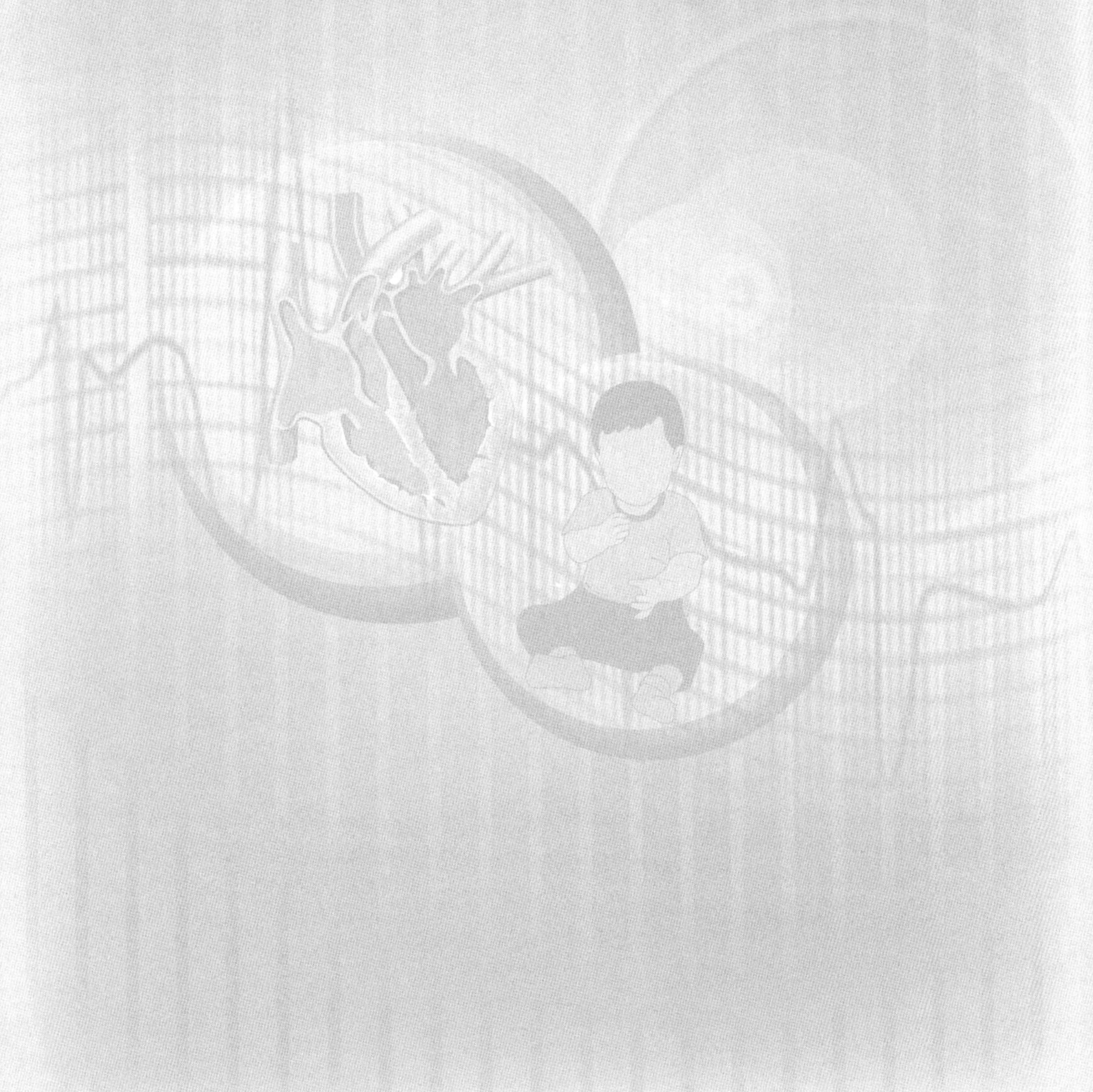

CAPÍTULO 1

Fisiologia Cardiovascular

"O médico tem o privilégio
de às vezes curar,
muitas vezes aliviar,
sempre confortar."

FISIOLOGIA CARDIOVASCULAR BÁSICA

Para compreender a fisiopatologia dos problemas cardíacos congênitos e adquiridos, é fundamental conhecer a fisiologia cardiovascular básica. A função primária do sistema cardiovascular é bombear sangue. O débito cardíaco (litros por minuto) é a medida básica de quanto sangue o coração bombeia.

DÉBITO CARDÍACO E SEUS FATORES DETERMINANTES

Os fatores determinantes do débito cardíaco (DC) são: freqüência cardíaca (FC) e volume de ejeção (VE).

$$DC = FC \times VE$$

Essa relação pode ser simplificada usando-se os determinantes de VE – volume diastólico final (VDF) e fração de ejeção (FE).

$$DC = FC \times VDF \times FE$$

Portanto, o débito cardíaco só pode aumentar ou diminuir por meio do aumento ou diminuição da freqüência cardíaca, do volume diastólico final e/ou da fração de ejeção.

Esses determinantes são afetados por muitos fatores que, assim, alteram o débito cardíaco. A freqüência cardíaca pode ser afetada por várias substâncias e por anormalidades inerentes de condução. Os fatores que limitam o aumento na FC atuam negativamente sobre o aumento do débito cardíaco, como os betabloqueadores, o bloqueio atrioventricular ou a síndrome do nó sinoatrial.

O volume diastólico final (pré-carga) desenvolve-se com o aumento no volume intravascular e vice-versa. Da mesma forma, quadros como cardiomiopatia restritiva, derrame pericárdico e pericardite constritiva, que limitam o preenchimento ventricular, diminuem o volume diastólico e, por conseqüência, o débito cardíaco.

A fração de ejeção diminui com pré-carga diminuída, pós-carga aumentada e diminuição da contratilidade, e a fração de ejeção aumenta com pré-carga aumentada, pós-carga diminuída, com o aumento da contratilidade e da freqüência cardíaca.

Ao afetar a fração de ejeção, a contratilidade altera o débito cardíaco. O conceito de contratilidade é fácil de se elaborar, mas difícil de mensurar. De modo simples, a fração de ejeção pareceria representar uma medida excelente de contratilidade. Entretanto, uma vez que a fração de ejeção é afetada pela pós-carga, pré-carga, freqüência cardíaca e contratilidade, ela não é uma medida pura de contratilidade. Esta pode se alterar em resposta a agentes inotrópicos positivos ou negativos.

Fica evidente nesta discussão que, de fato, a compreensão da relação básica: DC = FC × FE × VDF nos permite compreender realmente a fisiologia cardiovascular e como as doenças e as diferentes estratégias de tratamento afetam a função cardíaca.

Existem várias outras relações com as quais precisamos estar familiarizados. Essas relações são apresentadas nas seções a seguir.

LEI DE OHM

$$\text{Resistência } (R) = \frac{\text{Pressão } (P)}{\text{Fluxo } (Q)}$$

A lei de Ohm descreve a relação entre pressão, fluxo e resistência. Compreender essa relação é fundamental para entender, por exemplo, a diferença entre hipertensão pulmonar e doença pulmonar obstrutiva, o efeito dos *shunts* da esquerda para a direita sobre a pressão da artéria pulmonar e os efeitos das resistências da artéria pulmonar e vascular sistêmica sobre o volume dos *shunts* da esquerda para a direita e da direita para a esquerda.

Essa relação deixa evidente que o aumento da pressão da artéria pulmonar poderá resultar do aumento da resistência no leito pulmonar ou do aumento de fluxo para o leito pulmonar ou ambos.

$$P = R \times Q$$

Fica claro, também, que o fluxo diminui à medida que a resistência aumenta.

$$Q = \frac{P}{R}$$

Isso explica porque uma substância que reduz a resistência vascular sistêmica (redução pós-carga) aumenta o débito cardíaco (Q).

LEI DE POISEUILLE

$$\Delta\text{Pressão } (P) = \frac{8LQ \text{ (Viscosidade)}}{\pi r^4}$$

ou

$$\text{Fluxo } (Q) = \frac{\Delta P \, \pi r^4}{8L \text{ (Viscosidade)}}$$

ou

$$\text{Resistência (R)} = \frac{8L \text{ (Viscosidade)}}{\pi r^4}$$

onde L = comprimento e r = raio.

Essa relação ajuda a compreender os determinantes de fluxo sanguíneo, pressão e resistência.

Ao se resolver cada uma dessas variáveis, torna-se evidente que a *pressão* está diretamente relacionada ao comprimento do tubo por onde passa um fluido, ao volume fluindo pelo tubo e à viscosidade do fluido. A pressão está inversamente relacionada ao raio do tubo.

O *fluxo* está diretamente relacionado à pressão propulsora e ao raio do tubo e indiretamente à viscosidade do fluido e ao comprimento do tubo por onde passa o fluxo.

Ao se resolver a equação para P/Q (que é a resistência), torna-se evidente que a *resistência* esteja diretamente relacionada à viscosidade e à extensão do tubo e inversamente relacionada ao raio do tubo. Por exemplo, à medida que a viscosidade do sangue aumenta (como ocorre na policitemia), aumentam a resistência e a pressão da artéria pulmonar.

PRINCÍPIO DE FICK

Em 1870, Fick concebeu um método para determinar o débito cardíaco com base no consumo de oxigênio e teor de oxigênio arterial e venoso misturado. O princípio de Fick é descrito pela seguinte fórmula:

$$DC = \dot{V}o_2/[\text{Hemoglobina}] \times 1{,}36 \times (\text{Saturação}_{ART} - \text{Saturação}_{MV}) \times 10$$

onde $\dot{V}o_2$ = consumo de oxigênio, ART = arterial e MV = venoso misturado.

Para que o oxigênio seja consumido, ele deve se ligar às hemácias nos pulmões e carregado daí para os tecidos do corpo. Ao conhecermos a quantidade de oxigênio ligado às hemácias que penetram nos pulmões, a quantidade ligada às hemácias que saem dos pulmões e o consumo de oxigênio, podemos determinar a taxa de fluxo sanguíneo que passa pelos pulmões. Para melhor compreensão, podemos considerar esse processo como análogo ao carvão sendo carregado para dentro de um trem (veja Fig. 1.1). O carvão representa o oxigênio, o trem representa o fluxo sanguíneo pulmonar, e cada vagão representa uma hemácia

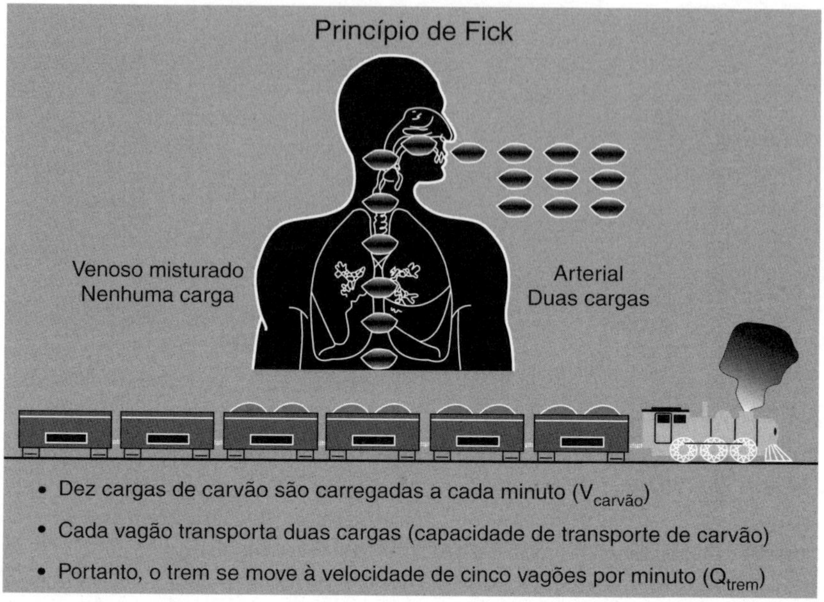

FIGURA 1.1 Representação esquemática do princípio de Fick. O carvão representa o oxigênio. O trem representa o fluxo de sangue pulmonar, e cada vagão representa cada hemácia. A capacidade de transporte de carvão de cada vagão (ou a capacidade de transporte de oxigênio da hemácia) é de duas cargas de carvão. Sabendo-se quantas cargas de carvão há em cada vagão quando ele entra nos pulmões, quanto carvão continua em cada vagão quando ele sai do pulmão e a taxa de desaparecimento das cargas de carvão do meio ambiente, pode-se calcular a velocidade do trem (ou a taxa de fluxo sanguíneo pulmonar).

individualizada. A fórmula que descreve o princípio de Fick permite a compreensão clara da relação entre o consumo de oxigênio e o débito cardíaco.

LEI DE LAPLACE

A lei de Laplace descreve a relação entre pressão, tensão da parede e raio.

$$\text{Pressão } (P) = \frac{\text{Tensão da parede}}{\text{Raio}}$$

Essa lei é facilmente demonstrada se examinarmos um balão no formato de uma lingüiça parcialmente inflado (veja Fig. 1.2).

As implicações cardiovasculares da lei de Laplace são importantes por, pelo menos, duas razões. Primeiro, o consumo de oxigênio pelo miocárdio aumenta à medida que aumenta a tensão da parede. Portanto, um coração com tensão de parede mais baixa funciona com mais eficiência que outro com tensão de parede mais alta. Pode-se observar que a tensão de parede (tensão = pressão × raio) aumentará à medida que a pressão e o raio da câmara aumentam. Portanto, um ventrículo esquerdo dilatado e bombeando o fluxo contra uma pós-carga alta estará em des-

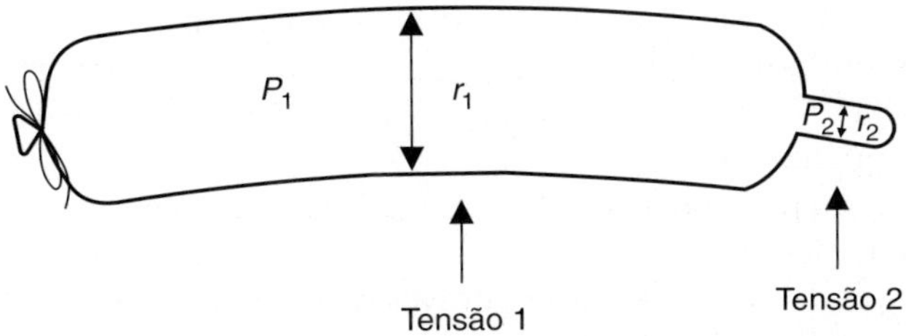

FIGURA 1.2 Balão parcialmente inflado para ilustrar a lei de Laplace. Se apertarmos o balão onde o raio é maior, o balão apresentar-se-á "mais firme" do que se apertarmos onde o raio é menor. Obviamente, $P_1 = P_2$, mas Tensão 2 > Tensão 1. Essa "firmeza" é o resultado da tensão de parede maior.

vantagem, se comparado a uma câmara pequena bombeando contra uma pós-carga mais baixa. Assim, fica claro porque é benéfico baixar a pós-carga ao tratar pacientes com um ventrículo dilatado e de funcionamento precário.

Segundo, a lei de Laplace, quando aplicada a uma parede de vaso sanguíneo, permite compreender os determinantes de ruptura do vaso. À medida que a tensão de parede aumenta, cresce a chance de ruptura, e à medida que o raio aumenta, eleva-se também a tensão de parede. Portanto, um paciente portador da síndrome de Marfan, cujo diâmetro aórtico é de 5 cm, terá maior probabilidade de sofrer ruptura que um paciente nas mesmas condições, mas cujo diâmetro aórtico seja de 4 cm. Da mesma forma, se o diâmetro da aorta for idêntico em ambos os pacientes, aquele com pressão arterial mais alta (e, portanto, tensão de parede mais alta) terá maior probabilidade de sofrer ruptura aórtica.

RESISTÊNCIA E COMPLACÊNCIA

O termo *resistência* é usado para descrever a facilidade ou a dificuldade encontrada por um fluido ao percorrer a extensão de um tubo ou vaso sanguíneo. *Complacência* é o termo usado para descrever a dificuldade ou a facilidade encontrada por um fluido ao preencher uma câmara, como o ventrículo esquerdo ou direito.

$$\text{Complacência} = \frac{\text{Alteração de volume}}{\text{Alteração de pressão}}$$

Como descrito pela lei de Ohm, à medida que a resistência aumenta, o fluxo em um vaso sanguíneo diminui, e à medida que a complacência aumenta, eleva-se, também, o fluxo para o interior de uma câmara.

Dois exemplos ilustrarão esses conceitos e serão úteis para compreender a fisiopatologia cardíaca.

Considere um paciente portador de um defeito do septo ventricular (DSV) significativo. Na contração ventricular, o sangue no ventrículo direito pode fluir para a artéria pulmonar ou para a aorta, através desse defeito. O sangue no ventrículo esquerdo poderá fluir para a aorta ou para a artéria pulmonar através do

DSV. O fluxo final de sangue será determinado pelas *resistências* relativas ao fluxo nos leitos pulmonar e sistêmico. Normalmente, a resistência pulmonar é menor do que a resistência sistêmica, de modo que mais sangue fluirá na artéria pulmonar do que na aorta.

Considere um paciente portador de defeito do septo atrial (DSA) significativo. Durante a diástole, o sangue no átrio esquerdo poderá fluir através da válvula mitral ou através do DSA e, a seguir, através da válvula tricúspide. No átrio direito, o sangue poderá fluir através da válvula tricúspide ou através do DSA e, a seguir, através da válvula mitral. O fluxo de sangue será determinado pelas *complacências* relativas dos ventrículos direito e esquerdo durante a diástole. Uma vez que o ventrículo direito tem uma estrutura de paredes finas, ele é mais *distensível* ou *complacente* do que o ventrículo esquerdo e, portanto, haverá mais sangue fluindo pela válvula tricúspide e para o interior do ventrículo direito do que pela válvula mitral e para o ventrículo esquerdo.

BIBLIOGRAFIA

Katz A. *Physiology of the heart.* 3rd ed. Philadelphia, PA: Lippincott Williams & Wilkins; 2000.

Lilly L. *Pathophysiology of the heart.* 3rd ed. Philadelphia, PA: Lippincott Williams & Wilkins; 2003.

CAPÍTULO 2

Avaliação Clínica

*"Ouça o que os pacientes estão dizendo,
pois eles estão fornecendo o diagnóstico."*

Na maioria dos casos, é difícil chegar a um diagnóstico anatômico preciso de um determinado defeito cardíaco congênito somente com a história clínica e o exame físico. Isso é possível em alguns casos, como nos quadros de coarctação da aorta e de pequenos defeitos do septo ventricular (DSV), mas para problemas mais complexos serão necessários estudos de imagem sofisticados, como a ecocardiografia, a angiografia e a investigação por ressonância magnética (RM).

Entretanto, é extremamente importante desenvolver um diagnóstico diferencial por meio da história clínica, exame físico, radiografia de tórax e eletrocardiograma. Para facilitar esse processo, os pacientes podem ser classificados de acordo com as bases fisiopatológicas a seguir. A partir dessa classificação, podem-se planejar os passos subseqüentes e apropriados de diagnóstico e terapia.

A. Doença cardíaca cianótica com fluxo sanguíneo pulmonar aumentado
   - Transposição das grandes artérias
   - *Truncus arteriosus* (ou tronco arterial)
   - Retorno venoso pulmonar totalmente anômalo
   - Síndrome de hipoplasia de câmaras esquerdas
   - Atresia tricúspide sem estenose ou atresia pulmonar
   - Atresia tricúspide com transposição das grandes artérias

B. Doença cardíaca cianótica com fluxo sanguíneo pulmonar reduzido
   - Tetralogia de Fallot
   - Atresia pulmonar e DSV
   - Atresia pulmonar com septo ventricular íntegro
   - Anomalia de Ebstein
   - Atresia tricúspide com estenose ou atresia pulmonar
   - Estenose pulmonar crítica (neonato)

C. Doença cardíaca acianótica com fluxo sanguíneo pulmonar aumentado e/ou congestão pulmonar
   - DSV
   - Defeito do septo atrial (DSA)
   - Defeito do septo atrioventricular
   - Persistência do canal arterial
   - Janela aorticopulmonar
   - Fístula arteriovenosa sistêmica
   - Obstrução venosa pulmonar
     - *Cor triatriatum (ou coração triatriado)*
     - Retorno venoso pulmonar anômalo total obstruído
     - Estenose mitral

D. Doença cardíaca acianótica com obstrução do trato de fluxo de saída ventricular
   - Estenose aórtica
   - Estenose pulmonar
   - Coarctação da aorta
   - Cardiomiopatia obstrutiva hipertrófica

E. Doença cardíaca cianótica ou acianótica com perfusão sistêmica insatisfatória
   - Choque séptico
   - Coarctação da aorta (neonato)
   - Miocardite
   - Cardiomiopatia
   - Estenose aórtica crítica (neonato)
   - Estenose pulmonar crítica (neonato)

A presença de cianose é determinada por observação ou por meio de um oxímetro de pulso. A presença de fluxo sanguíneo pulmonar aumentado ou diminuído é confirmada pela aparência da vasculatura pulmonar na radiografia de tórax. Além disso, o fluxo sanguíneo pulmonar aumentado se manifesta por aumento da freqüência respiratória, recusa alimentar, falha no crescimento, palidez, retração intercostal, subcostal e supra-esternal e movimento da cabeça para cima e para baixo ao respirar. Os sinais e os sintomas serão os mesmos na presença de obstrução ao retorno venoso pulmonar, como nos quadros de estenose da veia pulmonar, estenose da válvula mitral ou complacência reduzida do ventrículo esquerdo. O débito cardíaco baixo também se manifesta por fadiga, palidez, má perfusão periférica, taquicardia, cianose periférica, síncope e oligúria.

Infelizmente, com o avanço da tecnologia no campo da cardiologia, os estagiários e os clínicos gerais tornam-se cada vez menos habilitados na arte de "colher" a história clínica e o exame físico dos pacientes. Isso é lamentável, pois quando não se segue a seqüência lógica da história clínica, exame físico, radiografia de tórax e eletrocardiograma, complementados por testes mais técnicos, como ecocardiografia, cateterização cardíaca, RM e angiografia por ressonância magnética (ARM), ocorrerão erros de diagnóstico e de tratamento.

HISTÓRIA CLÍNICA E EXAME FÍSICO

Este capítulo não tem a intenção de superar um texto detalhado sobre coleta da história clínica e exame físico. Pelo contrário, apresentamos sugestões úteis para melhorar esses procedimentos.

HISTÓRIA CLÍNICA

Naturalmente, os pontos de interesse na história clínica sofrerão variação considerável, dependendo da idade do paciente e dos sinais, sintomas e queixas apresentados. Ao avaliar um recém-nascido com cianose ou insuficiência cardíaca congestiva, a história clínica será muito breve. Obviamente, será desejável saber se existe história familiar de doença cardíaca congênita ou de morte prematura, e se o recém-nascido foi exposto a qualquer substância teratogênica. É importante também determinar se o bebê está se alimentando satisfatoriamente.

Para pacientes mais velhos, é preciso verificar a presença de sintomas cardíacos, como dispnéia, falta de ar, palpitações e síncope. É importante confirmar que o paciente, sua família e o médico estejam todos usando a mesma definição de termos. Por exemplo, freqüentemente os pacientes vão declarar que "desmaiaram". Quando questionados sobre o que realmente aconteceu, ficará claro que eles na verdade não desmaiaram, mas sentiram "ligeira tontura". Se os pacientes responderem que estão "com falta de ar", deve-se pedir que eles definam e quantifiquem o que querem dizer com "falta de ar".

A confusão também é comum quando se trata de uma história familiar de morte prematura. Ao serem questionados sobre morte prematura, os pais poderão responder que alguém na família faleceu de "ataque do coração". O termo *ataque do coração* significa coisas diferentes para pessoas diferentes. A maioria dos médicos iguala "ataque do coração" a "infarto do miocárdio". Para o leigo, entretanto, ataque do coração pode incluir infarto do miocárdio, embolia pulmonar, morte súbita sem explicação aparente (como pode ocorrer nos quadros de cardiomiopatia hipertrófica, síndrome do intervalo QT prolongado ou síndrome de Brugada) e ruptura de aneurisma da aorta, entre muitas outras condições. Por isso, a obtenção de detalhes precisos é importante para se determinar por que um membro da família foi a óbito.

Esteja alerta para os pacientes que não respondem a uma pergunta específica ou que fornecem respostas imprecisas.

Por exemplo:

CENÁRIO A

Médico: "Você já desmaiou alguma vez?"

Paciente: "Tive uma tia que desmaiava sempre que via sangue... e a irmã dela morreu quando tinha 89, e o médico achou que o coração dela tinha explodido."

Comentário: Ao lidar com esse tipo de paciente, que fornece respostas desconexas e imprecisas, é importante redirecionar o foco do paciente para a pergunta.

CENÁRIO B

Médico: "Quantas vezes você já desmaiou?"

Paciente: "Muitas vezes."

Comentário: Observe que o paciente não respondeu à pergunta. A pergunta seguinte deverá ser: "Bem, você já desmaiou cerca de 10 vezes ou 100 vezes?

As perguntas subseqüentes deverão ter o objetivo de refinar a resposta com mais e mais precisão.

CENÁRIO C

Médico: "Quando você desmaia, por quanto tempo fica inconsciente?"

Paciente: "Por muito tempo."

Comentário: A pergunta de acompanhamento deverá ser: "Você quer dizer muitos segundos, minutos, horas ou dias?"

A obtenção da história familiar é uma das armadilhas para uma história clínica satisfatória. Isso se deve, em parte, à falta de conhecimento, por parte do paciente, de sua história familiar completa, podendo também ser devida à má qualidade das perguntas feitas pelo examinador.

EXAME FÍSICO

Inspeção

"Não olhe apenas, mas veja!"

Por meio da inspeção, as seguintes observações podem ser feitas:

Freqüência respiratória: Os lactentes têm respirações periódicas e, por isso, a freqüência respiratória deve ser contada durante 1 minuto completo (veja Fig. 2.1).

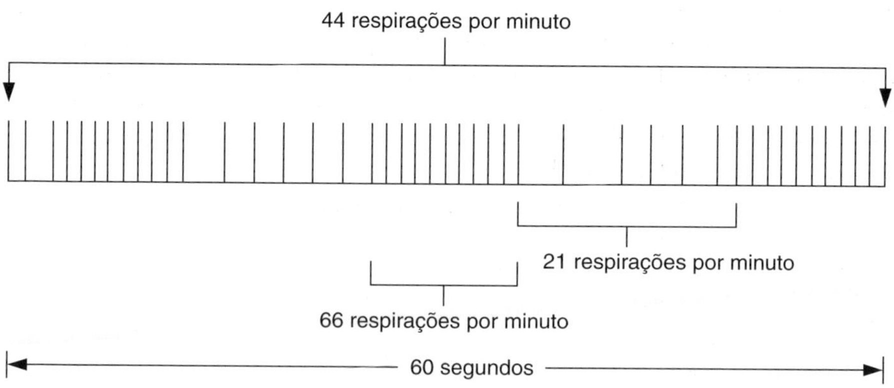

FIGURA 2.1 Ilustração de respiração periódica. Observe que se a freqüência respiratória for contada somente por um curto período, a freqüência calculada será incorreta.

Oscilação da cabeça (Head bobbing): Lactentes com edema pulmonar, fluxo sanguíneo pulmonar aumentado ou congestão pulmonar apresentam movimentos de cabeça para cima e para baixo com a respiração.

Retrações

Palidez

Baqueteamento (veja Fig. 2.2)

Cianose e cianose diferencial (veja Fig. 2.3)

Sudorese

Depósitos de gordura: Pouca gordura pode resultar de insuficiência cardíaca congestiva crônica, e excesso de gordura pode estar relacionado à obesidade, hipertensão e hiperlipidemia.

Feições dismórficas

Edema cutâneo

Padrões vasculares superficiais anormais

Palpação

"Não toque apenas, mas sinta!"

As seguintes observações podem ser feitas por palpação:

Volume de pulso (veja Fig. 2.4): O volume de pulso aumentado pode estar associado a: persistência do canal arterial, tronco arterial, anemia, fístula arteriovenosa, febre e insuficiência aórtica. O volume de pulso reduzido pode resultar de débito cardíaco baixo e de estenoses arteriais.

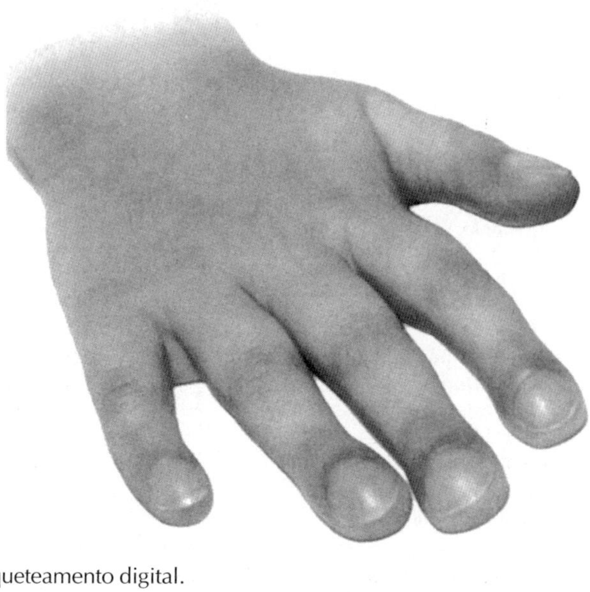

FIGURA 2.2 Baqueteamento digital.

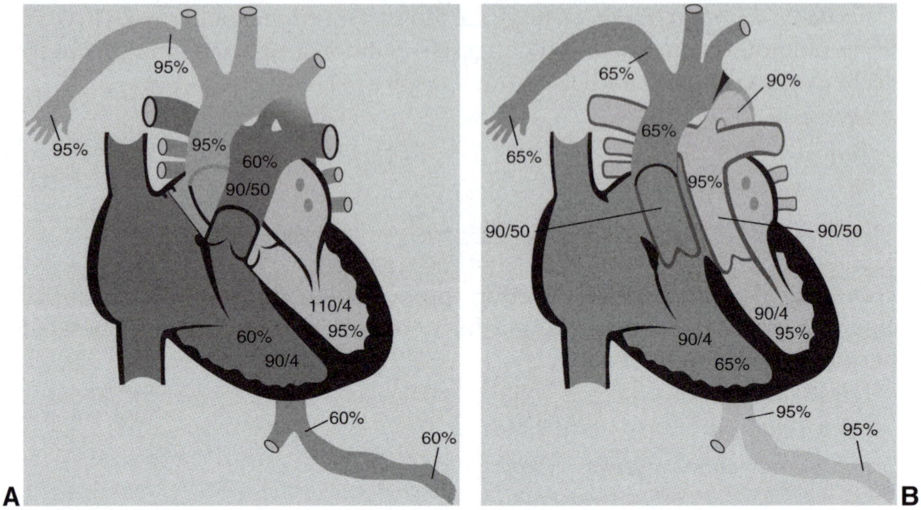

FIGURA 2.3 Causas de cianose diferencial. Persistência do canal arterial e hipertensão pulmonar persistente (**A**). Transposição das grandes artérias e coarctação da aorta (**B**).

Impulsos precordiais ictus cordis (veja Fig. 2.5): A qualidade do impulso do ventrículo direito (VD) é útil para determinar a existência ou não de um defeito cardíaco significativo, especialmente em lactentes. Em geral, em um lactente com impulso do VD normal é pouco provável a presença de um defeito cardíaco con-

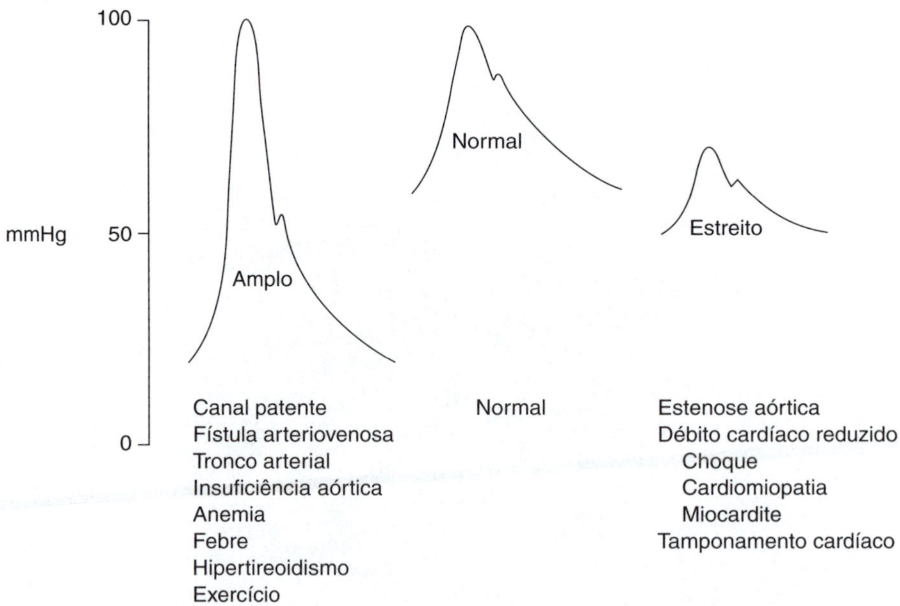

FIGURA 2.4 Ilustração da relação entre pressão de pulso para quadros cardíacos específicos.

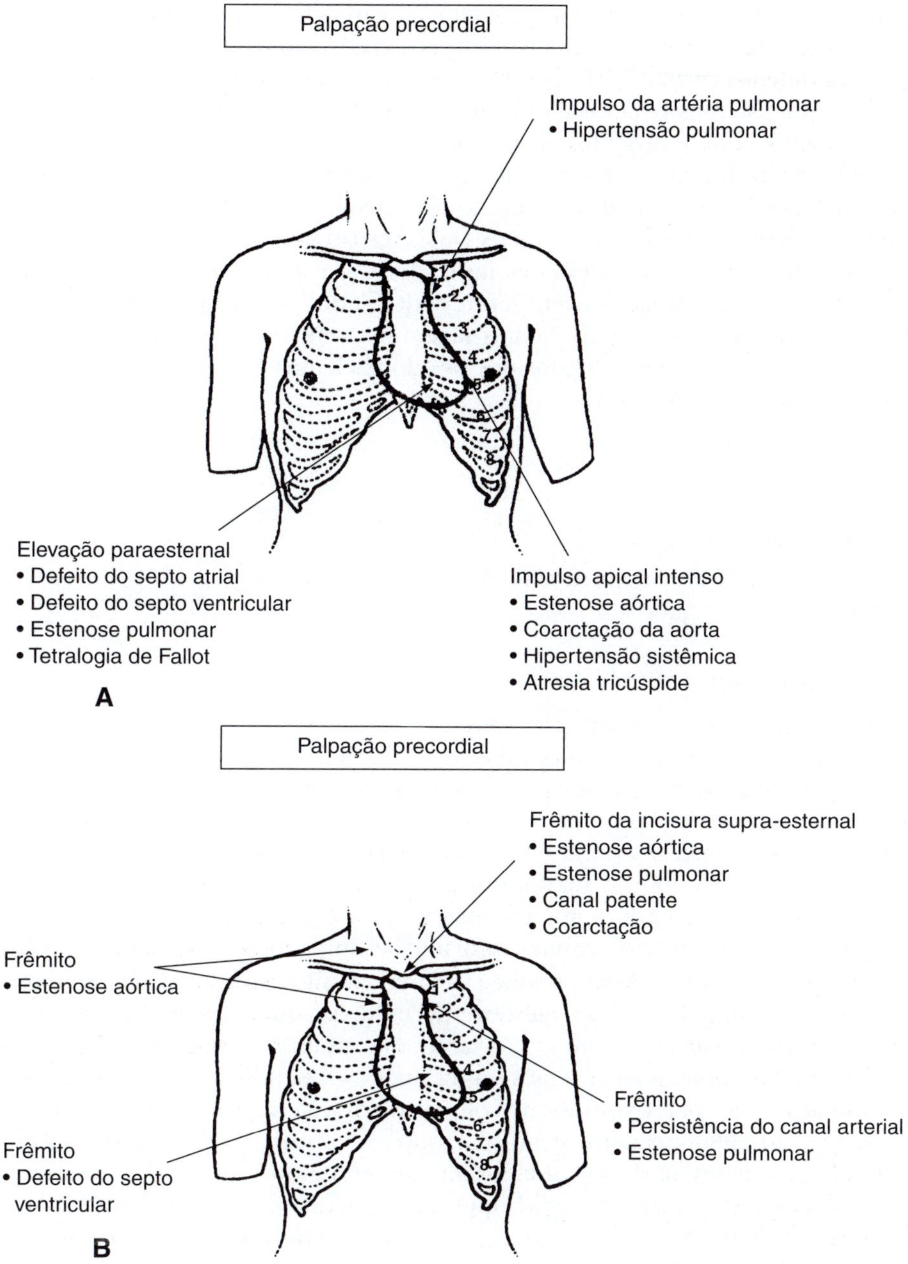

FIGURA 2.5 **(A** e **B)** Localização de impulsos e frêmitos precordiais.

gênito potencialmente fatal. O impulso do VD é mais bem percebido na borda inferior esquerda do esterno ou abaixo e atrás do processo xifóide. Essencialmente, todos os defeitos cardíacos congênitos importantes que se apresentam no período neonatal estão associados a um impulso do VD anormalmente aumentado. Os pacientes com ventrículos, com sobrecarga de volume, apresentarão um impulso precordial difuso e oscilante. Os frêmitos podem alertar o examinador para padrões de fluxo sanguíneo muito turbulentos, como pode ocorrer com a estenose aórtica e pulmonar e com os DSVs restritivos.

Temperatura: Um dos melhores indicadores de sobrevivência ou de morte após uma cirurgia cardíaca é a temperatura dos dedos dos pés. O primeiro procedimento que os médicos experientes fazem ao avaliar um paciente após uma cirurgia cardíaca é sentir os dedos dos pés do paciente.

Tamanho do fígado e do baço

Edema periférico

Ascite

Percussão

A percussão é útil para determinar a presença de derrame pleural, ascite e tamanho e posição do fígado e do baço.

Auscultação

"Não ouça apenas, mas escute!"

Princípios gerais. A ausculta cardíaca envolve mais do que apenas descrever a presença de sopros. Ela é usada para descrever os sons, cliques e ruídos de atrito do coração, além dos sopros. Para se executar uma ausculta completa e meticulosa do coração, é preciso separar o procedimento auscultatório em ouvir o primeiro som cardíaco e depois o segundo som cardíaco que ocorrem na sístole e na diástole, respectivamente. A menos que se ouça cuidadosamente cada porção temporal do ciclo cardíaco, muitas informações importantes estarão perdidas.

A ausculta cardíaca deve ser feita em uma sala silenciosa, com um estetoscópio de alta qualidade. O paciente deve permanecer quieto; auscultar um bebê chorando é total perda de tempo. Portanto, o examinador treinado aplica técnicas para manter quietos os lactentes e as crianças. Os bebês deverão ser mantidos no colo de um dos pais e vestidos no começo do exame (veja Fig. 2.6). O examinador deverá auscultar primeiro através da roupa e, a seguir, ganhar acesso ao tórax desnudo da criança, abrindo cuidadosamente ou removendo as peças de vestuário sem perturbar o bebê. À medida que consegue mais acesso ao tórax desnudo do bebê, o médico deverá continuar a ausculta. Se o bebê se mostrar alvoroçado e faminto, o exame deverá continuar após a amamentação.

Pacientes com idade entre 18 meses e 3 anos podem representar desafios maiores ao exame, pois podem se mostrar assustados e não-colaborativos. Ao lidar com uma criança nessa faixa etária, após entrar na sala de exames o examinador deverá sentar-se o mais rápido possível, para não ser interpretado pela

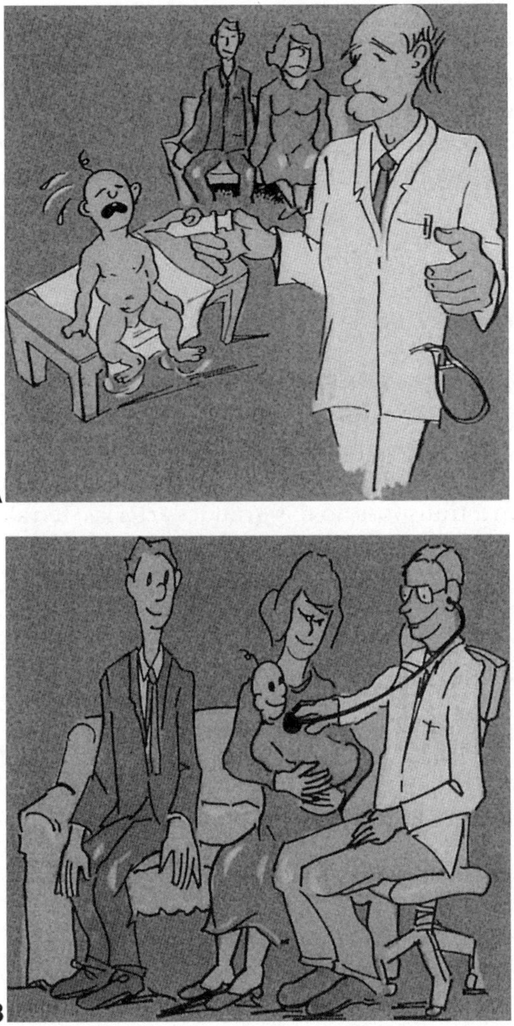

A

B

FIGURA 2.6 Quando não se deve auscultar o coração (**A**); quando auscultar o coração (**B**).

criança como uma figura dominadora e imponente. No início do exame, o examinador deverá ignorar a criança e obter a história clínica do pai ou da mãe. Isso dará à criança a chance de "se acostumar" com a presença do examinador. Após um certo tempo, o examinador poderá abordar a criança, o que deverá ser feito com a criança no colo do pai ou da mãe e com o examinador sentado. Todos os movimentos do examinador deverão ser lentos. Por exemplo, estender as mãos, pedir para olhar e tocar os dedos da criança. Isso possibilita que o contato inicial seja feito a distância, diminuindo, assim, a intimidação. Durante a abordagem, é útil iniciar um tipo de brincadeira para distrair a criança. Pode ser útil colocar o estetoscópio primeiro na mão ou no braço da criança, antes de chegar ao tórax.

Não tire a roupa da criança até se ter estabelecido familiaridade com a mesma. Mesmo assim, remova somente a roupa necessária para fazer um exame completo. Com crianças nessa idade, geralmente é melhor descartar a presença de coarctação da aorta, avaliando os pulsos podais em vez dos femorais, pois a criança poderá se sentir incomodada se o examinador procurar sentir os pulsos femorais. Com freqüência, é útil distrair a criança com algum objeto de interesse que a criança *não tenha* visto antes.

Bulhas cardíacas

***B_1* e *B_2*.** É preciso observar se a intensidade de B_1 e B_2 está reduzida ou aumentada. Trata-se de um som único ou desdobrado? Normalmente B_2 se desdobra com a inspiração e se torna única ou quase única com a expiração. Se B_2 estiver muito desdobrada e nunca se tornar única, deve-se suspeitar da presença de DSA ou de bloqueio de ramo direito. Haverá aumento da intensidade de B_2 se a parede do tórax for muito fina, na hipertensão pulmonar, ou se a aorta estiver relativamente anterior no tórax, como ocorre com a transposição das grandes artérias, tetralogia de Fallot e atresia pulmonar.

***B_3* e *B_4*.** A presença de B_3 é normal nas crianças. Entretanto, ela deve ser diferenciada de um sopro de fluxo diastólico mitral ou tricúspide. Em geral, os sopros de fluxo mitral ou tricúspide têm duração mais prolongada que a de B_3. Uma B_4 é uma bulha anormal e está associada a um ventrículo rígido ou não complacente.

Sopros cardíacos. Os sopros cardíacos *não* devem ser descritos em termos qualitativos como *áspero, sibilante, que chia* e *musical*, pois esses termos significam coisas diferentes para pessoas diferentes. Os sopros são descritos pelas características a seguir.

Intensidade ou Sonoridade

Para sopros sistólicos, a convenção padrão é a de se descrever a intensidade e a sonoridade em graus: 1/6 a 6/6. Um sopro classificado como 4/6 está acompanhado de frêmito. Um sopro 5/6 pode ser ouvido com o estetoscópio colocado há vários centímetros do tórax, e um sopro 6/6 pode ser ouvido sem o estetoscópio.

A convenção para sopros diastólicos é menos bem definida. Alguns sugerem usar a mesma convenção usada para os sopros sistólicos (ou seja, 1/6 a 6/6). Entretanto, outros usam uma faixa de 1/4 a 4/4.

A descrição da alteração na intensidade do sopro durante toda a sua duração também é importante. Um sopro em "crescendo–decrescendo" é típico daquele produzido por estenose aórtica ou pulmonar. Um sopro em "decrescendo" é típico da insuficiência da valva pulmonar. O termo *holossistólico* confunde, pois se refere a dois modos diferentes. Obviamente, ele significa que o sopro ocorre durante a sístole, mas, por convenção, esse termo também significa que a intensidade do sopro permanece constante durante sua duração.

Freqüência ou Pitch

A freqüência ou *pitch* se refere à qualidade do som. Tecnicamente, freqüência descreve a física da onda sonora em ciclos por segundo, enquanto *pitch* descreve a qualidade do som percebido pelo ouvinte e está normalmente relacionado à freqüência. *Pitch* também pode incluir o efeito da harmonia na percepção de sons de uma pessoa. Freqüência e *pitch* são descritos como: baixo, médio ou alto. Por exemplo: o sopro de um DSV é de freqüência baixa, e o da insuficiência mitral é de freqüência alta. Os sopros da estenose aórtica e pulmonar são do tipo de freqüência média.

Localização Temporal no Ciclo Cardíaco

A localização temporal se refere à fase em que o sopro ocorre na sístole ou na diástole: início, meio ou fim.

Localização no Tórax

É preciso identificar na parede torácica a posição onde o sopro tem intensidade máxima e a posição para onde o sopro se irradia. Por exemplo: o sopro de um DSV normalmente é mais bem percebido na borda médio-esquerda do esterno e pode se irradiar em direção à borda direita ou à base do coração. O sopro da estenose pulmonar é mais bem ouvido na borda superior esquerda do esterno e se irradia para as axilas e para as costas. O sopro da estenose aórtica é mais bem percebido ao longo da borda médio-esquerda do esterno e se irradia para a borda superior direita.

Efeito de Manobras e Mudança de Posição

Este é um tópico que confunde muitas pessoas, mas alguns fatos e conceitos simples serão muito úteis. O sopro de Still inocente é um dos mais comuns encontrados em crianças. Portanto, é bom saber que esse sopro é mais sonoro na posição supina que na sentada.

O sopro da cardiomiopatia hipertrófica obstrutiva tornar-se-á mais sonoro à medida que diminui a pós-carga ventricular esquerda (essencialmente à medida que a pressão arterial diminui) e mais brando à medida que aumenta a pós-carga ventrícular esquerda (essencialmente à medida que a pressão arterial aumenta). Apertar a mão aumentará a pós-carga e suavizará o sopro. A nitroglicerina sublingual reduz a pós-carga e torna o sopro mais sonoro. A posição em pé acentua o sopro.

O sopro da estenose mitral é mais bem ouvido no ápice do coração, com o paciente em posição de decúbito lateral esquerdo.

Muito tem sido escrito sobre o efeito da manobra da Valsalva sobre os sopros, mas isso pode gerar muita confusão, pois há 4 fases para essa manobra, e seu efeito sobre um sopro dependerá da fase em que ela estiver quando o sopro for avaliado.

BIBLIOGRAFIA

McKusick VA. *Cardiovascular sound in health and disease spectrograms*. Baltimore, MD: Lippincott Williams & Wilkins; 1958.

CAPÍTULO 3

Estudos Diagnósticos Básicos

"A falta de evidência
não significa evidência de falta."

ELETROCARDIOGRAFIA

Vários textos excelentes sobre eletrocardiografia já foram escritos, e esta seção não tem a intenção de competir com ou substituir nenhum deles. Entretanto, esses trabalhos podem representar um desafio para o estudante de medicina, para o clínico geral da família ou mesmo para o residente em pediatria geral. Este capítulo inclui os pontos essenciais da análise e do tratamento do ritmo cardíaco.

Para cada ritmo apresentado, segue-se um comentário resumido sobre o tratamento. É preciso reconhecer que o tratamento das arritmias pediátricas tornou-se muito complexo. Na verdade, a eletrofisiologia pediátrica se constitui, por si só, em uma especialidade. Portanto, os comentários sobre o tratamento serão adaptados mais ao tratamento imediato que àquele a longo prazo.

É fundamental que todos os médicos estejam habilitados a reconhecer o ritmo cardíaco a partir de um traçado eletrocardiográfico. Embora possa ser possível determinar o ritmo a partir do registro de um monitor de eletrocardiograma (ECG), menores erros serão cometidos se a interpretação se basear em um ECG de superfície com 12 derivações.

RITMO CARDÍACO

1. O ritmo é *sinusal* quando existe uma onda P em frente a cada complexo QRS *e* se a onda P for vertical nas derivações I e aVF (veja Fig. 3.1).
2. O ritmo é *atrial direito baixo* quando existe uma onda P em frente a cada complexo QRS, mas se essa onda P for vertical na derivação I e invertida na derivação aVF (veja Fig. 3.2). Este não é um ritmo anormal. Trata-se de uma variante do normal e não exige avaliação especial ou tratamento.

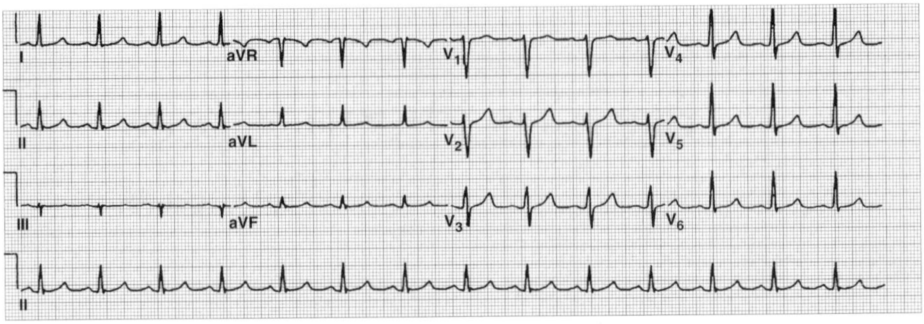

FIGURA 3.1 Ritmo sinusal. Esse ritmo é evidenciado quando existe uma onda P em frente a cada complexo QRS e se essa onda se mostrar vertical nas derivações I e aVF.

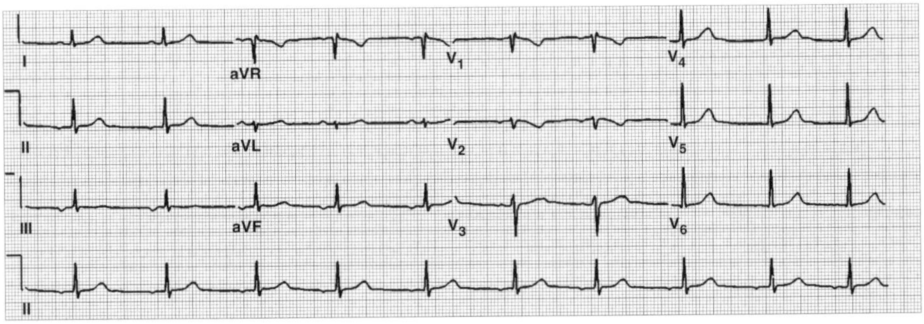

FIGURA 3.2 Ritmo atrial direito baixo. Esse ritmo é evidenciado quando existe uma onda P em frente a cada complexo QRS, mas se essa onda P for vertical na derivação I e invertida na derivação aVF.

3. O ritmo é *atrial esquerdo* quando existe uma onda P em frente a cada complexo QRS e essa onda se mostra invertida na derivação I (veja Fig. 3.3). Esse ritmo pode ser associado ao quadro de *situs inversus totalis*, em que o átrio direito morfológico e o nódulo sinusal normal estão à esquerda do átrio esquerdo. Nesse caso, o ritmo não exige tratamento. Esse ritmo também pode

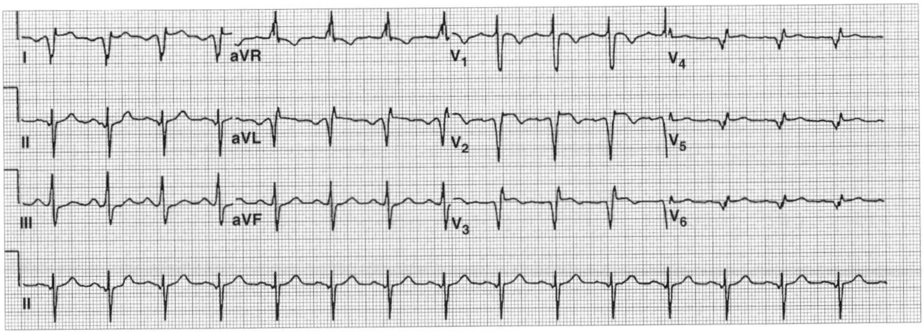

FIGURA 3.3 Ritmo atrial esquerdo. Esse ritmo é evidenciado quando existe uma onda P em frente a cada complexo QRS e se a onda P estiver invertida na derivação I.

ocorrer com o quadro de *situs* normal, quando um foco elétrico atrial esquerdo suplanta o ritmo sinusal normal. Se não houver quadro associado de taquicardia de foco ectópico atrial esquerdo não haverá necessidade de tratamento.

4. O ritmo é *juncional* se não existir onda P em frente a cada complexo QRS e se esse complexo for estreito (inferior a 80 milissegundos; "duas caixas pequenas") (veja Fig. 3.4). Normalmente, o ritmo juncional é mais lento que a taxa sinusal esperada. O ritmo juncional intermitente pode ser normal, especialmente durante o sono.

   O tratamento para o ritmo juncional *na ausência de ritmo sinusal* envolve a inserção de um marcapasso. Entretanto, a identificação de pacientes que precisam desse dispositivo é difícil. Quando o ritmo juncional é uma complicação de cirurgia cardíaca, a maioria dos especialistas recomenda a inserção de um marcapasso. Se o ritmo funcional for particularmente lento ou associado a sintoma de tonteira ou síncope, sua colocação também é indicada.
5. Se não houver onda P em frente a cada complexo QRS e se esse complexo for largo (superior a 120 milissegundos), provavelmente, o ritmo terá origem distal ao feixe de His (veja Fig. 3.5). A origem do ritmo é geralmente

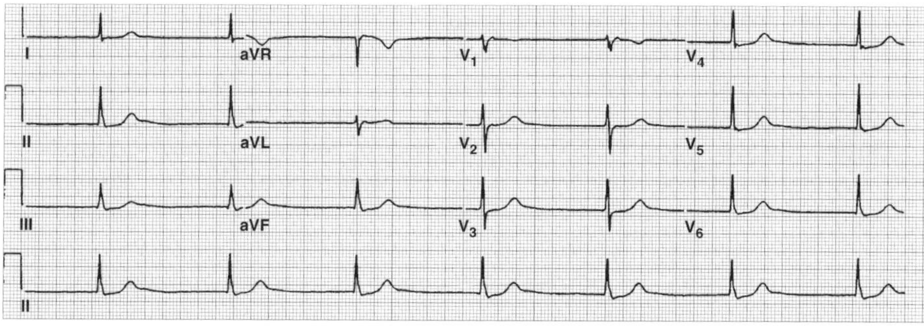

FIGURA 3.4 Ritmo juncional. Demonstrado se não houver onda P em frente a cada complexo QRS e este for estreito (< 80 milissegundos; "duas caixas pequenas").

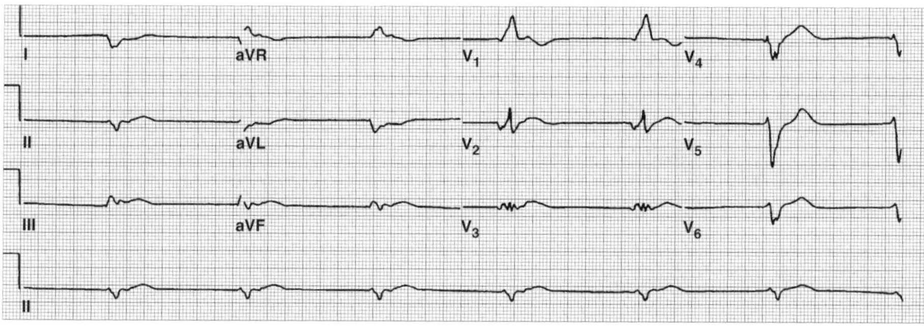

FIGURA 3.5 Ritmo de origem provavelmente distal ao feixe de His. Indicado se não houver onda P em frente a cada complexo QRS e com QRS largo (> 120 milissegundos).

ventricular. Como alternativa, esse ritmo poderia se originar da *junção,* se houvesse um bloqueio de ramo do feixe.

O tratamento desse quadro depende de vários fatores. Primeiro, é preciso determinar se o ritmo é juncional com condução aberrante ou se tem origem ventricular ou fascicular. Se existir um ECG anterior registrando ritmo sinusal e se a morfologia do complexo QRS em ritmo sinusal for idêntica àquela sem ritmo sinusal, então o ritmo será juncional e tratado apropriadamente (veja o texto anterior).

Segundo, se o ritmo for ventricular ou fascicular, é preciso determinar a causa, que pode ser: miocardite, desequilíbrio eletrolítico, síndrome do intervalo QT longo, síndrome de Brugada e isquemia do miocárdio, entre outras. O tratamento dependerá da causa subjacente, mas poderá incluir a correção das anormalidades metabólicas que estão causando a arritmia, medicamentos para suprimir o ritmo e/ou a inserção de um desfibrilador cardíaco (ICD).

Existe um quadro de taquicardia ventricular (TV) benigna da infância que não exige tratamento. Entretanto, antes de se chegar a esse diagnóstico, todas as outras causas de ritmos ventriculares deverão ser descartadas.

6. Caso a freqüência cardíaca seja mais rápida que a esperada com base na atividade do paciente, teremos um quadro de *taquiarritmia.* Por exemplo, uma freqüência cardíaca de 180 batimentos por minuto é normal para um adolescente de 14 anos envolvido em exercícios vigorosos, mas anormal se a criança estiver em repouso. As taquiarritmias podem ser classificadas em: taquicardia supraventricular (TSV), taquicardia juncional (taquicardia paroxística juncional [TPJ] ou taquicardia juncional ectópica [TJE] e taquicardia ventricular (TV).
   A. Na TSV o complexo QRS é estreito e as ondas P, se identificáveis, estarão relacionadas a esse complexo (veja Fig. 3.6). O tratamento da TSV pode ser dividido em: (i) tratamento imediato para terminar o episódio de TSV e (ii) tratamento para prevenir a recidiva.

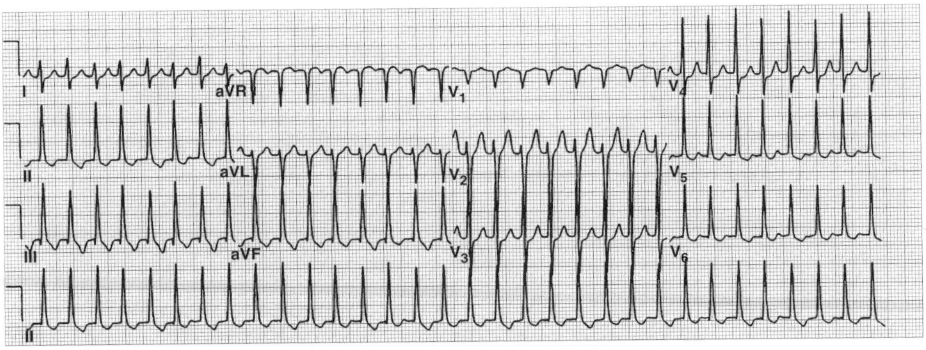

FIGURA 3.6 Eletrocardiograma em TSV. O complexo QRS é estreito, e as ondas P, se identificáveis, estão relacionadas com esse complexo.

Há várias formas de corrigir TSV. Uma vez que esse quadro raramente é fatal, pode-se esperar uma ou duas horas para que a taquicardia se resolva por si mesma. O paciente pode ser capaz de corrigi-la, executando a manobra de Valsalva, ou seja, exalação forçada contra a glote fechada e distensão como se estivesse executando uma evacuação. Podem-se tentar massagens na carótida. A ingestão de água gelada também pode corrigir uma TSV. Se nenhuma dessas ações obtiver resultado, recomenda-se imergir o rosto do paciente em água gelada, mas isso é muito desconfortável. Um dos métodos farmacológicos mais eficientes para corrigir uma TSV é o uso de adenosina intravenosa. Para os raros pacientes com instabilidade hemodinâmica durante a taquicardia, talvez a melhor escolha de tratamento seja a cardioversão elétrica.

Existem várias opções para prevenir a recorrência de TSV: betabloqueadores, bloqueadores dos canais de cálcio, amiodarona e ablação do foco atrial ou do circuito de reentrada responsável pela arritmia. Os betabloqueadores são, certamente, uma escolha segura. O uso de outros métodos de tratamento deverá ser orientado por um cardiologista.

A TSV pode ocorrer porque um marcapasso diferente do nodo sinusal assume o ritmo do coração e tem índice intrínseco mais rápido que o sinusal. Essa seria uma forma atrial *ectópica* de TSV. Outro mecanismo dessa taquicardia é a *reentrada*, em que existem duas vias de condução dos átrios para os ventrículos. Uma via, geralmente, é o sistema nodo-His-Purkinje atrioventricular (AV) normal, e a segunda é uma *via acessória,* como visto na síndrome de Wolff-Parkinson-White (veja Fig. 3.7).

B. A taquicardia juncional ectópica (*TJE*) também se caracteriza por um complexo QRS estreito, mas, ao contrário da TSV, as ondas P e os complexos QRS são dissociados uns dos outros (veja Fig. 3.8). Esse quadro normalmente ocorre em crianças imediatamente após uma cirurgia intracardíaca.

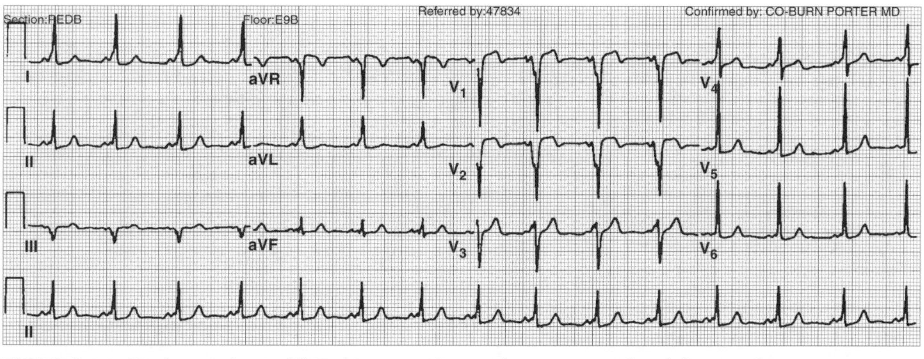

FIGURA 3.7 Síndrome de Wolff-Parkinson-White. Observe as ondas delta nas derivações I, II, aVR, aVL, V_1 a V_6.

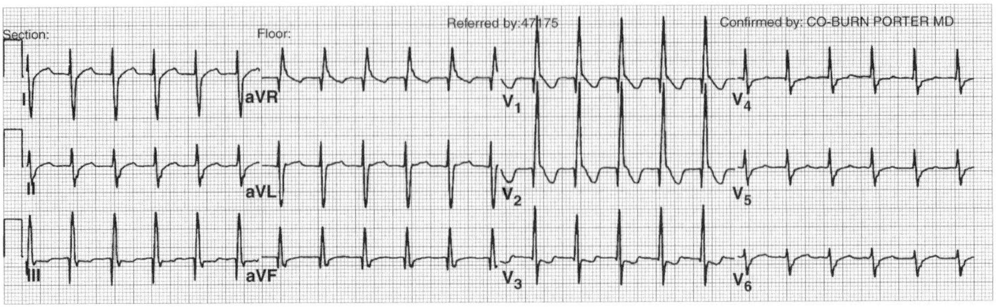

FIGURA 3.8 Taquicardia juncional ectópica caracterizada por complexo QRS estreito e ondas P e complexos QRS dissociados uns dos outros.

Para o médico, é comum estar diante de tratamento para TJE em crianças após uma operação cardíaca. Nesse ambiente, procuram-se minimizar o uso e a dose de catecolaminas. O resfriamento do paciente pode ser útil. Atualmente, o medicamento preferido para controlar esse quadro no período pós-operatório é a amiodarona intravenosa.

C. A taquicardia ventricular (TV) é caracterizada por um complexo QRS largo (geralmente superior a 120 milissegundos) e dissociação atrioventricular (AV) (veja Fig. 3.9). Existe, porém, um *alerta* sobre essa largura do complexo QRS. Se houver um bloqueio de ramo do feixe ou outras razões para a despolarização ventricular lenta, o QRS poderá ser largo, apesar de se originar dos átrios ou da região do nodo atrioventricular.

Para o tratamento, consulte o texto anterior, intitulado "arritmias ventriculares". Complementando essas considerações, um novo episódio de taquicardia ventricular pode ser tratado com lidocaína intravenosa, amiodarona intravenosa ou cardioversão elétrica. A escolha do tratamento vai depender da causa da taquicardia e da urgência da situação.

7. As *bradiarritmias* ocorrem se a freqüência cardíaca for mais lenta do que deveria com base na idade e situação de atividade do paciente.

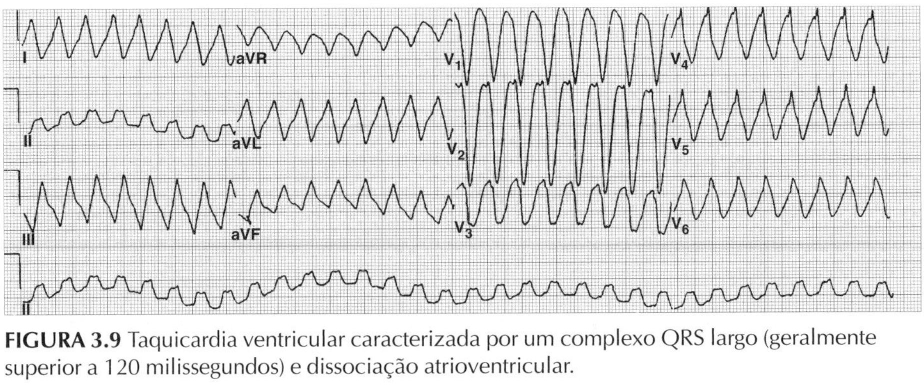

FIGURA 3.9 Taquicardia ventricular caracterizada por um complexo QRS largo (geralmente superior a 120 milissegundos) e dissociação atrioventricular.

A. A *bradicardia sinusal* é o quadro em que existe uma onda P originária do nodo sinusal (onda P vertical nas derivações I e aVF) (veja Fig. 3.10). Esse tipo de bradicardia pode ocorrer em virtude do nível alto de aptidão física, de vários medicamentos, de anormalidades do nodo sinusal, de hipotireoidismo e de anorexia, entre outros.

Se a causa subjacente da bradicardia for identificável, ela deverá ser tratada. Não é comum ter de tratar o quadro em si, mas em casos raros pode ser necessária a inserção de marcapasso.

B. Anormalidades de condução atrioventricular são, com freqüência, as causas da bradicardia.

i. Haverá *bloqueio AV de primeiro grau* se o intervalo PR se mostrar prolongado (o grau exato de prolongamento considerado como anormal depende da idade do paciente) (veja Fig. 3.11). O bloqueio AV de primeiro grau normalmente não causa bradicardia e não exige tratamento.

ii. Haverá *bloqueio AV de segundo grau* se as ondas P falharem na condução para o ventrículo. Há 2 tipos desse bloqueio: Mobitz I, ou Wenckebach (veja Fig. 3.12) e Mobitz II (veja Fig. 3.13). O tipo Mobitz I é aquele em

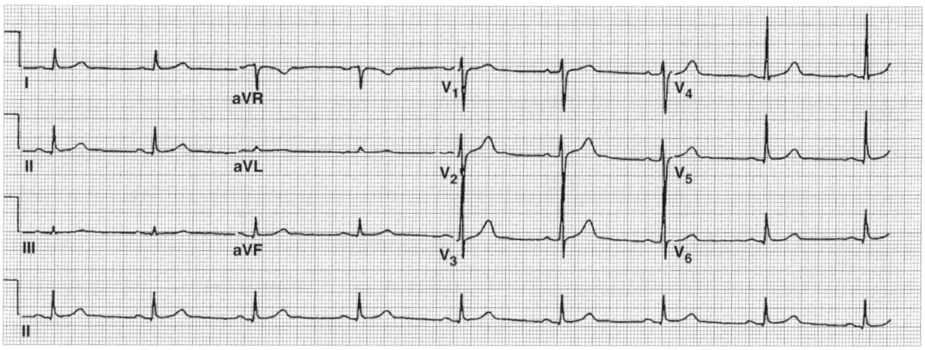

FIGURA 3.10 Bradicardia sinusal, caracterizada por uma onda P originando-se a partir dos nodos sinusal e vertical ascendente nas derivações I e aVF.

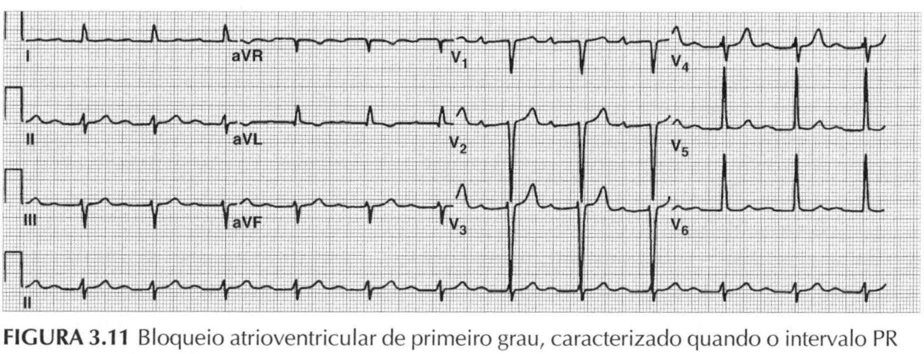

FIGURA 3.11 Bloqueio atrioventricular de primeiro grau, caracterizado quando o intervalo PR se mostra prolongado.

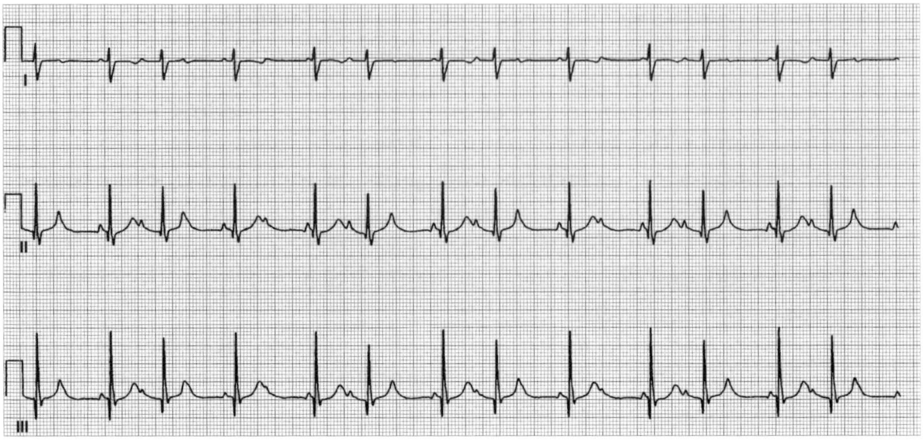

FIGURA 3.12 Bloqueio atrioventricular de segundo grau do tipo Mobitz I ou Wenckebach. Esse quadro ocorre quando as ondas P falham na condução para o ventrículo e quando o intervalo PR se torna progressivamente mais longo, até que ocorra uma onda P não condutora, há recorrência do ciclo.

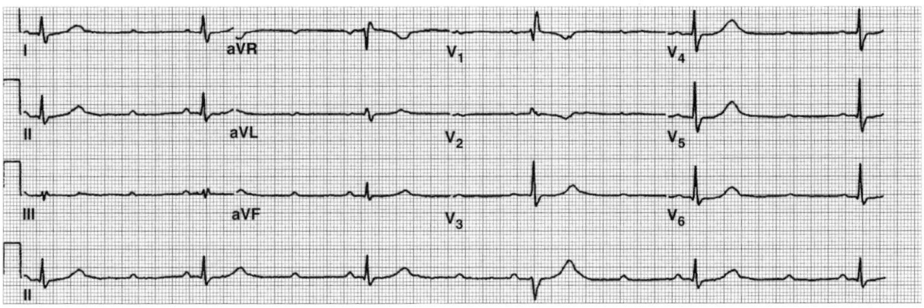

FIGURA 3.13 Bloqueio atrioventricular de segundo grau do tipo Mobitz II. Esse quadro ocorre quando as ondas P falham na condução para o ventrículo, e cada complexo QRS é precedido por mais de uma onda P.

que o intervalo PR se torna progressivamente mais longo até a ocorrência de uma onda P não condutora, e, então, o ciclo recorre. Em geral, à medida que o intervalo PR se alonga, o intervalo R-R se encurta (veja Fig. 3.12).

O bloqueio AV de segundo grau do tipo Mobitz II existe se cada complexo QRS for precedido por mais de uma onda P.

Normalmente não se indica tratamento para o tipo Mobitz I, enquanto que o bloqueio tipo Mobitz II pode exigir a inserção de um marcapasso, se houver sintomas de tontura, síncope ou insuficiência cardíaca congestiva.

iii . Haverá *bloqueio AV de terceiro grau ou "completo"* se as ondas P não estiverem associadas aos complexos QRS (veja Fig. 3.14).

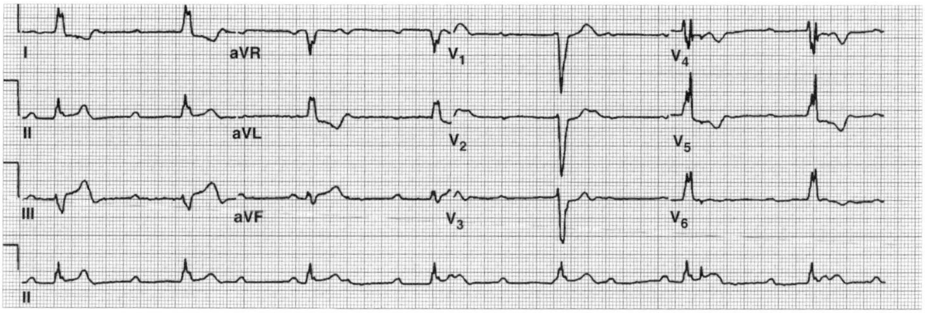

FIGURA 3.14 Bloqueio atrioventricular de terceiro grau ou "completo". Esse quadro ocorre quando não há ondas P associadas a nenhum complexo QRS.

Em caso de bloqueio de terceiro grau congênito, o tratamento com marcapasso será indicado se o paciente for um lactente, e sua freqüência ventricular for inferior a 50–55 batidas por minuto na ausência de doença cardíaca congênita estrutural, ou se a freqüência ventricular for inferior a 70 batidas por minuto na presença de doença cardíaca congênita. O implante do marcapasso é indicado em pacientes mais velhos se houver sintomas associados significativos, um ritmo largo de escape do complexo QRS ou disfunção ventricular.

Se o bloqueio AV de terceiro grau resultar de uma cirurgia cardíaca, a implantação do marcapasso será indicada se não houver possibilidade de o bloqueio AV se resolver, ou se ele persistir por pelo menos 7 dias após a cirurgia.

8. Síndrome do intervalo QT prolongado (veja Fig. 3.15).

   É importante que se reconheça o quadro da síndrome do intervalo QT prolongado porque ele é potencialmente fatal. O intervalo QT deve ser corrigido para a freqüência cardíaca, e a fórmula é: QTc = QT/raiz quadrada do intervalo R-R.

   O tratamento dessa síndrome está evoluindo à medida que vão sendo identificados defeitos adicionais nos canais iônicos. O tratamento específico dependerá do defeito específico identificado e da história familiar. É melhor encaminhar esses pacientes a um especialista com experiência no tratamento.

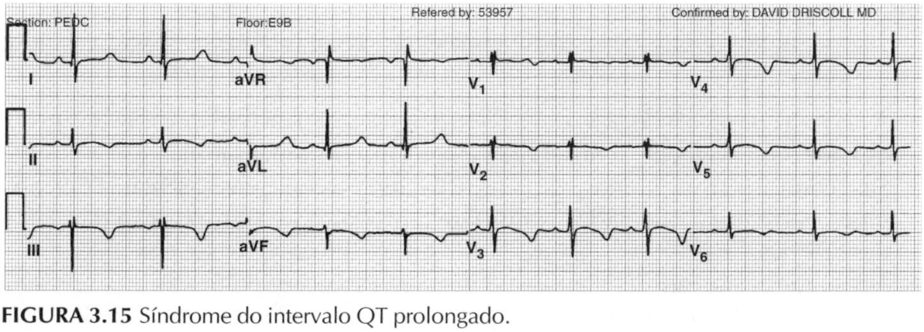

FIGURA 3.15 Síndrome do intervalo QT prolongado.

DILATAÇÃO E HIPERTROFIA CARDÍACA

1. Hipertrofia Atrial
   Classicamente, ensina-se que se a onda P exceder a 3 mm de altura na derivação II, o átrio direito estará dilatado (dilatação atrial direita [DAD] e se a onda P se mostrar prolongada na derivação II com deflexão negativa na derivação V_1, então o átrio esquerdo estará dilatado (dilatação atrial esquerda [DAE]). Entretanto, estudos ecocardiográficos de correlação sugerem que é difícil diferenciar esses 2 tipos de dilatação por meio do ECG. Portanto, pode ser mais preciso simplesmente dizer “dilatação atrial”, sem referência à “direita” ou à “esquerda”.
2. Hipertrofia Ventricular
   A hipertrofia ventricular direita (HVD*)* é determinada pelas voltagens combinadas da onda R em V_1 e da onda S em V_6 e pela proporção R/S em V_1. Do nascimento até os 4 dias de idade, a onda T normalmente se mostra vertical em V_1. Depois dos 4 dias, ela deverá se tornar invertida e assim permanecer até o começo da adolescência. Haverá um quadro de HVD se a onda T permanecer vertical ascendente em V_1 entre o 4º dia de vida e o início da adolescência.

   As voltagens combinadas da onda S em V_1 e da onda R em V_6 indicam hipertrofia ventricular esquerda (HVE).

Uma vez que os valores normais para a voltagem em V_1 e V_6 se alteram com a idade, deve-se referir a uma tabela de valores normais para se determinar a existência ou não da anomalia.

RADIOGRAFIA DE TÓRAX

A radiografia de tórax é usada para se determinar o tamanho do coração, sua posição no tórax e seu formato, a presença de um arco aórtico direito ou esquerdo, a situação dos pulmões (incluindo perfusão acima ou abaixo do normal), *situs* abdominal e anomalias das costelas e da coluna vertebral que possam estar associadas a defeitos cardíacos congênitos. Os achados radiográficos importantes do tórax associados a vários defeitos cardíacos são discutidos nos capítulos respectivos sobre defeitos cardíacos congênitos. Entretanto, os pontos a seguir são muito instrutivos.

Os seguintes pontos deverão ser considerados em um recém-nascido cianótico:

- A clássica aparência de “ovo deitado” *(egg-on-a-string)* da transposição das grandes artérias raramente é observada e constitui um sinal inútil.
- Se o coração estiver moderadamente dilatado e as imagens vasculares dos pulmões estiverem aumentadas, considere a presença de transposição das grandes artérias.
- Se o coração não estiver dilatado e as imagens vasculares pulmonares se apresentarem reduzidas, com sopro de ejeção sistólica, considere a tetralogia de Fallot

(veja Fig. 3.16). Se não houver esse sopro, mas um arco aórtico direito, considere um quadro de atresia pulmonar com defeito do septo ventricular (DSV).

- Se o coração estiver significativamente dilatado, considere: anomalia de Ebstein (veja Fig. 3.17), atresia pulmonar com septo ventricular intacto ou derrame pericárdico.
- Se a bolha do estômago estiver à direita e o coração à esquerda, considere a doença cardíaca congênita complexa (veja Fig. 3.18).
- Na presença de arco aórtico do lado direito, considere: tetralogia de Fallot, atresia pulmonar com DSV ou tronco arterial.

Os pontos a seguir deverão ser considerados em pacientes acianóticos:

- *Shunts* da esquerda para a direita como o defeito do septo ventricular (DSV), o defeito do septo atrial (DSA) e a persistência do canal arterial (PCA) causam aumento do coração e das imagens vasculares pulmonares.
- O grau de insuficiência da aorta tende a se correlacionar diretamente com o tamanho do coração.
- O tamanho do coração não é um recurso útil para se avaliar o grau de estenose da valva aórtica ou pulmonar.
- Um coração muito pequeno pode ser sinal da doença de Addison.

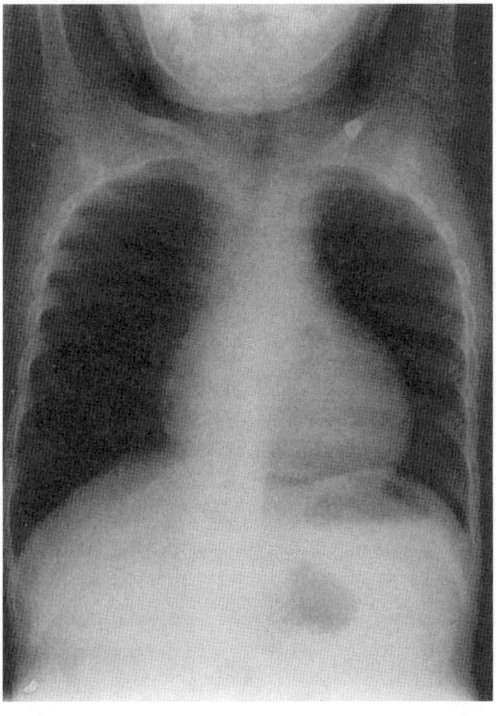

FIGURA 3.16 Típica radiografia de tórax de um paciente com tetralogia de Fallot. Observe o tamanho normal do coração e campos pulmonares escuros, indicativos de fluxo sanguíneo pulmonar reduzido.

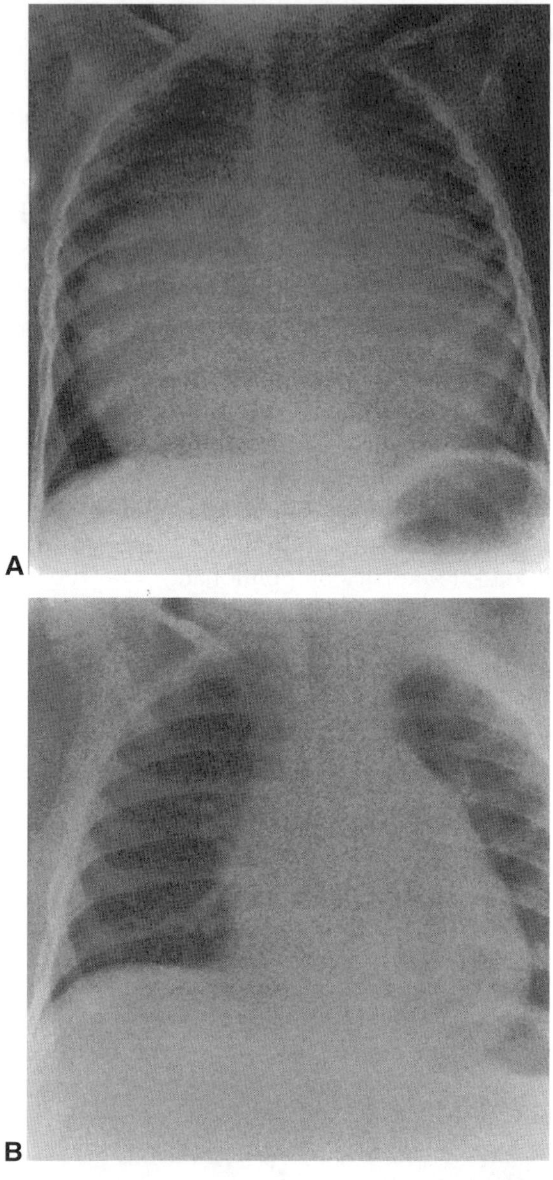

FIGURA 3.17 Radiografia de tórax de uma criança portadora da anomalia de Ebstein – pré-operatória (**A**) e após o reparo (**B**).

- Se houver incisura de costela, considere o quadro de coarctação da aorta.
- A presença de arco aórtico direito na falta de anomalias intracardíacas implica na presença de anel vascular.

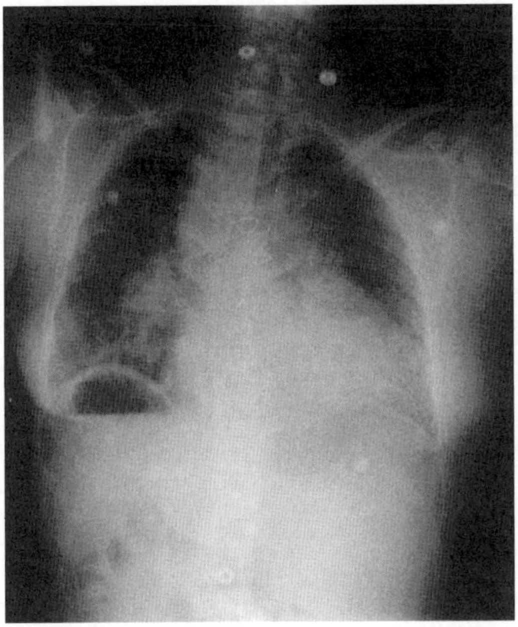

FIGURA 3.18 Radiografia de tórax de paciente com levocardia isolada e *situs inversus* abdominal. Observe que a bolha do estômago está à direita. Esse paciente tem o quadro de ventrículo único funcional. Observe também o alargamento aneurismático da artéria pulmonar direita.

ECOCARDIOGRAFIA

A ecocardiografia é um dos maiores avanços ocorridos no diagnóstico de doença cardíaca nos últimos 50 anos. Ela permite a definição anatômica precisa de, basicamente, todas as formas de doença cardíaca, seja congênita ou adquirida. Com a complementação trazida pelas técnicas Doppler, podem-se estimar diferenças de pressão pelas valvas e através dos defeitos do septo. Entretanto, a ecocardiografia não substitui a história e o exame físico completos, a radiografia de tórax, o ECG e a consulta com um cardiologista pediátrico. Na verdade, muitos dólares destinados aos cuidados de saúde são desperdiçados em ecocardiogramas desnecessários ou então executados inadequadamente e interpretados incorretamente.

Embora a maioria dos relatórios sobre ecocardiogramas proponha que as pressões intracardíacas podem ser obtidas por meio de técnicas Doppler, na verdade essas pressões não são medidas. A velocidade do fluxo sanguíneo é aproximada, e as pressões são estimadas por meio de várias probabilidades matemáticas. Além disso, as estruturas cardíacas não são realmente "visualizadas", mas representam imagens de ondas sonoras refletidas com alguma relação às estruturas de que essas ondas são refletidas. Em virtude dessas questões, os resultados dos estudos ecocardiográficos devem ser tratados como aqueles de quaisquer outros testes e interpretados à luz de todos os outros achados.

CATETERIZAÇÃO CARDÍACA

Antes do advento da ecocardiografia, a cateterização cardíaca era a principal ferramenta para o estabelecimento de um diagnóstico definitivo de doença cardíaca congênita. Durante esse procedimento, as informações diagnósticas são colhidas de 3 maneiras: (i) medição de pressão, (ii) medição da saturação de oxigênio no sangue e (iii) angiogramas. Com esses dados podem-se determinar, com grande exatidão, a anatomia e a fisiopatologia de defeitos cardíacos congênitos.

Nas últimas décadas, foram descritas e desenvolvidas várias técnicas intervencionistas de cateterização cardíaca. Uma das primeiras foi a septostomia por balão, descrita por Rashkind e Miller em 1966.

No início da década de 1980, foram introduzidas e refinadas as técnicas de dilatação de vasos sanguíneos, das válvulas pulmonares, das válvulas aórticas e coarctação da aorta. E nos últimos 10 a 15 anos, dispositivos para fechamento de PCA, DSA e DSV foram introduzidos e aperfeiçoados. Na verdade, com a evolução das técnicas intervencionistas de cateterização cardíaca e da ecocardiografia, o procedimento de cateterização é usado mais para tratar defeitos cardíacos que para o diagnóstico desses defeitos.

BIBLIOGRAFIA

Nihill M, Mullins C, Grifka R, *et al. An angiographic atlas of congenital cardiac abnormalities*, Boston, MA: Futura Publishing; 2003.

Zeigler V, Gillette P. *Practical management of pediatric arrhythmias*, Boston, MA: Blackwell Futura Publishing; 2001.

CAPÍTULO 4

Testes de Exercício em Pediatria

"Aqueles que acreditam não ter tempo
para os exercícios físicos
terão, mais cedo ou mais tarde,
de encontrar tempo para a doença."

A medição exata e passível de reprodução do desempenho de um trabalho ou da capacidade de se exercitar proporciona um meio para quantificar a dimensão de intensidade de uma doença, avaliar os efeitos do tratamento e treinamento e, em alguns casos, identificar doenças anteriormente desconhecidas.

DETERMINANTES DO DESEMPENHO NOS EXERCÍCIOS

Nos seres humanos, o encurtamento do sarcômero dos músculos esqueléticos é essencial para a realização de exercícios físicos. O encurtamento normal do sarcômero requer a presença de proteínas contráteis intracelulares razoavelmente normais, além de depender da ocorrência de inúmeros episódios intracelulares. Como esse encurtamento é um processo que requer energia, é necessária a presença de compostos de fosfato de alta energia, bem como o funcionamento razoavelmente normal das mitocôndrias e sistemas de transporte de mitocôndrias e de energia intracelular. Embora os músculos esqueléticos possam funcionar anaerobicamente, as maiores exigências de energia do trabalho muscular envolvem processos aeróbicos.

Para que o encurtamento repetitivo do sarcômero possa ocorrer, o músculo em movimento deve ser alimentado com oxigênio (O_2) e fontes de energia que incluem glicose e ácidos graxos livres. Além disso, os derivados do metabolismo celular, como lactato e dióxido de carbono (CO_2), devem ser retirados do ambiente celular. O transporte de suprimento e de resíduos é realizado pelo sistema cardiovascular. A taxa em que o sistema cardiovascular pode desempenhar esta tarefa depende do débito cardíaco.

O fornecimento de O_2, a eliminação de CO_2 e, até certo ponto, a regulação térmica dependem da função pulmonar apropriada. Adicionalmente, o pH é modulado pelas alterações na taxa de eliminação de CO_2 pelos pulmões. A taxa de forneci-

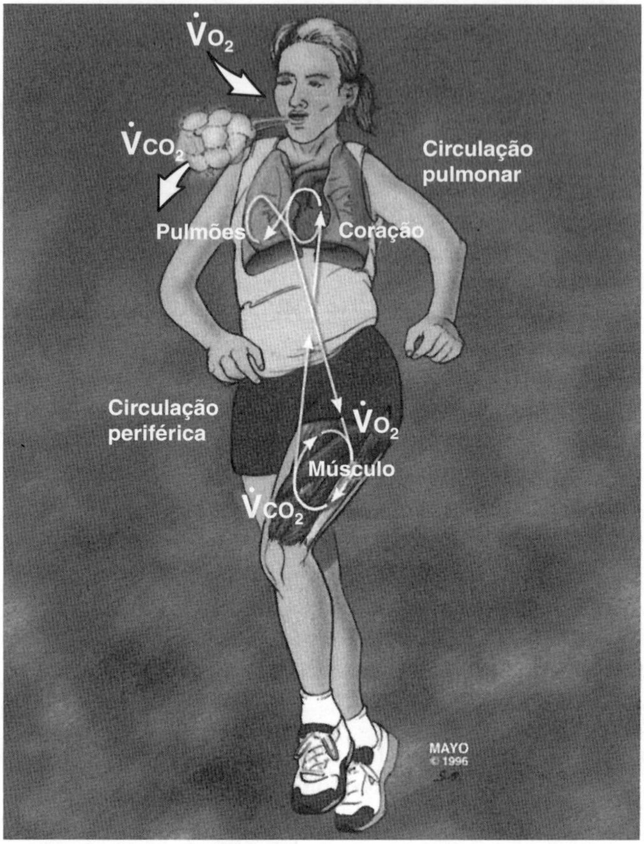

FIGURA 4.1 Ilustração da interação entre os pulmões, o coração e o sistema musculoesquelético durante um exercício.

mento de O_2 e de eliminação de CO_2 depende das alterações na freqüência respiratória, do volume corrente, do fluxo sanguíneo pulmonar efetivo, da relação ventilação - perfusão, adequada ou inadequada, da capacidade de difusão de O_2 na interface sanguíneo-alveolar, do correto funcionamento dos mecanismos respiratórios e da patência e tamanho das vias respiratórias grandes e pequenas.

Os sistemas pulmonar, cardiovascular e musculoesquelético são os 3 sistemas ligados em série e considerados os mais importantes para facilitar não só a realização de exercícios físicos, mas também a regulação, segundo a segundo, desse desempenho (veja Fig. 4.1). Entretanto, atividades repetitivas e contínuas não podem ocorrer, se a função renal não for apropriada para eliminar resíduos adicionais de oxidação e do metabolismo anaeróbico, manutenção fisiológica da concentração de íons hidrogênio e ajustar o volume plasmático intra e extracelular. Além disso, como a contração muscular é um processo que produz calor, a pele é de extrema importância para a regulagem térmica.

A realização de exercícios físicos requer uma interação complexa e intricada de sistemas de múltiplos órgãos. Quaisquer anomalias em qualquer um desses sistemas orgânicos afetarão e potencialmente limitarão essa atividade. Quando qualquer um desses sistemas atinge sua capacidade funcional máxima, a realização de exercícios adicionais ficará limitada.

TRABALHO, FORÇA E POTÊNCIA AERÓBICA MÁXIMA

O exercício envolve a realização de um trabalho e a aplicação de uma força. *Trabalho* é a aplicação de força para mover uma massa por uma dada distância (trabalho = força × distância). A unidade de *força* é o Newton (força = massa × aceleração). Um Newton é a força que dá à massa de 1 kg uma aceleração de 1 m por segundo^2. Um termo que tem sido usado para descrever essa força é o *kilopond* (kp). Um kp é a força que age sobre a massa de 1 kg em aceleração normal de gravidade (ou seja, da Terra) (1 kp equivale, aproximadamente, a 10 N). Como trabalho é igual à força multiplicada pela distância, a unidade de trabalho é o "metro Newton", ou joule (J). Como a maioria das verificações de exercícios é feita no solo, o *kilopond* metro (kpm) é usado freqüentemente como unidade de trabalho para a verificação de exercícios clínicos. É preciso *energia* para realizar o trabalho, e a relação entre energia e trabalho é constante, descrita como 1 quilocaloria = 4,1868 J. *Força* é o trabalho realizado por unidade de tempo e pode ser expressa como kpm por segundo ou J por segundo. A expressão convencional comum da força é o watt (1 W = 1 J por segundo = 6,12 kpm por minuto).

Uma questão importante e crucial a ser tratada em testes de exercício é a capacidade de um indivíduo realizar um trabalho. A quantidade de trabalho que um indivíduo venha executar pode ser usada para definir a "capacidade de se exercitar", "aptidão", ou "potência aeróbica". Entretanto, é difícil medir o trabalho com precisão. Embora possam ser utilizados vários índices diferentes para definir a aptidão ou a capacidade máxima de esforço, o consumo (ou volume) máximo de O_2 ($\dot{V}o_2$ máx.) que se pode obter durante o exercício é, talvez, o melhor índice. O termo *força aeróbica máxima* tem sido usado para indicar os mais altos níveis atingíveis de $\dot{V}o_2$ durante o exercício e é utilizado também ao longo de todo este capítulo. Como a energia é necessária para fazer um trabalho, a produção de energia requer "a queima de um combustível" (alimento) e como essa combustão exige O_2, é possível prognosticar a relação entre trabalho e $\dot{V}o_2$ (veja Fig. 4.2).

Tecnicamente, $\dot{V}o_2$ máx. é definido pelo platô de $\dot{V}o_2$ que ocorre apesar do trabalho contínuo (Fig. 4.2), o qual ilustra o fato de que o trabalho pode ser executado, usando mecanismos anaeróbicos de produção de energia. Porém, a quantidade de trabalho que pode ser executada por esses meios é bastante limitada.

Ao se avaliar as respostas cardiorrespiratórias ao exercício, é importante conhecer o grau de esforço dos pacientes. É necessário empenho para quantificar precisamente o $\dot{V}o_2$ máx. que é definido como o $\dot{V}o_2$ mais elevado atingido, ape-

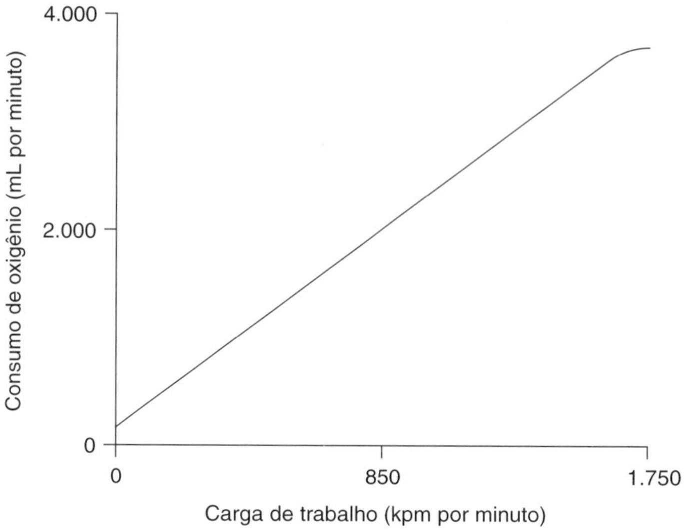

FIGURA 4.2 Ilustração da relação linear entre $\dot{V}O_2$ e trabalho. Observe o platô de $\dot{V}O_2$ na carga de trabalho mais alta.

sar do trabalho contínuo. Infelizmente, é difícil motivar muitos pacientes não treinados e a maioria das crianças a se exercitarem até esse ponto. Obviamente, um paciente fica muito anaeróbico em $\dot{V}O_2$ máx. verdadeiro, e o exercício continuado é desconfortável. Por isso, foram criados os termos: $\dot{V}O_2$ *máximo, estudo do exercício de pico*, ou *esforço máximo*, para se referir a um exercício clínico limitado por sintoma ou desconforto. Nesses testes é possível que não se atinja um $\dot{V}O_2$ máx. real.

Em todas as idades os meninos têm $\dot{V}O_2$ máx. maior que o das meninas. O $\dot{V}O_2$ máx. aumenta conforme aumenta a massa corporal. Entretanto, se $\dot{V}O_2$ máx. for indexado a uma massa corporal magra, não haverá diferenças nos valores a serem atingidos entre meninos e meninas. Se $\dot{V}O_2$ máx. for indexado ao peso (quilogramas), ele permanecerá relativamente igual para os meninos com idade entre 6 e 18 anos, mas diminuirá entre as meninas nessa mesma faixa etária. Este declínio observado nas meninas provavelmente representa o efeito do aumento da gordura corporal (ou a diminuição da massa corporal magra).

Os investigadores pesquisaram o melhor método para indexar $\dot{V}O_2$. Ainda existem controvérsias consideráveis com relação ao melhor método, se, de fato, existir um. Com base na "teoria da dimensionalidade" alguns investigadores propuseram o uso de um expoente de comprimento corporal. Vários investigadores propuseram o uso de um expoente entre 1,5 e 3,2. Entretanto, o método mais comum para indexar $\dot{V}O_2$ nos testes clínicos do exercício é usar o peso corporal (quilogramas).

O $\dot{V}O_2$ máximo atingido durante o trabalho dependerá do tipo de trabalho realizado. Por exemplo, é possível flexionar o dedo indicador repetidamente até que o dedo esteja exausto e não possa mais ser flexionado. Entretanto a absorção máxima de O_2 durante esta atividade máxima não será muito grande, porque somente um grupo de músculos estará trabalhando. Em contrapartida o $\dot{V}o_2$ máx. será consideravelmente maior se a flexão repetitiva for feita com o joelho, porque massas musculares maiores estarão trabalhando, e porque o trabalho executado será maior. Da mesma maneira, é possível atingir um $\dot{V}o_2$ máx. maior durante um exercício na esteira que durante um exercício em bicicleta, porque haverá mais grupos de músculos trabalhando.

Nos últimos anos, mais atenção foi concentrada no chamado limiar anaeróbico como medida da força aeróbica. Teoricamente, esse parâmetro poderia permitir a avaliação da capacidade de se exercitar por meio de um estudo de exercícios submáximos, uma vantagem potencial em crianças com dificuldade para atingir o $\dot{V}o_2$ máx. real. O limiar anaeróbico é definido como o $\dot{V}o_2$ em que há um aumento desproporcional na ventilação por minuto ($\dot{V}_E$) com relação ao consumo de O_2 (veja Fig. 4.3[A]). Nos adultos, também é comum a ocorrência desse aumento desproporcional na produção de lactato nesse ponto, daí o termo *limiar anaeróbico*. Entretanto, não é necessário que haja uma mudança desproporcional no nível de lactato para que ocorra uma mudança desproporcional na $\dot{V}_E$. Portanto, o termo *limiar anaeróbico* pode ser uma designação incorreta. Alguns investigadores preferem usar o termo *limiar anaeróbico de ventilação* ou *limiar de ventilação*. O limiar anaeróbico é identificado pela mudança abrupta no declive de $\dot{V}_E$ e no equivalente de ventilação para O_2 ($\dot{V}_E/\dot{V}o_2$) sem uma alteração concomitante no equivalente de ventilação para CO_2 ($\dot{V}_E/\dot{V}co_2$). Adicionalmente, haverá aumento de Po_2 no volume corrente final sem aumento da Pco_2.

RESPOSTAS CARDÍACAS AO EXERCÍCIO

FREQÜÊNCIA CARDÍACA

Para os indivíduos saudáveis, o aumento da freqüência cardíaca durante os exercícios é a determinante mais importante no aumento do débito cardíaco. Existe uma relação linear entre a freqüência cardíaca e $\dot{V}o_2$ máx. (Fig. 4.3[B]). Cada indivíduo tem uma freqüência cardíaca máxima ($FC_{máx.}$) que pode ser alcançada, porém não excedida, durante os exercícios. Esta $FC_{máx.}$ é uma determinante importante de $\dot{V}o_2$ máx. Para os indivíduos com idades entre 5 e 20 anos, a $FC_{máx.}$ é de aproximadamente 195 a 215 batimentos por minuto. A $FC_{máx.}$ para crianças com menos de 5 anos provavelmente será similar, porém é difícil motivar as crianças pequenas a executarem um teste verdadeiramente máximo. No caso dos pacientes com mais de 20 anos temos: $FC_{máx.} = 210 - 0{,}65 \times$ idade. Os motivos para o declínio da $FC_{máx.}$ com a idade não são claros, mas podem estar relacionados à fibrose e à cicatrização do nodo sinoatrial.

A freqüência cardíaca máxima variará levemente, dependendo do protocolo de exercícios que se aplicar e do tipo de exercícios executados. Por exemplo, pode-se obter $FC_{máx.}$ levemente maior na marcha em esteira que durante um exercício com bicicleta.

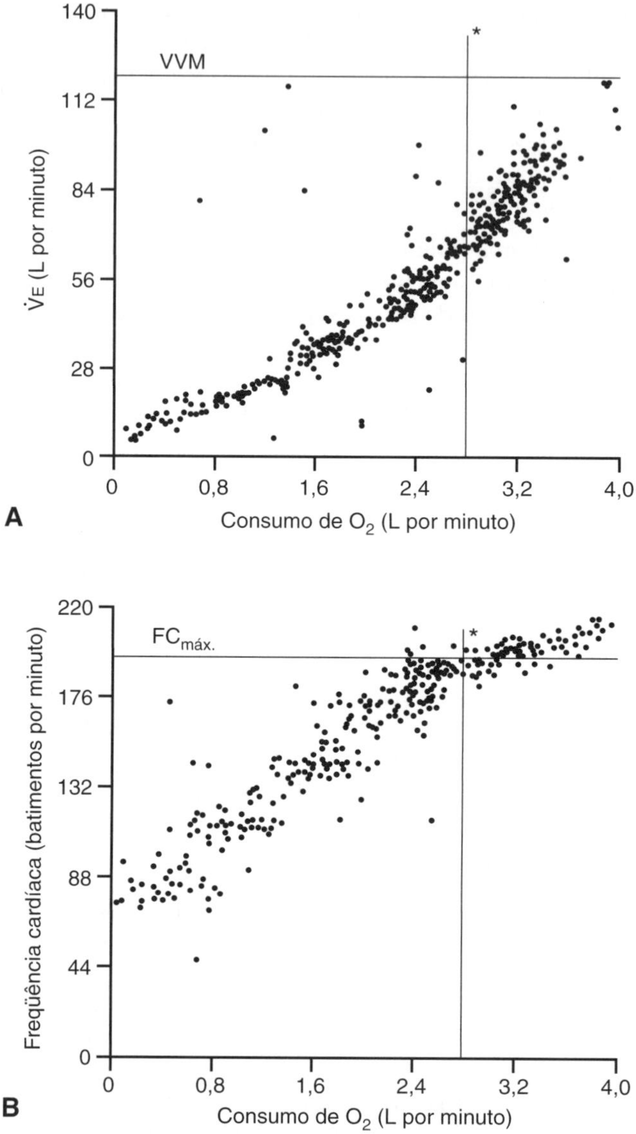

FIGURA 4.3 Representação gráfica da mudança da ventilação com relação a $\dot{V}O_2$ (**A**) e a da freqüência cardíaca com relação a $\dot{V}O_2$ (**B**). As linhas horizontal e vertical representam um diagnóstico normal para este paciente. Observe que o paciente está em boa forma. Ele superou o $\dot{V}O_2$ máx. preditivo. VVM, ventilação voluntária máxima.

Na Figura 4.4 são ilustradas 4 respostas típicas de freqüência cardíaca. O gráfico "normal" representa a resposta da freqüência cardíaca de um indivíduo sadio com $FC_{máx.}$ de 200 batimentos por minuto e $\dot{V}O_2$ máx. de 2,5 l por minuto

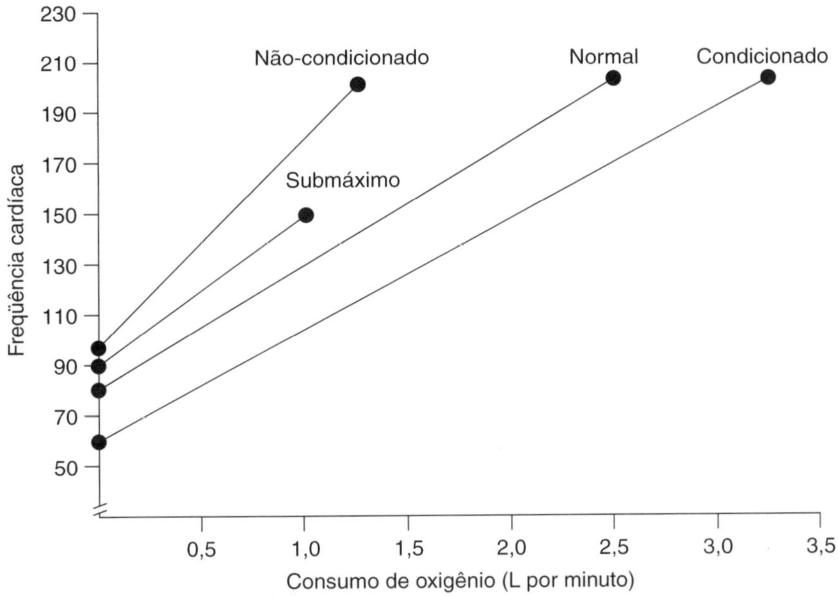

FIGURA 4.4 Ilustração da alteração na freqüência cardíaca com aumento de trabalho ou $\dot{V}o_2$. São mostradas 4 situações: (i) normal, (ii) não-condicionado, (iii) condicionado e (iv) esforço submáximo.

durante o exercício. Quando a freqüência cardíaca de 200 batimentos por minuto for atingida, o paciente interrompe o exercício. Atingir a $FC_{máx.}$ pode ser considerado como indicativo de se ter chegado ao esforço cardiorrespiratório máximo. Entretanto, tecnicamente, isso não é verdade. Alguns indivíduos muito preparados podem continuar o exercício com freqüência cardíaca no valor máximo durante 1 a 2 minutos. É óbvio que isso ocorra à custa de uma anaerobiose extrema. A curva rotulada como *condicionada* ilustra a resposta da freqüência cardíaca, se o paciente melhorar seu condicionamento físico. Com um melhor condicionamento físico a freqüência cardíaca em repouso diminui. A freqüência cardíaca máxima não aumenta, porém ocorre elevação de $\dot{V}o_2$ máx. A curva rotulada de *não condicionada* ilustra o efeito do não condicionamento na freqüência cardíaca. A freqüência cardíaca em repouso é mais elevada que a de controle, e a $FC_{máx.}$ ocorre em $\dot{V}o_2$ inferior. A curva *submáxima* pode simplesmente representar um esforço cardiorrespiratório limitado. Essa curva também é típica de pacientes com insuficiência cronotrópica, ou seja, a $FC_{máx.}$ é baixa. Isso ocorre em muitos pacientes com doenças cardíacas que já tenham, ou não, sido submetidos a uma cirurgia cardíaca.

PRESSÃO ARTERIAL

Durante o exercício isotônico, a pressão arterial sistólica aumenta (veja Fig. 4.5). A pressão arterial diastólica pode variar entro 10 mmHg com relação ao seu nível

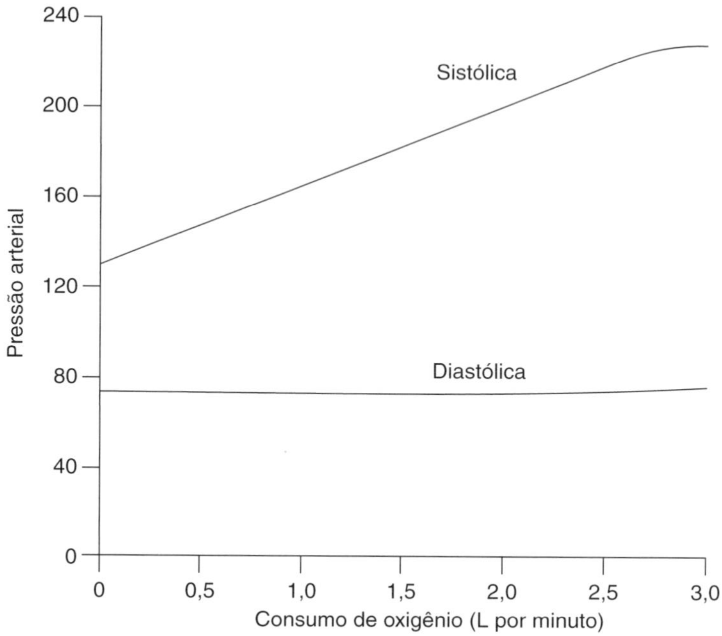

FIGURA 4.5 Ilustração da mudança da pressão arterial com o aumento de trabalho ou $\dot{V}O_2$. A pressão arterial sistólica aumenta, mas a pressão arterial diastólica não.

em repouso, mas, na média, permanece igual durante o exercício. Crianças maiores têm pressão arterial mais elevada sob exercício submáximo e máximo que as crianças menores. Entre crianças do mesmo tamanho, os meninos têm um pico de pressão arterial sistólica maior que as meninas.

A resposta da pressão arterial ao exercício isométrico é bastante diferente daquela durante o exercício isotônico. Na primeira situação, tanto a pressão sistólica como a diastólica aumentam. De fato, com a força realizada para levantar um peso, a pressão arterial sistólica pode atingir 320 a 480 mmHg.

DÉBITO CARDÍACO E VOLUME DE EJEÇÃO

A função essencial do sistema cardiovascular é bombear sangue para os tecidos, e a medição básica dessa função é o débito cardíaco. Este aumenta de forma linear com o aumento do trabalho ou $\dot{V}O_2$, e essa relação pode ser descrita como: Débito Cardíaco = 4 + 0,006 × $\dot{V}O_2$.

Como o débito cardíaco é o produto da freqüência cardíaca e do volume de ejeção, ele só pode se alterar se o volume de ejeção e a freqüência cardíaca se alterarem. Por sua vez, o volume de ejeção depende do volume diastólico final do ventrículo esquerdo e da fração de ejeção. Conseqüentemente, as determinantes básicas do débito cardíaco são a freqüência cardíaca, o volume diastólico final e a fração de ejeção.

As mudanças no volume de ejeção durante o exercício dependem, até certo ponto, da posição em que o exercício é realizado. Nos seres humanos, o volume de ejeção aumenta quando se assume a posição supina. Conseqüentemente, quando se realiza um exercício nessa posição, o aumento no volume de ejeção é limitado. O volume de ejeção aumenta principalmente no início do exercício, e daí em diante o aumento é menor. Assim, a alteração no débito cardíaco resultante da alteração no volume de ejeção acontece no início do exercício, e as alterações adicionais dependem da freqüência cardíaca.

RESPOSTAS VENTILATÓRIAS AO EXERCÍCIO

A $\dot{V}_E$ aumenta com o trabalho, em virtude dos aumentos tanto no volume corrente como na freqüência respiratória. A relação entre $\dot{V}_E$ e trabalho é relativamente linear, porém, como descrito no texto anterior, a inclinação dessa relação se altera quando se atinge o limiar anaeróbico de ventilação.

A relação $\dot{V}_E/\dot{V}O_2$ descreve o volume de ar respirado em relação ao volume de O_2 consumido. Essa relação $\dot{V}_E/\dot{V}O_2$ diminui logo no início do exercício como resultado da melhora na ventilação e no fluxo sanguíneo, à medida que nos pulmões o fluxo sanguíneo aumenta e se redistribui aos ápices pulmonares. O ponto durante o exercício em que $\dot{V}_E/\dot{V}O_2$ começam a aumentar descreve o limiar anaeróbico de ventilação. Em resumo, depois desse ponto, a ventilação aumenta de forma desproporcional ao $\dot{V}O_2$ para eliminar relativamente mais dióxido de carbono em uma tentativa de manter o pH arterial.

Durante o trabalho intenso, a produção de CO_2 aumenta de forma desproporcional ao $\dot{V}O_2$ depois do limiar anaeróbico. O $\dot{V}_E$ aumenta proporcionalmente à produção de CO_2, porém de forma desproporcional ao $\dot{V}O_2$. Portanto, nesse limiar anaeróbico a inclinação de $\dot{V}_E/\dot{V}O_2$ aumenta, porém a de $\dot{V}_E/\dot{V}CO_2$ não. Posteriormente, durante o exercício, a acidose continua a aumentar, a $\dot{V}_E$ aumenta desproporcionalmente, inclusive com relação à produção de CO_2, resultando em uma alteração na inclinação da curva de $\dot{V}_E/\dot{V}CO_2$ e na redução da P_{ACO_2} e do CO_2 do volume corrente final. Esse ponto foi denominado de *"limiar para a acidose metabólica descompensada"*, e o período após este ponto foi denominado de *compensação respiratória*.

Os indivíduos sadios terminam o exercício quando o débito cardíaco não pode aumentar mais. Nesse ponto ainda há uma certa reserva de ventilação. Isso pode ser observado examinando-se a relação entre a ventilação voluntária máxima (VVM) em repouso e a $\dot{V}_E$ durante o exercício. Quando o exercício termina, a $\dot{V}_E$ corresponde a 60 a 70% da VVM em repouso. Os indivíduos com doenças pulmonares e que abusam dessa "reserva de ventilação" podem atingir uma $\dot{V}_E$ superior a 70% da VVM. É preciso cautela, contudo, ao se avaliar a relação entre $\dot{V}_E$ durante o exercício e VVM em repouso, porque a obtenção da VVM real em repouso depende do esforço do indivíduo. Se este não fizer esforço suficiente, a medição de VVM será artificialmente baixa, e sua relação com a $\dot{V}_E$ durante o exercício será enganosa. A VVM verdadeira deverá ser aproximadamente igual ao volume expiratório forçado em 1 segundo (VEF_1) × 40.

APTIDÃO *(FITNESS)*

A aptidão melhorada se dá com o exercício repetitivo. Do ponto de vista estritamente fisiológico, a aptidão melhorada implica em aumento na força aeróbica ($\dot{V}o_2$ máx.). Vários estudos desenvolvidos com adultos demonstraram aumentos em $\dot{V}o_2$ máx. como resultado de condicionamento ou de um programa de aptidão. Nas crianças tem sido mais difícil demonstrar esse efeito. Provavelmente porque, só para começar, "crianças sadias" são simplesmente mais aptas que "adultos sadios". Por isso, é mais difícil demonstrar alterações de aptidão em crianças sadias. É preciso reconhecer que as crianças podem melhorar seu desempenho nos eventos esportivos sem modificar sua força aeróbica, simplesmente melhorando sua habilidade em um evento em particular, incluindo a simples atividade de correr. Como demonstra a Figura 4.4, a freqüência cardíaca em repouso diminui com a melhora da aptidão, e a freqüência cardíaca máxima é atingida em uma $\dot{V}o_2$ máx. maior. Como fica evidente na Figura 4.4, a freqüência cardíaca submáxima é menor em todos os $\dot{V}o_2$ no indivíduo apto, quando comparado ao não-apto. Estes ajustes de freqüência cardíaca ocorrem por causa do aumento do volume sistólico que ocorre com o condicionamento. Além disso, as mudanças na regulação parassimpática e simpática da freqüência cardíaca provavelmente têm papel importante com a influência parassimpática (vagal) relativamente maior na freqüência cardíaca no individuo apto.

As mudanças na aptidão ou condicionamento não estão limitadas às alterações na função do sistema cardiovascular. Mudanças significativas ocorrem também na função da ventilação, e mudanças subcelulares ocorrem nos músculos, conforme mostra a Tabela 4.1.

A aptidão pode ser melhorada com exercícios regulares e constantes. Ao contrário, o não-condicionamento ocorre quando não se fazem exercícios regularmente. Como as crianças com doenças cardíacas podem ser sedentárias, alguns componentes da capacidade aeróbica reduzida nesses pacientes também podem ser decorrentes da falta de condicionamento.

METODOLOGIA DOS TESTES DE EXERCÍCIOS

TIPOS DE EXERCÍCIO E ERGÔMETROS

Existem 2 tipos de exercícios: os isotônicos (dinâmicos) e os isométricos (estáticos). O exercício isotônico implica na contração rítmica alternada (encurtamento) e relaxamento (extensão) dos músculos contra uma resistência não fixa. O exercício isométrico envolve a contração muscular contra uma resistência fixa, com pouco, ou nenhum, encurtamento muscular. Os testes clínicos de exercício podem ser realizados com exercícios tanto isotônicos como isométricos. Em geral,

TABELA 4.1 Mudanças que Ocorrem com o Aumento da Aptidão

Sistema ventilatório	
Ventilação por minuto	
Submáxima	↓
Máxima	↑
Freqüência respiratória – submáxima	↓
Volume corrente – máximo	↑
Resistência dos músculos respiratórios	↑
Metabolismo muscular	
Mitocôndria (número e volume)	↑
Depósitos de glicogênio	↑
Depósitos de triglicerídios	↑
Teor de mioglobina	↑
Atividade de oxidação enzimática	↑
Teor e uso da ATP	↑
Teor e uso da fosfocreatina (CP)	↑
Lactato (máximo)	↑
Atividade anaeróbica enzimática	↑

ATP, adenosina 5'-trifosfato; ↑, aumento; ↓, diminuição.

contudo, esses testes são realizados usando formas isotônicas de exercícios, como pedalar uma bicicleta, andar ou correr.

Andar na esteira ou pedalar em bicicletas ergométricas são os 2 tipos de testes clínicos de exercício mais aplicados. Nenhum deles é, inerentemente, superior ao outro; cada um deles tem vantagens e desvantagens. A maioria dos indivíduos pode andar de maneira razoavelmente eficiente, mas nem todos conseguem pedalar de forma eficiente. Crianças com menos de 4 ou 5 anos podem ter mais dificuldades para usar uma bicicleta ergométrica que para andar na esteira. Por outro lado, a esteira pode ser mais perigosa que a bicicleta, porque o paciente pode cair. Além disso, é mais difícil ouvir os sons de Korotkoff durante um exercício de corrida ou esteira que na bicicleta. Se houver muitos condutores com eletrodos de monitoramento conectados, pedalar pode ser preferível porque envolve menos movimentos do tronco e das extremidades.

TÉCNICAS DE MEDIÇÃO

FREQÜÊNCIA CARDÍACA E ELETROCARDIOGRAMA

A freqüência cardíaca, um dos índices básicos da resposta cardíaca ao exercício, é medida com um eletrocardiograma (ECG). Isso pode ser feito manualmente, calculando-se a média de vários intervalos R-R. Como alternativa, o sinal eletrocardiográfico pode ser processado com um tacômetro, e o registro direto da freqüência cardíaca pode ser obtido com base em um ou mais intervalos R-R.

Pelo menos 3 derivações do ECG de superfície padronizado deverão ser exibidas ou registradas continuamente durante a medição e por 5 a 10 minutos após a conclusão do teste de exercício. O examinador deve ter a opção de visualizar varias combinações de derivações para que as reações cardíacas inferior (derivações II, III e aVF), anterior direita (V_1 ou V_2) e anterior esquerda (V_5 ou V_6) possam ser avaliadas. O ECG completo deve ser registrado em repouso e, pelo menos, uma vez durante cada carga de trabalho e durante vários intervalos depois do exercício. O ideal seria que o eletrocardiógrafo tivesse várias velocidades de registro. Um ECG obtido à velocidade de 50 mm por segundo facilita a avaliação das alterações do segmento ST. O registro contínuo do ECG a uma velocidade de 5 mm por segundo facilita a medição de arritmias.

PRESSÃO ARTERIAL

A pressão arterial pode ser medida diretamente com um cateter arterial de demora ou, mais comumente, de modo indireto com manguito, um esfigmomanômetro e um estetoscópio. A faixa do manguito deve circundar totalmente o braço (do cotovelo até o ombro), e a largura deve corresponder a, pelo menos, 2/3 o comprimento do braço. É preciso mencionar que a medição precisa da pressão arterial diastólica durante o esforço seja muito difícil, particularmente durante os exercícios na esteira, porque o barulho gerado pelo equipamento e pelo contato dos pés com a esteira dificultará a identificação dos sons de Korotkoff.

DÉBITO CARDÍACO E VOLUME DE EJEÇÃO

As duas técnicas usadas com mais freqüência para medir o débito cardíaco de maneira relativamente não-invasiva e sem a necessidade de usar material radioativo são as técnicas de reinalação de CO_2 e de acetileno-hélio. A técnica de reinalação de CO_2 se baseia na equação de Fick, e a de reinalação de acetileno-hélio se baseia no princípio de que o acetileno se difunde a partir dos alvéolos para os capilares pulmonares. A concentração de acetileno na técnica de reinalação diminui em relação ao volume do fluxo sanguíneo pulmonar efetivo. De fato, essa técnica mede o fluxo sanguíneo pulmonar efetivo em vez do fluxo sanguíneo sistêmico, porém a ausência de *shunts* intrapulmonares ou intracardíacos da direita para a esquerda ou da esquerda para a direita é uma avaliação confiável do débito cardíaco.

MEDIÇÕES DA VENTILAÇÃO

Os seguintes índices de ventilação podem ser medidos durante os exercícios: freqüência respiratória, volume corrente, $\dot{V}_E$, $\dot{V}o_2$, $\dot{V}co_2$, CO_2 volume corrente final, O_2, CO_2 e O_2 expirados. A partir desses índices é possível calcular o equivalente de ventilação para O_2 ($\dot{V}_E/\dot{V}o_2$) e CO_2, ($\dot{V}_E/\dot{V}co_2$) e o quociente respiratório (R).

A medição não-invasiva (oximetria digital) da saturação do O_2 no sangue é útil para documentar a presença ou ausência de hipoxemia e para quantificar o grau da hipoxemia, se ela estiver presente.

APLICAÇÕES CLÍNICAS DOS TESTES DE EXERCÍCIO EM CARDIOLOGIA PEDIÁTRICA

ESTENOSE AÓRTICA

Antes da existência das técnicas ecocardiográficas Doppler para a avaliação não-invasiva da gravidade da estenose da valva aórtica, os investigadores tentaram correlacionar os índices da função cardíaca durante o esforço à gravidade da estenose aórtica.

Embora os testes de exercício tenham sido suplantados pelas técnicas eco-Doppler para a avaliação da gravidade da estenose aórtica, os testes de exercício ainda são úteis nas seguintes situações:

1. Existe um subconjunto de pacientes com estenose aórtica que, pelos critérios de gradiente de pressão, têm estenose aórtica leve ou moderadamente grave, mas que sofrem de depressão significativa do segmento ST mediante esforço. Isso sugere que esses pacientes têm o fornecimento de O_2 ao miocárdio comprometido e podem se beneficiar do alívio da estenose aórtica, a despeito de uma medida de gradiente de pressão transaórtica *em repouso,* que mostre somente doenças leves ou moderadas. Entretanto, deve-se tomar cuidado na interpretação da significância da alteração do segmento ST dos pacientes no pós-operatório, os quais, devidos à repolarização anormal da massa ventricular, podem ter alterações do segmento ST falso-positivas.
2. Os testes de exercício podem ser úteis para avaliar se os pacientes com estenose aórtica leve ou estenose aórtica residual pós-operatória leve podem participar de atividades físicas vigorosas ou de competições atléticas.

COARCTAÇÃO DA AORTA

Os testes de exercício são úteis para avaliar pacientes que passaram por correção da coarctação da aorta e para se determinar se, durante o exercício, a pressão arterial se mantém normal ou muito alta. Vários investigadores têm feito uso da resposta da pressão arterial ao exercício para ajudar a definir a presença de um quadro reincidente de coarctação da aorta. Essa tarefa é dificultada por não haver uma definição clara de coarctação da aorta significativa, persistente ou recorrente. Alguns investigadores relataram uma correlação entre o pico da pressão arterial sistólica no esforço e a diferença da pressão arterial braço/perna medida dentro do primeiro minuto depois do fim do exercício. Outros investigadores relataram que a pressão arterial sistólica induzida pelo exercício superior a 200 mmHg, o gradiente da pressão arterial braço/perna superior a 15 mmHg, durante o repouso e o gradiente da pressão arterial sistólica braço/perna induzido pelo esforço e superior a 35 mmHg estão associados à proporção inferior a 0,6 entre o diâmetro da aorta no local da coarctação e aquele no diafragma. O papel do teste de exercício na avaliação dos pacientes após reparo da coarctação da aorta permanecerá pouco claro até que se defina o que representa uma coarctação da aorta, importante, persistente ou recorrente, e quais são as indicações para a reoperação ou dilatação por balão. Entretanto, os seguintes pontos, provavelmente, estão corretos:

1. A presença de uma resposta normal da pressão arterial sistólica da extremidade superior ao esforço em um paciente com pouco, ou nenhum, gradiente de pressão arterial braço/perna em repouso é coerente com um quadro de coarctação da aorta adequadamente corrigido.
2. A hipertensão sistólica induzida pelo esforço pode ocorrer na ausência de coarctação da aorta significativa, persistente ou recorrente.
3. A coarctação da aorta significativa, persistente ou recorrente pode estar presente apesar de a pressão arterial da extremidade superior em repouso estar normal.
4. O gradiente da pressão arterial braço/perna após o esforço deve ser interpretado com cuidado em função das variações na taxa de diminuição na pressão arterial depois dos exercícios e das dificuldades técnicas em medir a pressão arterial na perna.

ATRESIA PULMONAR COM DEFEITO DO SEPTO VENTRICULAR

Os pacientes com atresia pulmonar e defeito do septo ventricular (DSV) não operados ou submetidos somente a uma anastomose portossistêmica apresentam força aeróbica reduzida, hipoxemia em repouso que é maior com o exercício e $V_E/\dot{V}o_2$ aumentado em repouso e durante o exercício. A presença de um grande *shunt* da direita para a esquerda que se torna maior ainda com o exercício é o principal determinante dessa resposta anormal ao exercício. Os pacientes que tiveram aumento do fluxo sanguíneo pulmonar depois da inserção de um conduto do ventrículo para a artéria pulmonar direita (também chamado de procedimento de primeiro estágio) apresentam melhora significativa da tolerância ao exercício e da hipoxemia, apesar de o DSV permanecer aberto. Após reparo completo, a tolerância ao esforço não mostra grandes mudanças, comparado às da correção de primeiro estágio, mas a hipoxemia fica essencialmente eliminada quando se normaliza a resposta ventilatória ao exercício.

VENTRÍCULO ÚNICO

A resposta cardiorrespiratória ao exercício em pacientes com formas não-corrigidas de ventrículo funcional único é típica das formas cianóticas de doença cardíaca congênita. A força aeróbica máxima se mostra reduzida, a hipoxemia em repouso é mais evidente com o exercício, e a ventilação é excessiva em relação ao $\dot{V}o_2$.

Depois da operação modificada de Fontan, a força aeróbica máxima aumenta, mas permanece subnormal. A resposta ventilatória ao exercício se aproxima, porém não se torna completamente normal, e a hipoxemia é virtualmente eliminada, mas a saturação de O_2 no sangue arterial sistêmico em repouso melhora, porém permanece, significativamente, inferior ao normal. A hipoxemia persistente leve depois da operação de Fontan se deve, muito provavelmente, à não-combinação persistente entre perfusão e ventilação pulmonar. Haverá uma fonte adicional de hipoxemia sistêmica leve se houver drenagem do orifício do seio coronário para o interior do átrio venoso pulmonar. Depois da operação de Fontan, a resposta do débito cardíaco ao esforço é subnormal, em virtude tanto da freqüência cardíaca subnormal como das respostas do volume sistólico ao esforço, também subnormais. O volume de ejeção anormal resulta da função ventricular sistêmica reduzida na ausência de um ventrículo subpulmonar.

PEITO ESCAVADO

Muito tem sido escrito sobre os efeitos do peito escavado sobre a função cardíaca e as respostas cardiorrespiratórias ao exercício. Infelizmente, a maioria das observações em que as conclusões se basearam foram em estudos não controlados. Essas conclusões potencialmente equivocadas incluem: resposta anormal do volume de ejeção ao esforço e aumento da capacidade aeróbica máxima depois da correção do peito escavado. Entretanto, Wynn *et al.*, em um estudo bem controlado, demonstraram que esse aumento não foi significativo depois da correção, e que a resposta do volume de ejeção ao esforço era normal. Os pacientes com esse quadro de peito escavado podem ter capacidade aeróbica abaixo do normal e desenvolver a sensação de falta de ar antes dos demais, quando submetidos a esforço intenso, porque sua capacidade pulmonar total fica reduzida. Não há dados sugerindo que a correção de peito escavado durante a adolescência aumente a capacidade pulmonar total.

BIBLIOGRAFIA

Andersen K, Seliger B, Rutenfranz J, *et al.* Physical performance capacity of children in Norway. II: Heart rate and oxygen pulse in submaximal and maximal exercises: Population parameters in a rural community. *Eur J Appl Physiol.* 1974;33:197-206.

Asmussen E. Growth in muscular strength and power. In: Rarick L, ed. *Physical activity, human growth, and development.* New York: Academic Press; 1973.

Asmussen E, Heebll-Nielsen KA. Dimensional analysis of physical performance and growth in boys. *J Appl Physiol.* 1955;7:593-603.

Astrand PO, Rodahl K. *Textbook of work physiology: Physiological basis of exercise.* New York: McGraw-Hill; 1977:450.

Balke J, Ware R. An experimental study of "physical fitness" of air force personnel. *US Armed Forces Med J.* 1959;10:675-688.

Barber G, Danielson G, Puga F, *et al.* Pulmonary atresia with ventricular septal defect: Preoperative and postoperative responses to exercise. *J Am Coll Cardiol.* 1986;7:630-638.

Bar-Or O. *Pediatrics sports medicine for the practitioner: From physiologic principles to clinical applications.* New York: Springer-Verlag; 1983.

Bar-Or O, Shephard R, Allen C. Cardiac output of 10- to 13-year-old boys and girls during submaximal exercise. *J Appl Physiol.* 1971;30:219-223.

Bar-Or O, Zwiren L, Ruskin H. Anthropometric and developmental measurements of 11- to 12-year-old boys as predictors of performance two years later. *Acta Pediatr Belgium*. 1974;28(Suppl):214-220.

Bruce R. Exercise testing in patients with coronary artery disease. *Ann Clin Res.* 1971;3:323-332.

Burmeister W, Rutenfranz J, Stresny W, *et al.* Body cell mass and physical performance capacity (W170) of school children. *Int Z Angew Physiol Einschl Arbeits- physiol.* 1972;31:61-70.

Davies C, Barnes C, Godfrey S. Body composition in maximal exercise performance in children. *Hum Biol.* 1972;44:195-214.

Driscoll D. Exercise rehabilitation programs for children with congenital heart disease: A note of caution. *Pediatr Exerc Sci.* 1990;2:191-196.

Driscoll D. Diagnostic use of exercise testing in pediatric cardiology: The noninvasive approach. In: Bar-Or O, ed. *Advances in pediatric sport sciences*. Champaign, IL: Human Kinetics; 1989:223-251.

Driscoll D, Danielson G, Puga F, *et al.* Exercise tolerance and cardiorespiratory response to exercise after the Fontan operation for tricuspid atresia or functional single ventricle. *J Am Coll Cardiol.* 1986;7:1087-1094.

Driscoll D, Heise C, Staats B. Techniques and goals of pediatric exercise testing. *CVP J Cardiovasc Pulm Tech.* 1983;11:13-23.

Driscoll D, Staats B, Beck K. Measurement of cardiac output in children during exercise: A review. *Pediatr Exerc Sci.* 1989;1:102-115.

Driscoll D, Staats B, Heise C, *et al.* Functional single ventricle: Cardiorespiratory response to exercise. *J Am Coll Cardiol.* 1984;4:337-342.

Driscoll D, Wolfe R, Gersony W, *et al.* Cardiorespiratory responses to exercise of patients with valvar aortic stenosis, pulmonary stenosis, and ventricular septal defect: Report of the Second Natural History Study of Congenital Heart. *Defects Circ.* 1993;87:I-102-I-113.

Fixler D, Laird W, Browne R, *et al.* Response of hypertensive adolescents to dynamic and isometric exercise stress. *Pediatrics.* 1979;64:579-583.

Freed M, Rocchini A, Rosenthal A, *et al.* Exercise-induced hypertension after surgical repair of coarctation of the aorta. *Am J Cardiol.* 1979;43:253-258.

Godfrey S. *Exercise testing in children*. London: WB Saunders; 1974.

James F, Kaplan S, Glueck C, *et al.* Responses of normal children and young adults to controlled bicycle exercise. *Circulation.* 1980;61:902-912.

Jones N, Cambell E. *Clinical exercise testing*, 2nd ed. Philadelphia, PA: WB Saunders; 1982.

MacDougall J, Tuxon D, Sale D, *et al.* Arterial blood pressure response to heavy resistance exercise. *J Appl Physiol.* 1985;58:785-790.

Markel H, Rocchini A, Beekman R, *et al.* Exercise-induced hypertension after repair of coarctation of the aorta: Arm versus leg exercise. *J Am Coll Cardiol.* 1986;8:165-171.

Rasmussen P, Staats B, Driscoll D, *et al.* Comparison of direct and indirect blood pressure during exercise. *Chest.* 1985;87:743-748.

Reybrouck T. The use of the anaerobic threshold in pediatric exercise testing. In: Bar-Or O, ed. *Advances in pediatric sports sciences*, Vol. 3. Champaign, IL: Human Kinetics; 1989.

Reybrouck T, Weymans M, Stijns H, *et al.* Ventilatory anaerobic threshold in healthy children: Age and sex differences. *Eur J Appl Physiol.* 1985;54:278-284.

Riopel D, Taylor A, Hohn A. Blood pressure, heart rate, pressure rate product, and electrocardiographic changes in healthy children during treadmill exercise. *Am J Cardiol.* 1979;44:697-704.

Triebwasser J, Johnson R, Burpo R, *et al.* Noninvasive determination of cardiac output by a modified acetylene rebreathing procedure utilizing mass spectrometer measurements. *Aviat Space Environ Med.* 1977;48:203-209.
Strong W, Miller M, Striplin M, *et al.* Blood pressure response to isometric and dynamic exercise in healthy black children. *Am J Dis Child.* 1978;132:587-591.
Wilmore J, Sigerseth PO. Physical work capacity of young girls 7 to 13 years of age. *J Appl Physiol.* 1967;22:923-928.
Wynn S, Driscoll D, Ostrom N, *et al.* Exercise cardiorespiratory function in adolescents with pectus excavatum: Observations before and after operation. *J Thorac Cardiovasc Surg.* 1990;99:41-47.
Yoshizawa S, Ishizaki T, Honda H. Physical fitness of children aged 5 and 6 years. *J Hum Ergot (Tokyo).* 1977;6:311-314.
Zellers T, Driscoll D, Mottram C, *et al.* Exercise tolerance and cardiorespiratory response to exercise before and after the Fontan operation. *Mayo Clin Proc.* 1989;64:1489-1497.

Partes do texto já foram publicadas anteriormente e são aqui reproduzidas com a autorização do editor:
Driscoll DJ. Exercise testing. In: Emmanoulides G. Riemenschneider T. Allen H. *et al.* eds. *Moss and Adams' heart disease in infants, children and adolescents.* 5th ed. Baltimore. MD: Lippincott Williams & Wilkins: 1995.
Driscoll DJ. Exercise testing. In: Allen H. Gutgesell H. Clark E. *et al.* eds. *Moss and Adams' heart disease in infants, children and adolescents.* 6th ed. Baltimore. MD: Lippincott Williams & Wilkins: 2000.

CAPÍTULO 5

Sopros Inocentes

"É preciso saber o que é normal antes de se saber o que é anormal."

A maioria das crianças, em um dado momento, terá um sopro cardíaco. Entretanto, apenas algumas delas terão uma doença cardíaca. A função do médico é determinar se o sopro é o resultado de uma anomalia cardíaca ou se representa o que se conhece como sopro inocente ou funcional.

Embora o sopro inocente não seja um obstáculo para praticar esportes ou fazer exercícios, um sopro de natureza patológica pode impor restrições às atividades físicas da criança. Em vista das considerações de segurança e da importância do exercício e da aptidão, é crucial que todas as dúvidas sobre a natureza de um sopro sejam esclarecidas.

Sopros inocentes ocorrem em todas as faixas etárias sem a presença de uma doença cardíaca estrutural. Sua natureza e intensidade dependem das condições ambientais e do estado do paciente. Por exemplo, condições que aumentam o débito cardíaco, como febre, ansiedade e esforço, tornarão um sopro inocente mais alto. A habilidade do examinador em ouvir um sopro depende da presença de ruídos externos que o distraiam, da cooperação do paciente, da acuidade auditiva do examinador, da qualidade do estetoscópio e da espessura da parede do tórax do paciente.

O diagnóstico de um sopro inocente não se faz por exclusão, mas sim, com base em descobertas físicas que indicam que aquele sopro específico é do tipo inocente ou funcional. Existem 5 sopros inocentes relacionados a recém-nascidos e crianças pequenas: (i) sopro do fluxo pulmonar, (ii) sopro de Still, (iii) zumbido venoso, (iv) ruído da carótida e (v) estenose fisiológica do ramo pulmonar do recém-nascido (veja Figs. 5.1 e 5.2). Em geral, todos esses sopros ficam entre 1 e 2 de uma escala de intensidade de 6 graus, e todos são característicos dos sons cardíacos normais (primeiro e segundo), das pulsações periféricas e dos impulsos precordiais.

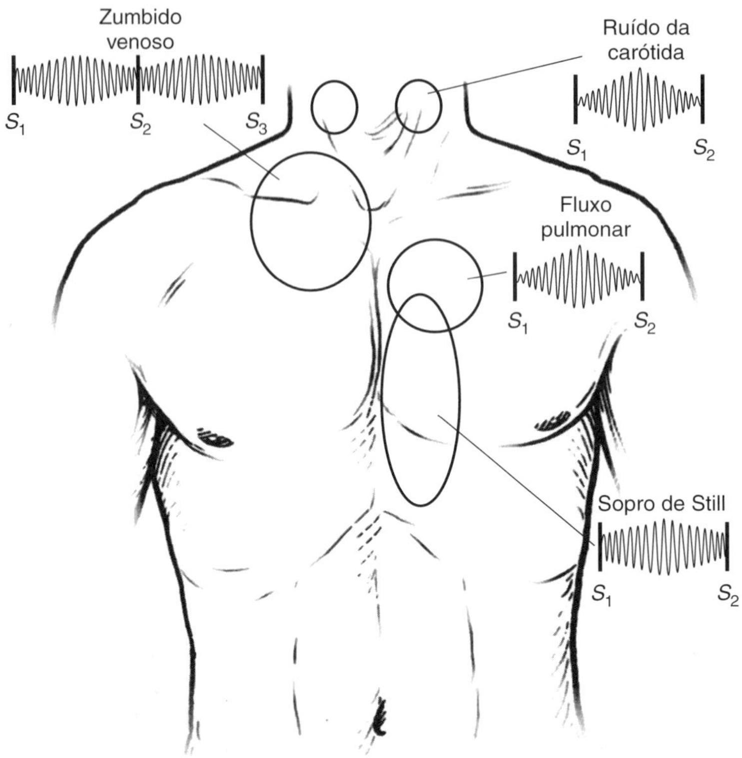

FIGURA 5.1 Localização e caracterização de 4 dos 5 sopros inocentes da infância.

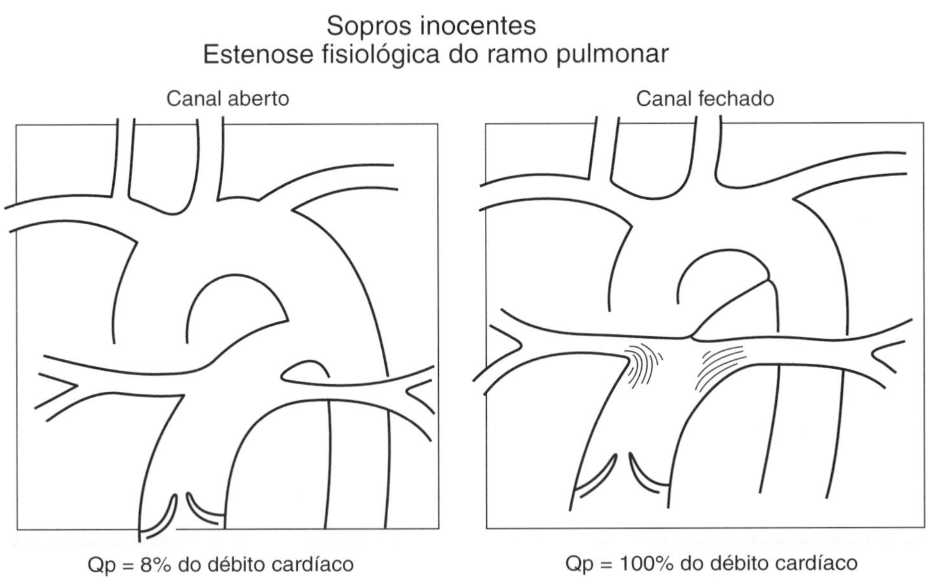

FIGURA 5.2 Ilustração da base fisiológica da estenose do ramo pulmonar de um recém-nascido. O sopro é similar ao sopro inocente do fluxo pulmonar e pode ser mais bem percebido na borda superior esquerda do esterno, podendo também ser ouvido com nitidez nas axilas e nas costas.

SOPRO DO FLUXO PULMONAR

O sopro do fluxo pulmonar resulta do fluxo sanguíneo turbulento passando por uma válvula pulmonar anatomicamente normal. Esse é, provavelmente, o sopro inocente mais comum na infância e presente, com mais freqüência, em crianças e adolescentes do que em adultos, pelo fato de o fluxo sanguíneo ser relativamente mais rápido, e as paredes do tórax serem mais finas nos pacientes jovens. Mulheres grávidas freqüentemente terão sopro do fluxo pulmonar devido à circulação relativamente hipercinética e ao aumento do volume do plasma durante a gravidez.

Um sopro inocente de fluxo pulmonar é mais bem percebido na borda superior medial e esquerda do esterno. É um som de freqüência média em crescendo-decrescendo que ocorre durante a sístole. O sopro é mais alto com o paciente em posição supina que ereto. O segundo som cardíaco normal distingue um sopro inocente de fluxo pulmonar daquele de um defeito do septo atrial, em que esse segundo som cardíaco, durante o ciclo respiratório, se mostra amplamente dividido e relativamente fixo. O "impulso ventricular direito" palpado na borda inferior esquerda do esterno ou área subxifóide é normal.

SOPRO DE STILL

O sopro de Still é muito comum em crianças e adolescentes e pode ser ouvido em alguns lactentes. Ele foi descrito por George Still no início dos anos 1900 e se pensou que se originasse de uma vibração das cordas tendinosas da válvula mitral. Outra teoria afirmava que o sopro era o resultado de uma vibração de um falso tendão ventricular esquerdo, o qual é similar a um cordão tendinoso, porém ligado às paredes opostas do ventrículo esquerdo em vez de a valva mitral. Hoje já se sabe que o sopro de Still resulta de uma turbulência de sangue, sendo ejetado a partir do ventrículo esquerdo.

A qualidade agradável do sopro de Still foi vinculada ao som baixo de um violino sendo dedilhado e pode, ocasionalmente, subir para um som de terceiro grau. O sopro é baixo até a freqüência média em crescendo-decrescendo e é bem localizado na borda inferior e medial-esquerda do esterno, sendo mais alto na posição supina. Ele ocorre somente em sístole e é um som muito agradável.

ZUMBIDO VENOSO

Esse sopro resulta de um fluxo turbulento do retorno venoso sistêmico nas veias jugulares e na veia cava superior. Ele é mais bem ouvido na base do pescoço ou nas áreas infra ou supraclaviculares. É mais proeminente no lado direito que no esquerdo e (para ser ouvido) depende da posição da cabeça e do pescoço. Uma mudança na posição da cabeça do paciente pode revelar ou erradicar um zumbido venoso. A compressão digital do sistema venoso jugular também obliterará o sopro. O zumbido venoso desaparece na posição supina graças à influência da gravidade, que altera o fluxo sanguíneo da cabeça ao coração; provavelmente a velocidade do fluxo e, conseqüentemente, a turbulência ficam reduzidas. Com essas manobras um zumbido venoso inocente pode ser diferenciado do sopro de uma persistência do canal arterial ou de uma malformação arteriovenosa.

O zumbido venoso pode ocorrer somente na sístole ou na sístole e na diástole. Esse sopro de alta freqüência é mais bem percebido com o diafragma do estetoscópio, e seu som é semelhante ao da brisa, soprando entre as árvores.

RUÍDO DA CARÓTIDA

Nas crianças e nos adolescentes os ruídos da carótida são muito comuns. Para se familiarizarem com esse sopro inocente e para que não lhe seja atribuída uma importância que de fato ele não tem, os médicos devem auscultá-lo rotineiramente sobre as artérias carótidas. O ruído da carótida resulta da turbulência gerada pelo sangue que sai do arco aórtico de calibre relativamente grande e entra nas artérias carótidas e braquiocefálicas de calibre relativamente menor. Ele pode ser mais bem percebido sobre as artérias carótidas e se irradia para a cabeça. O ruído inocente da carótida ocorre somente durante a sístole e é um sopro em crescendo-decrescendo. O volume do pulso da carótida, bem como dos outros pulsos periféricos, é normal.

É necessário que se diferencie esse ruído daquele associado à irradiação do sopro da estenose aórtica. Como regra, se houver estenose aórtica, o sopro precordial será mais alto que o ruído que resulta da irradiação do sopro precordial para as artérias carótidas. Em contrapartida, um ruído inocente da carótida deve ser mais alto que os sopros precordiais que possam estar presentes. Na presença desse ruído não serão percebidos outros aspectos da estenose aórtica, como o impulso apical proeminente e o clique da ejeção aórtica.

É importante que não se confunda um ruído inocente da carótida com o sopro resultante da malformação arteriovenosa intracraniana.

ESTENOSE FISIOLÓGICA DO RAMO PULMONAR

A estenose fisiológica do ramo pulmonar é percebida em lactentes com menos de 2 a 3 meses e resulta da turbulência do sangue ao penetrar nas artérias pulmonares direita e esquerda. *In utero,* aproximadamente 92% do sangue que entra na artéria pulmonar principal saiem através da persistência do canal arterial, e somente 8% penetram nas artérias do ramo pulmonar. Conseqüentemente, no nascimento, as artérias pulmonares esquerda e direita são relativamente pequenas. Com o nascimento, a expansão dos pulmões e o fechamento do canal arterial, todo o débito ventricular direito penetra nas artérias do ramo pulmonar. A turbulência ocorre conforme o sangue passa da artéria pulmonar principal de calibre relativamente grande para as artérias de calibre menor do ramo pulmonar.

O sopro da estenose fisiológica do ramo pulmonar é mais bem percebido na borda superior esquerda do esterno, na axila e nas costas, sendo um sopro sistólico em crescendo-decrescendo, mas podendo ser contínuo em casos raros. O sopro desaparece aos 2 a 3 meses graças ao crescimento das artérias do ramo pulmonar. Caso persista além dos 3 meses, esse sopro não é inocente e pode ser originário do quadro de estenose patológica do ramo pulmonar.

AVALIAÇÃO DOS SOPROS INOCENTES

Os estudos mostraram que o cardiologista pediátrico com muita experiência pode determinar a presença de um sopro cardíaco inocente por meio de exame físico e anamnese criteriosos, sem o auxílio do eletrocardiograma (ECG), de radiografia de tórax ou de ecocardiograma. No entanto a melhor maneira de se determinar a natureza de um sopro por um cardiologista pediátrico sem experiência ou por outro profissional que não seja um cardiologista ainda não está definitivamente estabelecida. Em termos de custo-benefício, o encaminhamento da criança a uma consulta com um cardiologista pediátrico é mais recomendado que o encaminhamento a um clínico geral ou a um pediatra com o pedido de um ecocardiograma.

Em geral, se o sopro de um paciente assintomático for (i) de segundo grau ou menos, (ii) ocorrer somente em sístole, (iii) estiver associado ao segundo som cardíaco normal e (iv) a radiografia de tórax e o ECG forem normais, então, provavelmente, o sopro será inocente ou resultante de um quadro que não representa ameaça à vida e que pode ser reavaliado posteriormente (ou seja, dentro de 6 a 12 meses). Embora alguns investigadores tenham sugerido que o ECG e a radiografia de tórax agregam pouco valor à elaboração de um diagnóstico cardíaco específico, esses recursos podem ser úteis e auxiliares ao médico da atenção primária que for decidir qual paciente precisa de consultas complementares.

O cardiologista pediátrico experiente deve ser consultado na eventualidade de ocorrência de qualquer um dos seguintes eventos: sopro com intensidade superior a 2; sopro diastólico (exceto o zumbido venoso), paciente sintomático, segundo som cardíaco anormal, radiografia de tórax ou ECG anormais, ou simples insegurança do médico examinador com relação à etiologia e à importância do sopro.

Ao se avaliar sopros nos lactentes, uma dose saudável de ceticismo é uma atitude inteligente porque ninguém quer diagnosticar erroneamente um sopro, como sendo inocente, quando ele pode resultar de uma condição cardíaca importante. Uma atitude prudente é manter um limiar baixo para a obtenção de ecocardiograma em lactentes.

É necessário que se enfatize ao paciente e à família que crianças com sopros inocentes não têm doenças cardiovasculares. Esses pacientes não precisam de profilaxia para endocardite e não deverão ser impedidos de praticar atividades atléticas ou outros tipos de exercício.

BIBLIOGRAFIA

Danford DA. Cost-effectiveness of echocardiography for evaluation of children with murmurs. *Echocardiography*. 1995;12(2):153-162.

Danford DA. Effective use of the consultant, laboratory testing, and echocardiography for the pediatric patient with heart murmur. *Pediatr Ann*. 2000;29(8):482-488.

Danford DA, Martin AB, Fletcher SE, *et al*. Echocardiographic yield in children when innocent murmur seems likely but doubts linger. *Pediatr Cardiol*. 2002;23(4):410-414.

Newburger JW, et al. Noninvasive tests in the initial evaluation of heart murmurs in children. *N Engl J Med.* 1983;308(2):61-64.

Rosenthal A. How to distinguish between innocent and pathologic murmurs in childhood. *Pediatr Clin North Am.* 1984;31(6):1229-1240.

Yi M, Kimball T, Tsevat J, *et al.* Evaluation of heart murmurs in children: Cost-effectiveness and practical implications. *J Dev Behav Pediatr.* 2002;141(4):504-511.

Partes do texto já foram publicadas anteriormente e são aqui reproduzidas com a autorização do editor:

Driscoll DJ. Evaluation of cardiac murmurs in children. *Your patient and fitness.* 1991; 3:13-18.

CAPÍTULO 6

Dor Torácica

"O caminho para o Inferno
não está cheio de boas intenções.
O caminho para o Inferno
está cheio de estudos clínicos não-controlados."

Nas crianças e adolescentes a dor abdominal, a dor nas pernas ("dores de crescimento"), a dor de cabeça e a dor no tórax são sintomas comuns. Em um estudo prospectivo, foram avaliadas 43 crianças com dor no tórax que se apresentaram no ambulatório ou no pronto atendimento de um hospital infantil ao longo de um período de 9 semanas. Nesse estudo, a taxa de ocorrência por visita ao hospital foi de 0,288%, e em outro estudo foi de 0,249%. A dor no tórax é responsável por 650.000 consultas médicas por ano, em pacientes com idade entre 10 e 21 anos.

A dor no tórax cria uma angústia considerável entre os pacientes e suas famílias porque eles acreditam que se trata de sinal indicativo de dor no coração. De fato, a maioria dos pacientes descreve a dor como "meu coração dói" em vez de "meu tórax dói". Felizmente, a dor no tórax nesse grupo etário raramente é o resultado de um problema cardíaco. Parte do tratamento implica em garantir a natureza benigna da dor na parede torácica tanto ao (ou à) paciente como à família. Isso, porém, só pode ser feito depois de uma história cuidadosa e exame físico minucioso.

A idade média de crianças e adolescentes que reclamam de dor no tórax é de 9 a 14 anos, mas essa queixa pode ocorrer também em crianças menores, de até 4 anos. A dor no tórax é discretamente mais comum nos homens que nas mulheres.

A freqüência relativa e os tipos de dor no tórax, relatados por vários investigadores, estão resumidos na Tabela 6.1. As origens mais comuns de dor no tórax, em crianças e adolescentes, são as estruturas musculoesqueléticas da caixa torácica e da parede do tórax, nas quais podem ser descritos vários tipos específicos de dor.

TABELA 6.1 Distribuição Percentual das Causas da Dor no Tórax em Crianças e Adolescentes

Estudo[a]	A	B	C	D	E	F	G
Causa idiopática	–	13	46	55	28	–	21
Distúrbio musculoesquelético	–	16	13	–	15	45	15
Costocondrite	–	9	16	2	10	23	9
Asma	64	12	–	3	4	–	7
Causa psicogênica	–	9	–	–	–	–	9
Trauma	–	7	3	–	4	–	5
Distúrbio respiratório	–	11	–	–	6	12,5	10
Pneumonia	–	6	–	–	2	–	4
Hiperventilação	–	–	23	–	–	–	–
Doença cardíaca	–	4	–	6	–	–	4
Prolapso mitral	–	–	1	–	–	–	–
Arritmia	–	–	–	–	3	–	–
Doença GI	–	3	3	2	7	–	4
Doença das células falciformes	–	3	–	–	–	–	2
Doença relacionada à mama	–	–	6	–	–	–	–
Causa funcional	–	–	–	–	17	–	–
Diversos	–	6	2	31	4	10	9

[a]Resumo de Referências Selecionadas.
GI, gastrointestinal.

COSTOCONDRITE

A costocondrite envolve 2 a 4 articulações costocondrais ou costoesternais e é, geralmente, unilateral. Mais comumente ocorre nas articulações superiores. A dor, geralmente descrita como aguda, persiste de vários segundos a vários minutos e é exacerbada pela respiração profunda. As articulações não se mostram inflamadas nem edemaciadas e, quando pressionadas, podem reproduzir a dor.

SÍNDROME DE TIETZE

A síndrome de Tietze é bastante rara em crianças. Trata-se da inflamação de uma articulação costocondral e se caracteriza pelo calor, edema e sensibilidade da área envolvida.

DOR NÃO ESPECÍFICA DA PAREDE TORÁCICA (DOR IDIOPÁTICA DO TÓRAX)

Em crianças e adolescentes, a dor não específica da parede do tórax pode ser o tipo mais comum de dor torácica. Em geral, ela é descrita como aguda e, quando solicitado a indicar o local da dor, o paciente geralmente indicará o centro do tórax ou a área abaixo do mamilo esquerdo. A dor persiste de vários segundos a vários minutos e é exacerbada pela respiração profunda. Algumas vezes, se a caixa torácica ou o esterno forem pressionados suavemente, será possível reproduzir a dor. Freqüentemente a dor não pode ser reproduzida palpando-se e pressionando-se as diversas estruturas do tórax. As articulações costocondrais e costoesternais não são sensíveis.

SÍNDROME DA DIFICULDADE PRECORDIAL

A síndrome da dificuldade precordial, cuja causa é desconhecida, consiste em dor breve (vários segundos) e aguda na região abaixo do mamilo esquerdo ou na borda esquerda inferior do esterno. Freqüentemente é pleurítica e pode ser acentuada se o paciente se curvar para frente, além de forçar o paciente a respirar superficialmente.

SÍNDROME DA COSTELA DESLIZANTE

A síndrome da costela deslizante é bastante rara e produz dor intensa. Geralmente envolve a oitava, nona e décima costelas que não estão presas diretamente ao esterno, mas sim entre si. Foi postulada a hipótese de que um trauma torácico resulte na interrupção da conexão dessas costelas entre si, razão pela qual o movimento produz a dor. A "manobra do gancho" positiva é caractéristica desse problema. Essa manobra é realizada pelo examinador colocando os dedos sob a margem inferior da costela e puxando-a anteriormente, o que reproduzirá a dor e também o som de um clique.

SÍNDROME DE HIPERSENSIBILIDADE DO XIFÓIDE

A síndrome de hipersensibilidade do xifóide é rara em crianças. O quadro é facilmente diagnosticado, aplicando-se pressão digital sobre o processo xifóide, o qual reproduz a dor.

TRAUMA E ESFORÇO (TENSÃO) MUSCULAR

Obviamente, qualquer lesão no tórax pode gerar dor na parede torácica. Em geral, a dor pode ser reproduzida palpando-se o tórax.

Naturalmente, deve-se estar ciente de que um trauma significativo pode gerar contusão no miocárdio e, possivelmente, um hemopericárdio, ambos provocando dor no tórax.

DOENÇA DAS CÉLULAS FALCIFORMES

As crises dessa doença podem provocar dor nos ossos da parede torácica. Além disso, nesse quadro a dor no tórax pode ter origens cardíaca e pulmonar.

CAUSAS MAIS RARAS DA DOR NO TÓRAX

Embora nas crianças e adolescentes a dor na parede torácica seja a causa mais comum da dor torácica, existe uma longa lista de outras causas mais raras da dor no tórax, entre as quais:

ASMA

Um grupo de investigadores relatou que evidência laboratorial da asma foi identificada em 73% das crianças avaliadas por causa de dor no tórax. Certamente, o quadro de asma ou a asma induzida por exercícios podem estar associados à dor no tórax, mas de acordo com a experiência da maioria dos médicos, a asma não representa a causa da dor no tórax em uma grande porcentagem de pacientes. Entretanto, a doença reativa das vias aéreas deve ser considerada em pacientes com dor no tórax, especialmente se houver história de asma, eczema, falta de ar durante o exercício, dor no tórax associada ao exercício, tosse ao esforço, roncos e sibilos ou história familiar de asma.

INFECÇÃO

Existem vários processos infecciosos que podem estar associados à dor no tórax. Pneumonites e bronquites de todos os tipos podem provocar dor no tórax. O herpes zoster pode provocar dor no tórax e, freqüentemente, a dor pode ocorrer antes do aparecimento da erupção cutânea típica. A pleurodinia é uma causa bem conhecida de dor no tórax.

PERICARDITE

A pericardite provoca dor no tórax. Em geral, a dor associada à pericardite é mais grave que as formas benignas de dor na parede torácica, geralmente aumenta quando o paciente permanece deitado e diminui quando ele se inclina para frente. A pericardite está associada a descobertas eletrocardiográficas típicas de elevação generalizada do segmento ST.

DOENÇAS GASTROINTESTINAIS

O refluxo gastroesofágico e a esofagite podem provocar dor no tórax. Na maioria dos estudos, esses quadros representam uma pequena porcentagem da dor no tórax em crianças e adolescentes. É possível que, se buscássemos com mais empenho as causas gastrointestinais para a dor no tórax, o diagnóstico fosse feito com maior freqüência.

PNEUMOTÓRAX

O quadro de pneumotórax é raro em pacientes com dor no tórax. Entretanto, esse quadro é sempre associado à dor no tórax. Um pneumotórax pequeno pode ser difícil de se detectar por exame clínico. O surgimento repentino de dor intensa no tórax deve alertar o clínico para esse diagnóstico. A síndrome de Marfan está associada ao pneumotórax espontâneo e deverá ser considerada no diagnóstico diferencial do mesmo.

CAUSAS CARDÍACAS DA DOR NO TÓRAX

Em uma população de crianças e adolescentes com dor no tórax, a proporção daqueles cuja dor tem origem cardíaca será muito pequena. Entretanto, há várias condições cardíacas que podem estar associadas à dor no tórax, a saber: cardiomiopatia hipertrófica, estenose aórtica, pericardite, arritmias, insuficiência coronariana e prolapso da valva mitral. Nas crianças, as causas da insuficiência coronariana incluem a síndrome de Kawasaki, a síndrome de William, origem anômala das artérias coronárias e as fístulas arteriovenosas coronarianas e fístula coronariocavitária.

Mesmo em uma população com essas condições, a dor no tórax é um sintoma raro. É importante identificar os pacientes em alto risco para essas condições por meio de informações da história clínica e da identificação das características da dor para que possam ser tomadas as medidas adequadas para o diagnóstico e a terapia.

AVALIAÇÃO MÉDICA

A avaliação da dor no tórax exige história completa e exame físico minucioso. A história familiar deverá ser explorada para formas prematuras de doenças cardíacas ou pulmonares e casos de morte prematura. Além disso, pode ser útil saber se outros membros da família têm dor no tórax, como os pais ou avós, sofrendo de angina. Isso pode intensificar as considerações sobre dor no tórax em uma criança. Na maioria dos casos, a etiologia da dor será conhecida depois do exame clínico e da avaliação da história. A maioria dos pacientes não terá problemas médicos subjacentes graves, mas tanto os pacientes como seus familiares podem pensar o contrário.

Um exame físico minucioso e uma avaliação criteriosa da história são importantes para garantir ao paciente e à família que a dor no tórax não é um problema grave. Como parte do exame, é importante a palpação das articulações costocondrais e de outras áreas do tórax para identificar a sensibilidade. Como já demonstrado por vários investigadores, na maioria dos casos são necessários, apenas, o exame físico e a avaliação da história, e os testes adicionais não são particularmente úteis.

São muito poucos os pacientes que, de fato, têm angina. Se a história de angina vier à tona, a verificação apropriada será necessária. A história de dor no tórax associada a um quadro de tontura ou pré-síncope deverá aumentar a suspeita de uma causa subjacente potencialmente grave da dor no tórax, como, por exemplo, estenose aórtica, cardiomiopatia hipertrófica e origem anômala da artéria coronária esquerda ou direita a partir do seio de Valsalva errado. Nesses casos, é necessário conduzir às investigações adequadas.

TRATAMENTO

O tratamento específico da dor no tórax dependerá, naturalmente, da causa subjacente da dor. Para a maioria dos pacientes com dor no tórax gerada por causas musculoesqueléticas, como a costocondrite, a dor não específica da parede torácica e a síndrome da dificuldade precordial, uma explicação da causa da dor e de sua natureza benigna é suficiente para tranqüilizar o paciente e a família. Explicando-se a natureza benigna da dor, é possível aliviar a ansiedade associada a ela, e o paciente tolerará melhor a dor com menos medo. Podem ser receitados analgésicos brandos, mas em geral a dor no tórax é relativamente transitória, e a medicação é geralmente desnecessária.

A asma provocada por esforço pode ser tratada com broncodilatadores inalatórios. Qualquer causa cardíaca, específica da dor no tórax, se houver, deve ser tratada.

RESULTADO

Dois estudos foram realizados sobre o resultado da dor torácica em crianças. Um estudo relatou o acompanhamento de 149 pacientes e evidenciou que o diagnóstico inicial foi modificado em 34%. Freqüentemente, uma mudança no diagnóstico indicou causa não orgânica da dor no tórax. Uma causa orgânica nova foi encontrada em somente 12 dos 149 pacientes. Somente uma criança teve um problema cardíaco – prolapso da valva mitral. Três crianças tinham asma. A dor se resolveu em 57% dos pacientes. Quando os pacientes foram questionados entre 4 semanas e 2 anos depois da avaliação inicial da dor no tórax, um investigador identificou que a dor se resolveu em aproximadamente 58% dos pacientes.

BIBLIOGRAFIA

Brown R. Costochondritis in adolescents. *J Adolesc Health Care*. 1981;1:198-201.

Coleman W. Recurrent chest pain in children. *Pediatr Clin North Am*. 1984;31:1007-1026.

Driscoll D, Glicklich L, Gallen W. Chest pain in children: A prospective study. *Pediatrics*. 1976;57:648-651.

Epstein S. Chest Wall Syndrome: A common cause of unexplained cardiac pain. *JAMA*. 1979;241:2793.

Fyfe D, Moodie D. Chest pain in pediatric patients presenting to a cardiac clinic. *Clin Pediatr*. 1984;23:321-324.

Lipkin M, Fulton L, Wolfson E. The syndrome of the hypersensitive xiphoid. *New Eng J Med*. 1955;253:591-597.

Miller A, Texidor T. "Precordial catch," a neglected syndrome of precordial pain. *JAMA*. 1955;159:1364-1365.

Pantell R, Goodman B. Adolescent chest pain: A prospective study. *Pediatrics*. 1983;71:881-887.

Porter G. Slipping Rib Syndrome: An infrequently recognized entity in children: A report of three cases and review of the literature. *Pediatrics*. 1985;76:810-815.

Selbst S. Chest pain in children. *Pediatrics*. 1985;75:1068-1070.

Selbst S, Ruddy R, Clark B. Chest pain in children: Follow-up of patients previously reported. *Clin Pediatr*. 1990;29:374-377.

Selbst S, Ruddy R, Clark B, *et al.* Pediatric chest pain: A prospective study. *Pediatrics*. 1988;82:319-323.

Wiens L, Sabath R, Ewing L, *et al.* Chest pain in otherwise healthy children and adolescents is frequently caused by exercise-induced asthma. *Pediatrics*. 1992;90:350-353.

Partes do texto já foram publicadas anteriormente e são aqui reproduzidas com a autorização do editor:

Driscoll DJ. Chest pain in children. In: Allen H, Gutgesell H, Clark E, *et al.* eds. *Moss and Adams' heart disease infants, children and adolescents*, 6th ed. Baltimore, MD: Lippincott Williams & Wilkins; 2000.

CAPÍTULO 7

Síncope e Morte Súbita

"O júri do legista debruçou-se sobre o cadáver e, como homens sensíveis, proferiram o veredicto incontestável de 'morte súbita.'"
Nathaniel Hawthorne, A Casa das Sete Torres..

SÍNCOPE EM CRIANÇAS E ADOLESCENTES

A síncope identifica o subconjunto de pacientes com maior risco de morte súbita? Certamente, alguns quadros, como: cardiomiopatia hipertrófica, síndrome do intervalo QT longo, síndrome de Brugada, síndrome de Wolff-Parkinson-White (WPW) e hipertensão pulmonar, são conhecidos por estarem associados tanto à síncope como à morte súbita. Entretanto, isto não significa que a síncope, na população em geral, seja um precursor ou um prognóstico de morte súbita.

Cerca de 15% dos adolescentes já desmaiaram pelo menos uma vez. Relatamos que a síncope ocorreu em 90 a 166 de 100 mil mulheres e em 48 a 93 de 100 mil homens, com idade entre 1 e 22 anos, dependendo do período em que os pacientes foram estudados (veja Fig. 7.1). Além disso, nesse estudo a sobrevivência a longo prazo em crianças e adolescentes não foi diferente daquela de uma população na mesma faixa etária. Contudo, um paciente sofreu a síndrome do intervalo QT longo, e outro faleceu repentina e inesperadamente. Os 2 pacientes sofreram síncope durante o exercício. A síncope durante os exercícios pode ser a chave para identificar os pacientes que podem ter causas subjacentes graves.

McHarg *et al.* estudaram 108 crianças com idade entre 2 e 19 anos que haviam sido encaminhadas a um neurologista ou cardiologista pediátrico para serem avaliadas em virtude da síncope. Eles descobriram que 75% dos pacientes tiveram síncope vasovagal, 11% tiveram enxaqueca, 8% tiveram convulsões e 6% tiveram arritmias cardíacas. Dos 6 pacientes com arritmia cardíaca, 2 tiveram a síndrome do intervalo QT longo, um sofreu *flutter* atrial, 2 tiveram taquicardia ventricular (um deles com fibroelastose endocárdica associada) e 1 teve síndrome de WPW. Somente 1 paciente morreu, o que teve taquicardia ventricular. Este não foi um estudo baseado na população e apresentou tendência inerente de verificação.

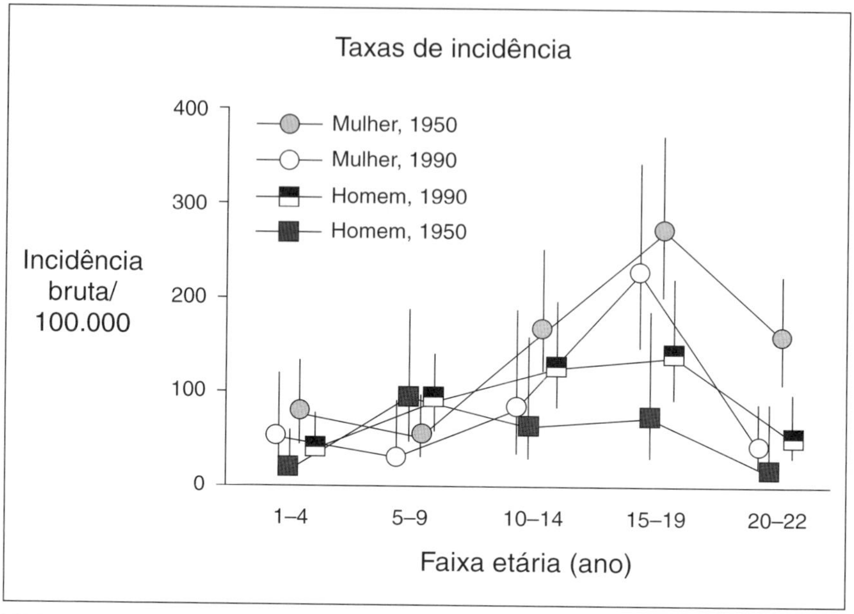

FIGURA 7.1 Taxas de ocorrência da síncope em homens e mulheres. A síncope é mais comum nas meninas que nos meninos.

Embora a síncope seja muito comum em crianças e adolescentes, não parece que a síncope em crianças sadias seja um prognóstico de morte súbita, exceto se a síncope ocorrer durante exercício. Qual seria, então, a avaliação adequada para uma criança ou adolescente sadios que desmaiam? Qual é o papel da ecocardiografia, da eletrocardiografia ou do teste de inclinação ortostática?

A maioria dos episódios de síncope em adolescentes resulta, provavelmente, de um desequilíbrio autonômico "normal" que ocorre neste grupo etário ("desequilíbrio autonômico da adolescência"), sendo mais comum nas meninas. Isto leva a um ajuste menos refinado da taxa cardíaca e da pressão arterial em várias situações como: mudanças posturais, estresses emocionais, hipovolemia relativa e certos estímulos táteis (como escovar ou puxar os cabelos). Esses episódios representam o que McHarg classificou como *vasovagal*, mas que agora são denominados de *síncope vasodepressora ou cardioinibidora.* Embora esses episódios possam ser adicionalmente classificados com base na resposta ao teste de inclinação ortostática, a utilidade clínica dessa classificação ainda deve ser provada.

Ao se obter a história da síncope, é importante ter certeza de que houve verdadeiramente uma síncope e não simplesmente uma tontura relacionada à postura. Os pacientes e seus familiares freqüentemente usam o termo *desmaiar* ou *apagar*, embora o paciente não tenha perdido a consciência.

É importante determinar se a síncope ocorreu durante ou imediatamente depois do exercício. É importante também saber se há história familiar de morte súbita prematura, cardiomiopatia, arritmia, afogamento e/ou mortes relacionadas a acidentes automobilísticos. Pode ser útil saber se o paciente ficou ferido em decorrência de um episódio de síncope. Em geral, não ocorrem lesões durante episódios vasovagais, mas é bem provável que os pacientes fiquem feridos se o episódio ocorrer por problema cardíaco ou neurológico subjacente de certa gravidade. É mais provável que os pacientes se lembrem de não estarem se sentindo bem e que estavam prestes a desmaiar antes de um desmaio vasovagal, ao passo que será menos provável que se lembrem disso, se a causa subjacente do evento for mais grave.

Se o evento de síncope tiver todos as características de um episódio vasovagal, o exame físico é completamente normal (inclusive um amplo exame cardiológico e neurológico) e não há história familiar de morte súbita, então os dados disponíveis são insuficientes para sugerir a necessidade de testes adicionais. Contudo, alguns considerariam prudente realizar um eletrocardiograma (ECG).

Se a síncope não for típica de um episódio vasovagal nem ocorrer durante ou imediatamente depois da prática de exercícios, ou se existir história familiar positiva (veja texto anterior), então, recomenda-se a realização de testes complementares. Os testes específicos dependerão da situação específica e deverão incluir (mas sem estar limitados a): ECG, ecocardiograma, monitoramento de ECG de 24 horas, testes de esforço, medição da glicose no sangue e verificação neurológica apropriada.

Naturalmente, o tratamento vai depender da causa subjacente. Entretanto, não deve haver tratamento exagerado de pacientes que apresentam pré-síncope vasovagal clássica. Esses pacientes são mais bem tratados com uma explicação da causa da síncope e com aumento da ingestão de fluidos e liberação de sal na dieta. Não está claro se os betabloqueadores, mineralocorticóides ou alfa-agonistas são mais eficientes que a liberação da ingestão de fluidos e sal para impedir síncopes adicionais em crianças.

MORTE SÚBITA EM CRIANÇAS E ADOLESCENTES

É possível categorizar a morte súbita em crianças e adolescentes como síndrome da morte súbita em crianças, morte súbita em pacientes com doença cardíaca conhecida e morte súbita em crianças e adolescentes aparentemente saudáveis, excluindo-se a síndrome da morte súbita do lactente. Essa discussão está limitada à morte súbita de crianças com mais de um ano e adolescentes aparentemente sadios (ou seja, excluindo-se a síndrome de morte súbita).

A morte súbita inesperada de crianças e adolescentes aparentemente saudáveis, quando comparada à dos adultos, é relativamente rara. Estudamos pacientes no Condado de Olmsted, Minnesota, com idades variando entre 1 e 22 anos. A morte súbita inesperada ocorreu em 12 deles (2,3%), representando incidência de 1,3 por 100 mil pacientes por ano. Kennedy *et al.* estudaram pacientes no Condado de St. Louis, Missouri e relataram incidência de morte súbita inesperada em crianças com idade entre 1 e 9 anos de 2,5 a 8,5 por 100 mil pacientes por ano, em 1981 e 1982, respectivamente. No caso dos indivíduos com idade entre

10 e 19 anos, as incidências foram de 2,4 e 5,3 para 1981 e 1982, respectivamente. Os investigadores (Neuspiel e Kuller), estudando as mortes súbitas no Condado de Allegheny, Pensilvânia, relataram 207 casos de morte súbita inesperada entre um total de 948 mortes não-traumáticas em pacientes com idade entre 1 e 21 anos, com uma incidência de 4,6 por 100 mil pacientes por ano. A diferença nas taxas de incidência entre esses estudos pode ser atribuída às demografias diferentes das populações estudadas e às diferenças na interpretação da definição de morte súbita inesperada. No primeiro estudo, as mortes por doenças infecciosas identificadas antes do óbito, e que podem estar associadas à morte (p. ex., meningite, epiglotite), não foram incluídas, embora tenham feito parte do segundo estudo. Portanto, a incidência "real" de morte súbita inesperada neste grupo etário é algo em torno de 1,3 a 4,6 por 100 mil pacientes por ano.

Além desses 3 estudos sobre a incidência da morte súbita inesperada, foram conduzidos numerosos estudos que não se basearam nas populações, em cujos estudos foram catalogadas as causas da morte súbita inesperada. Vários desses estudos envolveram mortes súbitas ocorridas no atletismo. As causas comuns de mortes não traumáticas no campo do atletismo estão listadas na Tabela 7.1. Adicionalmente, em uma quantidade significativa de casos, não foi encontrada uma causa aparente para a morte. Deve-se suspeitar de que, nesses casos, uma arritmia pode ter causado o óbito; por exemplo, o paciente pode ter sofrido a síndrome do intervalo QT longo, a síndrome de WPW ou outras arritmias subjacentes potencialmente fatais. Pode não ser possível extrapolar essas descobertas à população em geral. Como esses indivíduos eram atletas, pode-se presumir que, em geral, eles eram saudáveis e também que tivessem sido submetidos a avaliações (clínicas) antes de sua participação (nos eventos esportivos).

PREVENÇÃO DA MORTE SÚBITA – TRIAGEM DOS ATLETAS

Foram elaborados vários relatórios sobre a utilidade da triagem em atletas, com ênfase particular na identificação de distúrbios que poderiam estar associados à morte súbita. Quatro estudos incluíram a triagem por meio do exame ecocardiográfico (Feinstein [1993], Murray [1995], Weidenbener [1995] e Maron [1987]). Um total de 6.684 atletas dos ensinos médio e universitário e atletas olímpicos foi submetido

TABELA 7.1 Causas Comuns de Morte Não-Traumática em Atletas

- Cardiomiopatia hipertrófica
- Origem anômala de uma artéria coronária ou de seus ramos que se originam do seio de Valsalva errado
- Cardiomiopatia dilatada idiopática
- Miocardite
- Doença pulmonar obstrutiva vascular
- Oclusão fibrótica da artéria pulmonar
- Estenose aórtica
- Síndrome de Marfan
- Prolapso da válvula mitral
- Displasia arritmogênica ventricular direita
- Artéria coronária anterior esquerda em túnel
- Aterosclerose
- Hemorragia subaracnóidea

à triagem, tendo sido identificadas as seguintes condições: prolapso da valva mitral (113 casos), válvula aórtica bicúspide (14 casos), pequeno defeito do septo ventricular ou aneurisma (5 casos), septo ventricular esquerdo aumentado ou espessamento da parede (porém, com critérios insuficientes para diagnosticar a cardiomiopatia hipertrófica: 4 casos), dilatação da raiz aórtica (porém com critérios insuficientes para diagnosticar a síndrome de Marfan: 4 casos), e outros quadros (6 casos). Em nenhum desses casos se julgou que a anomalia encontrada pudesse pôr o atleta em risco aumentado de morte súbita.

Recentemente, uma força-tarefa da Associação Americana de Cardiologia elaborou uma declaração sobre a triagem pré-participação dos atletas. Esse painel de peritos concluiu que "a história completa pessoal e familiar e o exame físico elaborado para identificar as lesões cardiovasculares conhecidas por provocarem a morte súbita ou a progressão da doença em atletas jovens são a melhor abordagem prática disponível para a triagem da população de participantes em esportes competitivos, seja qual for a idade. A história cardiovascular deve incluir perguntas-chave elaboradas para determinar: (1) ocorrência anterior de dor e/ou desconforto no tórax devido a um esforço ou a uma síncope ou quase-síncope, bem como a inexplicada, inesperada e excessiva falta de respiração ou fadiga associada ao esforço; (2) identificação anterior de sopro cardíaco ou aumento da pressão arterial sistêmica e (3) história familiar de morte prematura (repentina ou de outra forma), ou incapacidade significativa causada por doença cardiovascular em familiares próximos com menos de 50 anos ou conhecimento específico de ocorrência de certas condições (como: cardiomiopatia hipertrófica, cardiomiopatia dilatada, síndrome do QT longo, síndrome de Marfan ou arritmias clinicamente importantes)". Essa força-tarefa não recomendou a incorporação de ecocardiografia ou teste de estresse no programa de triagem.

TRIAGEM ELETROCARDIOGRÁFICA EM CRIANÇAS

Os estudos sobre a utilidade da triagem eletrocardiográfica de rotina em crianças em idade escolar foram conduzidos no Japão. Aihoshi *et al.* avaliaram 14.227 crianças em idade escolar e encontraram 9 casos de intervalo QT longo. Em outro estudo, foram avaliadas 17.361 crianças em idade escolar e foram identificados 8 casos de hipertrofia ventricular esquerda e 24 casos de síndrome de WPW.

QUESTÕES E RECOMENDAÇÕES SOBRE A TRIAGEM

Quando se considera a triagem para identificar um problema, várias questões devem ser levadas em consideração, incluindo: (i) tamanho da população a ser avaliada; (ii) prevalência do problema; (iii) resultados falsos-positivos; (iv) resultados falsos-negativos; (v) custo e (vi) questões legais.

Nos Estados Unidos, a população com idade entre 1 e 19 anos chega a 77.071.000 crianças e adolescentes. Nessa população, a incidência de morte súbita inesperada está entre 1 e 4 por 100.000 pacientes por ano. Conseqüentemente, pode-se esperar que, a cada ano, ocorram entre 770 e 3.082 mortes súbitas inesperadas em crianças aparentemente saudáveis.

As modalidades potenciais de triagem incluem: história clínica, exame físico, radiografia de tórax, ECG, ECG de esforço, ecocardiograma e, no futuro, talvez, a avaliação genética usando amostras de sangue ou outros tecidos de fácil obtenção.

As condições mais comuns levando à morte súbita nessa população são as cardiomiopatias e as anomalias das artérias coronárias. Nos atletas que morrem repentinamente, essas condições representam aproximadamente 73% das mortes. As arritmias primárias respondem, potencialmente, por 11% das mortes súbitas. Conseqüentemente, para identificar uma cardiomiopatia e anomalias das coronárias a triagem exigirá algum tipo de investigação cardíaca por imagens, como a ecocardiografia. Além disso, a eletrocardiografia será necessária para identificar pacientes com síndrome do intervalo QT longo. Considerando-se que uma ecocardiografia custa U$ 200,00 por exame (uma estimativa conservadora) e que a eletrocardiografia custa U$ 25,00 por exame, o custo de avaliação de todas as crianças nos Estados Unidos uma única vez chegaria a U$ 17.340.975.000,00. Sabendo-se que o fenótipo da cardiomiopatia hipertrófica pode não se manifestar na juventude, é provável que a triagem deva ser repetida. Entretanto, considerando uma única visita de avaliação, o custo seria de U$ 5.626.533,00 a U$ 22.520.746,00 por caso de morte súbita em potencial. Existe também a probabilidade de muitos resultados falsos-positivos e falsos-negativos. E esse valor não inclui o custo emocional, legal e monetário adicional de se lidar com resultados falso-positivos e falso-negativos.

Poder-se-ia considerar uma triagem de rotina com ECG em crianças para se identificar casos potencialmente letais de síndrome do intervalo QT longo e síndrome de WPW. Nos atletas, essas síndromes podem ser responsáveis por 11% dos casos de morte súbita. Com base nos dados de Aihoshi, 0,06% dos pacientes avaliados tinham intervalo QT longo. Os dados de Fukushige sugerem que 0,04% das crianças avaliadas tinham síndrome de WPW (Fukushige JJ, *personal communication*, 1995).

Levando-se todas essas questões em consideração, a abordagem mais prudente para se avaliar uma população aparentemente saudável de crianças e adolescentes deveria incorporar as recomendações da Força-Tarefa da Associação Americana de Cardiologia sobre a Triagem Cardiovascular Pré-participação de Atletas Competitivos dentro da avaliação usual de manutenção da saúde de crianças e adolescentes (veja página 58). Atualmente, nos Estados Unidos, a triagem ecocardiográfica de grandes populações não parece ter uma boa relação custo–benefício nem ser clinicamente sólida. A triagem de rotina com ECG até poderia ser realizada, mas os dados disponíveis são insuficientes para justificá-la neste momento.

BIBLIOGRAFIA

Aihoshi S, Yoshinaga M, Nakamura M, *et al.* Screening for QT prolongation using a new exponential formula. *Jpn Circ J.* 1995;59:185-189.

Driscoll JD, Edwards W. Sudden unexpected death in children and adolescents. *J Am Coll Cardiol.* 1985;5:118B-121B.

Driscoll JD, Jacobsen S, Porter C, *et al.* Syncope in children and adolescents. *J Am Coll Cardiol.* 1997;29:1039-1045.

Feinstein R, Colvin E, Kim O. Echocardiographic screening as part of a preparticipation examination. *Clin J Sports Med.* 1993;3:149-152.

Grubb B. Neurocardiogenic syncope. *N Engl J Med.* 2005;352:1004-1010.

Kennedy H, Whitlock J. Sudden death in young persons–an urban study (Abstract). *J Am Coll Cardiol.* 1984;3:485.

Kennedy H, Whitlock J, Buckingham T. Cardiovascular sudden death in young persons (Abstract). *J Am Coll Cardiol.* 1984;3:485.

Maron B, Bodison S, Wesley Y, *et al.* Results of screening a large group of intercollegiate competitive athletes for cardiovascular disease. *The Amer J Cardiol.* 1987;10:1214-1221.

Maron B, Thompson P, Puffer J, *et al.* Cardiovascular preparticipation screening of competitive athletes. *Circulation.* 1996;94:850-865.

Maron B, Zipes D, Driscoll D, et al. 36th Bethesda conference: Eligibility recommendations for competitive athletes with cardiovascular abnormalities. *J Amer Coll Card.* 2005;45:1313-1377.

McHarg M, Shinnar S, Rascoff H, *et al.* Syncope in childhood. *Pediatr Cardiol.* 1997;18:367-371.

Murray P, Cantwell J, Heath D, *et al.* The role of limited echocardiography in screening athletes. *Am J Cardiol.* 1995;76:849-850.

Neuspiel D, Kuller L. Sudden and unexpected natural death in childhood and adolescence. *JAMA.* 1985;254:1321-1325..

Pelliccia A, Fagard R, Bjornstad H, *et al.* Recommendations for competitive sports participation in athletes with cardiovascular disease: A consensus document from the Study Group of Sports Cardiology of the Working Group at Cardiac Rehabilitation and Exercise Physiology and the Working Group of Myocardial and Pericardial Diseases of the European Society of Cardiology. *Eur Heart J.* 2005;26(14):1422-1445.

Weidenbener E, Krauss M, Waller B, *et al.* Incorporation of screening in echocardiography in the preparticipation exam. *Clin J Sports Med.* 1995;5:86-89.

Partes do texto já foram publicadas anteriormente e são aqui reproduzidas com a autorização do editor:

Driscoll DJ. Syncope sudden death, and sensible screening. In: Quan L, Franklin W, eds. *Ventricular fibrillation: A pediatric problem.* Armonk, NY: Futura Publishing Co; 2000:269-274.

CAPÍTULO 8

Princípios de Hereditariedade e Genética da Doença Cardíaca Congênita

"Escolha uma doença rara e estude-a."

PRINCÍPIOS DE HEREDITARIEDADE DA DOENÇA CARDÍACA CONGÊNITA

HEREDITARIEDADE MULTIFATORIAL

A maioria das formas de doença cardíaca congênita (DCC) tem etiologia multifatorial. Isso significa que o desenvolvimento de uma malformação cardíaca congênita é determinado pela interação de diversos fatores genéticos e ambientais. Embora possa parecer mais um mecanismo vago e impreciso, há vários princípios do modelo multifatorial que se amparam em observações empíricas. Esses princípios são úteis para fins de aconselhamento genético.

No modelo multifatorial, o risco de ocorrência está, em geral, relacionado à freqüência com que os defeitos ocorrem na população em geral. Por exemplo, se considerarmos todas as DCC, a freqüência de sua ocorrência na população geral é de aproximadamente 0,7 para cada 100 nascimentos vivos. Portanto, se nenhum membro da família tiver DCC, o risco de que um casal venha a ter uma criança com DCC é de aproximadamente 0,7%.

O risco de um paciente ter nascido com DCC aumentará se um parente de primeiro grau (um dos pais ou um irmão ou irmã) tiver DCC. O risco é de aproximadamente 2 a 5%, considerando-se o modelo multifatorial de hereditariedade. Se a DCC for relativamente comum, como um defeito do septo ventricular (DSV), o risco de reocorrência de DCC apresentar-se-á no nível mais elevado dessa faixa, ao passo que se tivermos um defeito relativamente incomum como, por exemplo, a atresia da valva tricúspide, o risco estará no nível mais inferior da faixa. Se um parente de primeiro grau tiver DCC, o risco de recorrência da doença dependerá do defeito específico e da existência ou não de predileção para um determinado sexo.

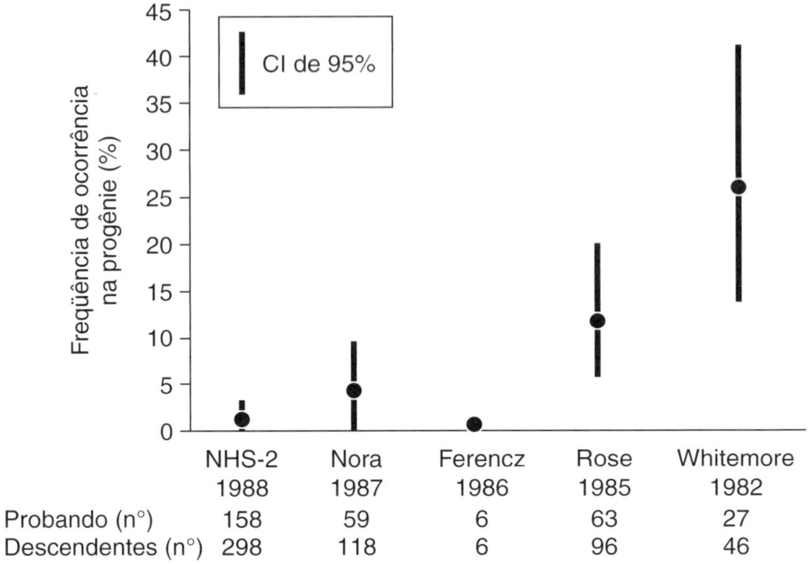

FIGURA 8.1 Comparação dos resultados de vários estudos sobre o risco de recorrência de estenose da válvula aórtica. CI, intervalo de confiança. Veja em: Driscoll D, Michels V, Gersony W, *et al.* Occurrence risk for congenital heart defects in children of patients with aortic stenosis, pulmonary stenosis, or ventricular septal defect: Report of the second natural history study of congenital heart defects. *Circulation.* 1993;87:I114-I120.

Boa parte dos dados sobre o risco de recorrência de uma DCC se baseia nos estudos empíricos de observação e nas diferenças significativas que existem entre os diversos estudos, graças à forma como esses estudos foram conduzidos (veja Fig. 8.1). Por exemplo, um estudo recente sobre o risco de recorrência da estenose aórtica em crianças nascidas de mães com estenose aórtica sugeriu um risco elevado de 26%. Entretanto, esse estudo provavelmente incluiu uma determinação de tendência significativa. Além disso, o diagnóstico de estenose aórtica nas crianças se baseou somente em exames físicos. A preponderância dos estudos, contudo, sugere que o risco de recorrência para estenose aórtica, estenose pulmonar e DSV em crianças com mãe ou pai com um desses defeitos é de aproximadamente 5% (veja Tabela 8.1). No segundo estudo de história natural (NHS-2) havia um mínimo, se houvesse, de determinação de tendência, mas a presença de DCC nas crianças foi determinada com base somente na história, e a taxa de recorrência foi inferior a 5%. Foram conduzidos vários estudos sobre o defeito do septo atrioventricular (DSAV), sugerindo que o risco de recorrência é superior aos 5% observados nos casos de estenose aórtica, estenose pulmonar e DSV.

Teoricamente, se a DCC é mais comum em um dos sexos, do que no outro, o risco de recorrência na criança será maior se o defeito existir no genitor para o qual o risco de incidência é menor. Por exemplo, a estenose aórtica é mais comum em homens do que em mulheres. Presumivelmente, em um modelo mul-

TABELA 8.1 Taxas de Recorrência de Estenose Aórtica, Estenose Pulmonar e Defeito do Septo Ventricular do segundo Estudo da História Natural da Doença Cardíaca Congênita

	Número de Pais	Número de Crianças	Porcentagem de Crianças com Doença Cardíaca Congênita	Limites de Segurança
Estenose aórtica	174	325	1,2	0,34-3,12
Estenose pulmonar	204	387	2,8	1,43-5,03
DSV	353	722	2,9	1,81-4,41

DSV, defeito do septo ventricular.

tifatorial, se a mulher apresentar estenose aórtica, existe uma carga maior de fatores genético-ambientais a provocar esse defeito na mulher e não no homem. Esta "carga genético-ambiental" maior deveria aumentar as chances da recorrência do defeito na criança dessa mãe. Entretanto, os estudos empíricos não confirmam esse fato em todos os casos. Ainda não está perfeitamente esclarecido por que o modelo multifatorial não funciona nessa situação. Provavelmente seria porque o modelo multifatorial não explica todos os casos de estenose aórtica ou, na verdade, nenhuma forma de DCC. Um número considerável de casos pode ser provocado pelo defeito de um único gene, exemplos da hipótese dos 2 eventos de Knudson, um modelo misto de defeitos de genes únicos e multifatoriais ou mutações somáticas do gene. Além disso, não foram estudados os dados sobre os riscos empíricos para todas as categorias de risco de recorrência relacionados ao sexo.

DEFEITO DE UM GENE ÚNICO

Ao longo dos últimos 15 anos, tem sido descoberto um número cada vez maior de defeitos de gene único associados a DCCs isoladas, como a estenose aórtica supravalvular (gene da elastina), defeito do septo atrial (DSA) (genes que codificam os fatores de transcrição TBX5, NKX 2.5 e GATA4, e a proteína estrutural MYH6), cardiomiopatia hipertrófica (mutações em múltiplos genes que codificam as proteínas do sarcômero cardíaco) e a tetralogia de Fallot, bem como defeitos relacionados à JAG, que é alélico à síndrome de Alagille). Se a DCC resultar do defeito de um único gene, os riscos de recorrência refletirão um padrão mendeliano, como o autossômico dominante ou recessivo. É importante reconhecer essas situações porque os riscos de recorrência serão muito maiores que aqueles em que o modelo da hereditariedade é multifatorial. Deve ser levada em consideração a expressão variável e a penetrância incompleta.

Adicionalmente às mutações hereditárias da linha embrionária, as mutações somáticas nos genes relacionados ao desenvolvimento cardíaco foram demonstradas somente no tecido cardíaco, em alguns casos de DCC esporádica.

TABELA 8.2 Critérios de Diagnóstico da Síndrome de Marfan

Caso índice	
Critérios maiores em 2 sistemas orgânicos diferentes e envolvimento de um terceiro sistema	
Presença de mutação e um critério maior e envolvimento de um segundo sistema de órgãos	
Relacionados ao Caso índice	
Um critério maior em história familiar e um critério maior em um sistema orgânico e envolvimento de um segundo sistema orgânico	
Esquelético (presença de pelo menos 4 dos seguintes critérios)	*Sistema esquelético*
Maior	Menor
Pectus carinatum	*Pectus excavatum*
Pectus excavatum exigindo cirurgia	Hipermobilidade articular
Proporção entre o segmento superior e o inferior (aproximadamente < 0,88) ou proporção entre amplitude dos braços e a altura é a de > 1,05	Palato altamente arqueado com agrupamento dos dentes
Sinais do punho e do polegar da escoliose com > 20 graus ou espondilolistese	Facial: Dolicocefalia; Hipoplasia malar; Enoftalmia; Retrognatia; Pálpebras inclinadas para baixo
Extensão reduzida dos cotovelos (< 170 graus)	Fissuras
Deslocamento medial do maléolo medial, provocando *pes planus*	
Protrusio acetabuli de qualquer grau (determinado por radiografia)	
Ocular	*Ocular*
Maior	Menor
Ectopia do cristalino	Córnea plana
	Comprimento axial aumentado do globo (< 23,5 mm)
	Íris hipoplásica ou músculo ciliar hipoplásico provocando miose diminuída
Cardiovascular	*Cardiovascular*
Maior	Menor
Dilatação da aorta ascendente com ou sem regurgitação aórtica e envolvendo, pelo menos, os seios de Valsalva	Prolapso da valva mitral com ou sem regurgitação mitral
Dissecção da aorta ascendente	Dilatação da artéria pulmonar principal na ausência de estenose pulmonar valvular ou periférica em pacientes com menos de 40 anos
	Calcificação do anel mitral em pacientes com menos de 40 anos
	Dilatação ou dissecção da aorta torácica descendente ou abdominal em pacientes com menos de 50 anos

TABELA 8.2 Critérios de Diagnóstico da Síndrome de Marfan *(Cont.)*

Dura	*Pele e tegumento*
Maior	Menor (somente)
Ectasia dural lombossacral por TC ou RM	Estrias atróficas
	Hérnia incisional ou recorrente
Pulmonar	*Pulmonar*
Maior	Menor
Nenhum	Pneumotórax espontâneo
	Cistos apicais (visto na radiografia de tórax)
História familiar/genética	
Ter um dos pais, um filho ou irmãos que atendem a esses critérios de diagnóstico, sejam quais forem	
Presença de mutação em FBN1, conhecida por provocar a síndrome de Marfan	
Presença de um haplótipo ao redor do FBN1, herdado por descendente, conhecido por estar associado ao diagnóstico inequívoco de síndrome de Marfan na família	

TC, tomografia computadorizada; IRM, investigação por imagens de ressonância magnética.
De: De Paepe A, Devereux RB, Dietz HC *et al.* Revised diagnostic for the Marfan Syndrome. *Am J of Med Genet.* 1996;62:417-426.

Síndrome de Marfan

A síndrome de Marfan é uma condição autossômica dominante com expressão variável que resulta da mutação no gene responsável pela codificação da fibrilina-1. Com menos freqüência, essa síndrome resulta da mutação do (TGF-β) (Transforming Growth Factor-β). A doença se caracteriza pela estatura elevada, *pectus excavatum* ou *carinatum*, proporção reduzida entre os segmentos superior e inferior do corpo (aproximadamente inferior a 0,88, conforme a idade), proporção entre a amplitude dos braços e a altura superior a 1,05, dedos longos e finos (aracnodactilia), *pes planus*, articulações flácidas, rosto longo e fino, palato muito arqueado, miopia, cristalinos deslocados, estrias na pele, pneumotórax espontâneo, ectasia dural, prolapso da valva mitral, aneurisma de aorta e dissecção aórtica. Para se fazer o diagnóstico devem ser aplicados critérios clínicos rigorosos (Critérios de Ghent, Tabela 8.2). Embora ensaios para a fibrilina-1 e TGF-β estejam disponíveis, os resultados desses testes devem ser cuidadosamente interpretados, porque os pacientes sem defeitos genéticos identificáveis ainda podem apresentar as características, riscos e complicações da síndrome de Marfan. Além disso, podem ser identificadas variações genéticas de significado clínico incerto. Portanto, a elaboração do diagnóstico clínico continua sendo importante. Os critérios listados na Tabela 8.3 são um guia útil para determinar quem apresenta e quem não apresenta mais probabilidade de ter a síndrome de Marfan.

TABELA 8.3 Diagnóstico Diferencial da Síndrome de Marfan

- Homocistinúria
- Aracnodactilia contratural congênita
- Aneurisma familiar da aorta torácica
- Dissecção familiar da aorta
- Ectopia familiar do cristalino
- *Familial Marfan-like Habitus*
- MASS: **m**iopia, prolapso **m**itral, dilatação leve da **a**orta, pele e **s**istema e**s**quelético (pelo menos 2, preferencialmente 3, critérios)
- Síndrome familiar de prolapso da valva mitral
- Síndrome de Stickler
- Síndrome de Shprintzen-Goldberg
- Síndrome de Soto

As questões cardíacas mais importantes na síndrome de Marfan são: aneurisma de aorta e dissecção aórtica, a insuficiência da valva aórtica e prolapso e insuficiência da valva mitral. Nessa síndrome, as causas que levam à morte são a ruptura de aorta e a dissecção aórtica. Por este motivo, a identificação de pacientes com síndrome de Marfan é importante, para que esses problemas possam ser diagnosticados precocemente e tratados de maneira adequada. Existe evidência comprovada de que o tratamento dos pacientes portadores dessa síndrome com substâncias betabloqueadoras retarda a progressão da dilatação da raiz da aorta e reduz o risco de ruptura e dissecção aórtica. Há um consenso geral de que todos os pacientes com síndrome de Marfan e dilatação da raiz aórtica ou do seio de Valsalva devem ser tratados com beta-bloqueadores a não ser que existam contra-indicações. Parece razoável que em pacientes que não podem ser tratados com betabloqueadores (embora os estudos existentes sejam limitados), outros agentes sejam usados para reduzir a pressão arterial. Entretanto, essa determinação de tratar pacientes com síndrome de Marfan com betabloqueadores dá margem a controvérsias. Como a dilatação da aorta é um processo progressivo, é necessária a investigação anual de toda a aorta por imagens. Em alguns pacientes esse mapeamento poderá ser mais freqüente, já que a síndrome de Marfan não envolve só a aorta ascendente.

Em pacientes adultos, a substituição da raiz aórtica é indicada se o diâmetro dos seios aórticos ou da raiz for maior que 4,5 a 5,5 cm. O tamanho exato dos seios ou da raiz indicando a necessidade de cirurgia imediata dependerá do índice de dilatação da aorta, da história familiar, da presença ou ausência de insuficiência à válvula aórtica associada e das crenças e experiência médico-cirúrgicas locais. O tamanho da aorta que indicará a necessidade imediata de cirurgia em crianças ainda não está claramente definido. Alguns acreditam que se deve usar o tamanho de aorta considerado adequado para a faixa etária do paciente. Outros, citando a Lei de Laplace, argumentam que deveriam ser usadas as medidas absolutas, porque o risco de ruptura deve estar relacionado à tensão da parede, que está relacionado ao raio da aorta e à espessura da parede aórtica. A cirurgia pode ser indicada em caso de regurgitação aórtica e/ou mitral.

Os pacientes com síndrome de Marfan que manifestam dor torácica precisam passar por uma avaliação cuidadosa para excluir a dissecção aórtica ou o pneumotórax espontâneo como causas da dor.

Os pacientes com síndrome de Marfan devem evitar atividades atléticas competitivas, levantamento de peso excessivo e atividades desportivas de alto impacto que podem resultar em danos nas articulações e artrite precoce, risco aumentado de ruptura ou dissecção aórtica e lesão ocular. Mesmo na ausência de dilatação da raiz aórtica, essas atividades devem ser evitadas, porque a dissecção aórtica pode ocorrer mesmo sem a presença de dilatação.

A gravidez é uma situação de alto risco para mulheres com síndrome de Marfan e requer avaliação e aconselhamento específicos.

Síndrome de Noonan

Recentemente, o gene PTPN11 foi identificado como a causa da síndrome de Noonan. Esse gene codifica a proteína tirosina o fosfatase SPH2 não-receptora. A síndrome de Noonan se caracteriza pela baixa estatura, as pregas epicantais, a implantação baixa de orelha, linha posterior baixa de implantação dos cabelos, *pectus excavatum*, tórax em "escudo", mamilos espaçados, *cubitus valgus*, pescoço curto, criptorquidismo e linfedema, podendo também haver linfangiectasia.

A manifestação cardíaca clássica é a estenose da válvula pulmonar e, em geral, essa válvula é mais displásica do que quando não associada à síndrome de Noonan. Outras doenças cardíacas estruturais, como o defeito do septo atrioventricular (DSAV), também podem ocorrer, assim como também é possível a cardiomiopatia hipertrófica.

Síndrome de Holt-Oram

A síndrome de Holt-Oram resulta de uma mutação do TBX5. Como defeito de gene único, é herdada de forma autossômica dominante com expressão variável. O quadro se caracteriza por polegares trifalângicos ou hipoplasia e posição proximal do polegar, hipoplasia radial e hipoplasia das clavículas.

Ocasionalmente, pode haver focomelia, escápulas pequenas e um apêndice de pele sobre a parte inferior do esterno.

A manifestação cardíaca clássica é o DSA *secundum*. Entretanto há relatos de recorrência de vários tipos de DCC associados a esta síndrome.

ANORMALIDADES CROMOSSÔMICAS

Aneuploidia

Síndrome de Down (Trissomia do cromossoma 21). A síndrome de Down foi a primeira anomalia cromossômica reconhecida e resulta da não-disjunção ou translocação do cromossoma 21. É importante determinar se o paciente tem trissomia do cromossoma 21 ou translocação do 21. Se a criança tiver trissomia, o risco de recorrência da anormalidade para seus futuros irmãos é de aproximadamente 1%. Se a síndrome for o resultado da translocação do 21, o cariótipo dos pais deve ser determinado para o aconselhamento genético adequado sobre o aumento do risco de seus futuros filhos terem síndrome de Down.

A síndrome de Down ocorre em 1 de 800 a mil nascidos vivos. Manifesta-se pelo baixo tônus muscular ("bebê mole"), occípito achatado, prega palmar transversal única, clinobraquidactilia do quinto dedo, amplo espaçamento entre o dedão e o segundo dedo do pé, hérnia umbilical, fissuras palpebrais voltadas para cima, cavidade oral pequena e faces planas. O hipotireoidismo é relativamente comum na síndrome de Down e é difícil reconhecê-lo clinicamente. Por esse motivo, esses pacientes devem ser avaliados regularmente quanto à disfunção tireóidea.

Quarenta por cento dos pacientes com síndrome de Down têm doença cardíaca congênita, e 40% desses pacientes têm uma forma de defeito do septo atrioventricular (DSAV). Entre os portadores de DSAV, a maioria terá a forma tipo C do DSAV completo, que consiste em um DSV de entrada, um DSA *ostium primum* como DSA e uma válvula AV comum com folículo anterior livre e flutuante (não anexo ao ventrículo ou ao septo ventricular). Embora este seja o tipo mais comum de DSAV, na síndrome de Down ocorrem todos os tipos desse defeito.

As próximas DCCs mais comuns na síndrome de Down, em ordem decrescente de freqüência, são: DSV, tetralogia de Fallot e DSA de *ostium secundum*. Nessa síndrome também ocorre a combinação da DSAV completa e da tetralogia de Fallot.

Alguns estudiosos já sugeriram que a hipertensão pulmonar secundária ao *shunt* de esquerda para a direita é mais comum, mais intensa e ocorre mais cedo nos pacientes com síndrome de Down. Entretanto, essa questão é confusa porque é relativamente comum que os pacientes com síndrome de Down tenham obstrução crônica das vias aéreas superiores e, portanto, não está muito claro se esses pacientes têm mais probabilidade de apresentar hipertensão pulmonar devida à doença cardíaca congênita ou como resultado da obstrução crônica das vias aéreas pulmonares, ou uma combinação de ambas.

Em razão da incidência relativamente alta de doença cardíaca nos pacientes com síndrome de Down, a Academia Americana de Pediatria recomenda que todos os recém-nascidos com essa síndrome sejam avaliados por meio de ecocardiografia para identificar a presença de doença cardíaca congênita. Entretanto, a maioria dos bebês durante seus primeiros 3 dias de vida terá *ductus arteriosus* pérvio, bem como o forame oval patente. É óbvio que um ecocardiograma realizado nesse período revelará esses quadros, o que pode provocar um encaminhamento desnecessário para avaliação cardíaca e ecocardiogramas repetidos.

Síndrome de Turner. A síndrome de Turner resulta da constituição do cromossoma 45,X. Algumas deleções e anomalias estruturais dos cromossomas X ou Y também podem causar essa síndrome, que se manifesta por baixa estatura e combinação variável de pescoço alado, linha posterior baixa de implantação dos cabelos, tórax largo, mamilos muito separados, mamilos invertidos ou hipoplásicos, ausência de características sexuais secundárias, disgenesia ovariana, linfedema, quarto metacarpo curto, nevos pigmentados, anomalias renais, defeitos cardíacos e *cubitus valgus*. A inteligência geralmente é normal.

As manifestações cardíacas usuais são: coarctação da aorta e/ou válvula aórtica bicúspide com ou sem estenose aórtica. O aneurisma aórtico também ocorre, e os pacientes com síndrome de Turner devem ser submetidos à avaliação continuada para esse aneurisma. A Academia Americana de Pediatria recomenda que se faça uma consulta com um cardiologista pediátrico como parte da avaliação inicial de pacientes com síndrome de Turner. O cronograma dos ecocardiogramas de avaliação não está bem delineado e deve ser decidido em conjunto entre o cardiologista pediátrico e o médico de cuidados primários.

Síndromes de Microdeleção

Microdeleção do 22q11.2 (Shprintzen/DiGeorge/síndromes velocardiofaciais). Antes do reconhecimento das microdeleções do 22q11.2, as síndromes clínicas descritas por Shprintzen e DiGeorge, bem como a síndrome velocardiofacial, eram bem reconhecidas. Os pacientes com síndrome de Shprintzen e de DiGeorge, bem como com a síndrome velocardiofacial, compartilhavam das mesmas características comuns da DCC: retardo mental, fenda palatina, fala hipernasal, dificuldade de se alimentar na lactação, artérias carótidas com deslocamento medial, face longa, digitalização do polegar e nariz em forma de bulbo, retangular, em forma de pêra ou virado para baixo. Os pacientes com síndrome de DiGeorge apresentam ainda hipoplasia tímica associada à imunodeficiência significativa. A agenesia ou hipoplasia do timo ou, ainda, as infecções freqüentes sugerem o quadro de síndrome de DiGeorge e requerem a avaliação da função imunológica e adoção das precauções apropriadas para evitar infecções graves. Os pacientes com essa microdeleção podem desenvolver hipocalcemia, trombocitopenia e, menos freqüentemente, leucopenia e anemia.

A identificação da microdeleção do 22q11.2 demonstrou que as síndromes de Shprintzen, DiGeorge e velocardiofacial partilham dessa microdeleção. Entretanto, ainda não está esclarecido por que alguns pacientes portadores dessa anomalia têm imunodeficiência, enquanto outros não têm. Entretanto, mais de 30 genes foram mapeados para essa região com deleção.

A microdeleção do 22q11.2 é comum e afeta 1 entre 4 mil a 5 mil nascidos vivos. Ela é chamada de *microdeleção* porque a porção faltante do cromossoma é muito pequena para ser detectada pelo exame cromossômico de rotina. Conseqüentemente, uma sonda FISH específica [hibridização fluorescente *in situ*] deve ser usada para detectá-lo. O acrônimo "CATCH-22" tinha sido vinculado a essas síndromes, mas é um termo que não deve ser utilizado por sua conotação negativa associada ao livro *CATCH-22* de Joseph Heller. O acrônimo pretendia memorizar a associação entre defeitos cardíacos, características faciais anormais, hipoplasia do timo, fenda palatina e hipocalcemia com a microdeleção do 22. É importante determinar se os pais de uma criança com microdeleção do 22q11.2 também têm essa condição, para oferecer o aconselhamento genético correto.

As DCCs mais comuns associadas à microdeleção do 22q11.2 envolvem anomalias conotruncais como: *truncus arteriosus*, atresia pulmonar/DSV, tetralogia de Fallot, síndrome da válvula pulmonar ausente, arco aórtico interrompido e DSV. Entretanto, a microdeleção pode ser associada a qualquer tipo de DCC. A presença de anomalias cardíacas clinicamente insignificantes e sutis, como a origem anômala da artéria subclávia, deveria sugerir a possibilidade de microdeleção do 22q11.2. Os pacientes com essa microdeleção e atresia pulmonar com DSV tendem a apresentar uma anatomia da artéria pulmonar muito complexa com múltiplos vasos colaterais sistêmicos para a artéria pulmonar e artérias pulmonares não confluentes.

Síndrome de Williams. Antigamente, a síndrome de Williams era conhecida como *hipercalcemia idiopática do recém-nascido.* Houve época em que se acreditou que a anomalia estivesse relacionada ao complemento de vitamina D administrado às mulheres grávidas. Entretanto, hoje está claro que a síndrome de Williams resulta da microdeleção do cromossoma 7q11.2 que inclui o gene da elastina. É interessante destacar que a descrição inicial dos defeitos do gene da elastina (deleção intragênica ou mutações) ocorria em famílias com estenose aórtica supravalvular, porém sem outras manifestações da síndrome de Williams.

Como é raro que pacientes com síndrome de Williams possam procriar, o modelo de hereditariedade permaneceu desconhecido até depois que o defeito genético foi descrito. Na prática, portanto, é raro que pais de um paciente com síndrome de Williams estejam afetados. Na maioria dos casos a síndrome de Williams ocorre devido a uma nova mutação e se um paciente com síndrome de Williams tiver filhos, o risco de que eles sejam afetados é de 50%.

A síndrome de Williams se caracteriza por retardo mental, testa proeminente, volume periorbital, íris em forma de estrela, filtro longo, ponte nasal deprimida, lábio inferior proeminente, bochechas muito caídas, hipoplasia do esmalte, personalidade muito envolvente e excessivamente social (algumas vezes chamada de "freqüentador de coquetel") e DCCs.

A estenose aórtica supravalvular e a estenose da artéria pulmonar periférica são os traços cardíacos mais característicos da síndrome de Williams. Adicionalmente, esses pacientes podem ter estenose de qualquer uma das artérias elásticas. Se houver estenose das artérias renais, o paciente poderá sofrer de hipertensão significativa. A estenose das artérias subclávia ou carótida pode produzir ruídos nesses vasos. O efeito de Coanda foi citado como a causa da pressão arterial mais alta no braço direito que no esquerdo nos pacientes com síndrome de Williams. Entretanto, essa discrepância na pressão arterial pode resultar da estenose da origem da artéria subclávia contralateral.

Problemas importantes, porém subestimados da síndrome de Williams, são os acidentes vasculares cerebrais e a estenose das artérias coronárias. Os acidentes vasculares cerebrais e o infarto do miocárdio são muito raros em crianças e adolescentes, porém quando ocorrem, deve-se considerar o diagnóstico de síndrome de Williams. A estenose da artéria coronária pode ser a explicação da incidência relativamente elevada de morte associada à anestesia geral em pacientes com síndrome de Williams.

Para os pacientes portadores de estenose aórtica supravalvular significativa, a cirurgia é indicada para eliminar a área de obstrução. As recomendações para cirurgia são as mesmas daquelas para a estenose da válvula aórtica e têm como base o gradiente de pressão da obstrução e o grau da hipertrofia do ventrículo esquerdo.

Na síndrome de Williams, a estenose pulmonar supravalvular é freqüentemente difusa. Às vezes, toda a árvore pulmonar é hipoplásica, o que dificulta o tratamento da estenose da válvula pulmonar periférica nesses pacientes. Certamente, se as estenoses forem discretas, as tentativas de dilatação com balão e ampliação das áreas da estenose com *stent* serão razoáveis.

BIBLIOGRAFIA

Allanson JE. Noonan syndrome. *J Med Genet.* 1987;24(1):9-13.

Ayeni TI, Roper HP. Pulmonary hypertension resulting from upper airways obstruction in Down's syndrome. *J R Soc Med.* 1998;91(6):321-322.

Baldini A. DiGeorge syndrome: An update. *Curr Opin Cardiol.* 2004;19(3):201-204.

Benson DW. The genetics of heart disease: A point in the revolution. *Cardiol Clin.* 2002;20(3):385-394.

Benson DW, Basson CT, MacRae CA. New understandings in the genetics of congenital heart disease. *Curr Opin Pediatr.* 1996;8(5):505-511.

Bossert T, Walther T, Gummert J, et al. Cardiac malformations associated with the Holt-Oram syndrome–report on a family and review of the literature. *Thorac Cardiovasc Surg.* 2002;50(5):312-314.

Bramswig JH. Expectation bias with respect to growth hormone therapy in Turner syndrome. *Eur J Endocrinol.* 1997;137(5):446-447.

Burn J. Closing time for CATCH22. *J Med Genet.* 1999;36(10):737-738.

Castiglia PT. Growth & development. Turner syndrome. *J Pediatr Health Care.* 1997;11(1):34-36.

Collod-Beroud G, Boileau C. Marfan syndrome in the third millennium. *Eur J Hum Genet.* 2002;10(11):673-681.

Committee on Genetics. American Academy of Pediatrics: Health care supervision for children with Williams syndrome. [erratum appears in *Pediatrics.* 2002;109(2):329]. *Pediatrics.* 2001;107(5):1192-1204.

Cooney TP, Thurlbeck WM. Pulmonary hypoplasia in Down's syndrome. *N Engl J Med.* 1982;307(19):1170-1173.

Cuneo BF. DiGeorge, velocardiofacial, and conotruncal anomaly face syndromes 22q11.2 Deletion syndrome: [erratum appears in *Curr Opin Pediatr.* 2002;14(2):2861. *Curr Opin Pediatr.* 2001;13(5):465-472.

Dean JC. Management of Marfan syndrome. *Heart (British Cardiac Society).* 2002;88(1):97-103.

Driscoll D, Michels V, Gersony W, *et al.* Occurrence risk for congenital heart defects in children of patients with aortic stenosis, pulmonary stenosis, or ventricular septal defect: Report of the second natural history study of congenital heart defects. *Circulation.* 1993;87:I114-I120.

Epstein JA, Buck CA. Transcriptional regulation of cardiac development: Implications for congenital heart disease and DiGeorge syndrome. *Pediatr Res.* 2000;48(6):717-724.

Feit LR. Genetics of congenital heart disease: Strategies. *Adv Pediatr.* 1998;45:267-292.

Francke U. Williams-Beuren syndrome: Genes and mechanisms. *Hum Mol Genet.* 1999;8(10):1947-1954.

Gelb BD. Molecular genetics of congenital heart disease. *Curr Opin Cardiol.* 1997;12(3):321-328.

Glorioso J Jr, Reeves M. Marfan syndrome: Screening for sudden death in athletes. *Curr Sports Med Rep.* 2002;1(2):67-74.

Goldmuntz E. The epidemiology and genetics of congenital heart disease. *Clin Perinatol.* 2001;28(1):1-10.

Goldmuntz E, Emanuel BS. Genetic disorders of cardiac morphogenesis. The DiGeorge and velocardiofacial syndromes [see comment]. *Circ Res.* 1997;80(4):437-443.

Grossfeld PD. The genetics of congenital heart disease. *J Nucl Cardiol.* 2003;10(1):71-76.

Halac I, Zimmerman D. Coordinating care for children with Turner syndrome. *Pediatr Ann.* 2004;33(3):189-196.

Horowitz PE, *et al.* Coronary artery disease and anesthesia-related death in children with Williams syndrome. *J Cardiothorac Vasc Anesth.* 2002;16(6):739-741.

Huang T. Current advances in Holt-Oram syndrome. *Curr Opin Pediatr.* 2002;14(6):691-695.

Kiess W, Dotsch J, Siebler T. Decreased sensitivity to insulin-like growth factor I as a cause of growth failure in Turner's syndrome? [comment]. *Eur J Clin Invest.* 1997;27(7):548-549.

Korenberg JR, *et al.* VI Genome structure and cognitive map of Williams syndrome. *J Cogn Neurosci.* 2000;12(Suppl 1):89-107.

Lehner R, *et al.* Pedigree analysis and descriptive investigation of three classic phenotypes associated with Holt-Oram syndrome. *J Reprod Med.* 2003;48(3):153-159.

Loughlin GM, Wynne JW, Victorica BE. Sleep apnea as a possible cause of pulmonary hypertension in Down syndrome. *J Pediatr.* 1981;98(3):435-437.

Malec E, *et al.* Results of surgical treatment of congenital heart defects in children with Down's syndrome. *Pediatr Cardiol.* 1999;20(5):351-354.

Maron BJ, *et al.* Task Force 4: HCM and other cardiomyopathies, mitral valve prolapse, myocarditis, and Marfan syndrome. *J Am Coll Cardiol.* 2005;45(8):1340-1345.

Maslen CL. Molecular genetics of atrioventricular septal defects. *Curr Opin Cardiol.* 2004;19(3):205-210.

Meyers CM, *et al.* Gonadal (ovarian) dysgenesis in 46,XX individuals: Frequency of the autosomal recessive form. *Am J Med Genet.* 1996;63(4):518-524.

Mori AD, Bruneau BG. TBX5 mutations and congenital heart disease: Holt-Oram syndrome revealed. *Curr Opin Cardiol.* 2004;19(3):211-215.

Morris CA, Mervis CB. Williams syndrome and related disorders. *Annu Rev Genomics Hum Genet.* 2000;1:461-484.

Nollen GJ, *et al.* Current insights in diagnosis and management of the cardiovascular complications of Marfan's syndrome. *Cardiol Young.* 2002;12(4):320-327.

Noonan JA. Noonan syndrome. An update and review for the primary pediatrician. *Clin Pediatr.* 1994;33(9):548-555.

Noonan .J, Connor WO. Noonan syndrome: A clinical description emphasizing the cardiac findings. *Acta Paediatr Jpn.* 1996;38(1):76-83.

Perez E, Sullivan KE. Chromosome 22q11.2 Deletion syndrome (DiGeorge and velocardiofacial syndromes). *Curr Opin Pediatr.* 2002;14(6):678-683.

Pyeritz RE. The Marfan syndrome. *Annu Rev Med.* 2000;51:481-510.

Reller MD, Morris CD. Is Down syndrome a risk factor for poor outcome after repair of congenital heart defects? *J Pediatr.* 1998;132(4):738-741.

Remulla JF, Tolentino Fl. Retinal detachment in Marfan's syndrome. *Int Ophthalmol Clin.* 2001;41(4):235-240.

Robinson PN, Godfrey M. The molecular genetics of Marfan syndrome and related microfibrillinopathies. *J Med Genet.* 2000;37(1):9-25.
Robinson PN, *et al.* Mutations of FBN1 and genotype-phenotype correlations in Marfan syndrome and related fibrillinopathies. *Hum Mutat.* 2002;20(3):153-161.
Rose C, *et al.* Anomalies of the abdominal aorta in Williams-Beuren syndrome–another cause of arterial hypertension. *Eur J Pediatr.* 2001;160(11):655-658.
Saenger P. Turner's syndrome [see comment]. *N Engl J Med.* 1996;335(23):1749-1754.
Saenger P. Turner's syndrome. *Curr Ther Endocrinol Metab.* 1997;6:239-243.
Schiaffino S, Dallapiccola B, Di Lisi R. Molecular genetics of congenital heart disease. A problem of faulty septation. *Circ Res.* 1999;84(2):247-249.
Schultz RT, Grelotti DJ, Pober B. Genetics of childhood disorders: XXVI. Williams syndrome and brain-behavior relationships. *J Am Arad Child Adolesc Psychiatry.* 2001;40(5):606-609.
Sletten LJ, Pierpont ME. Variation in severity of cardiac disease in Holt-Oram syndrome. *Am J Med Genet.* 1996;65(2):128-132.
Smith J. Brachyury and the T-box genes. *Curr Opin Genet Dev.* 1997;7(4):474-480.
Srivastava D. Developmental and genetic aspects of congenital heart disease. *Curr Opin Cardiol.* 1999;14(3):263-268.
Suzuki K, *et al.* Pulmonary vascular disease in Down's syndrome with complete atrioventricular septal defect. *Am J Cardiol.* 2000;86(4):434-437.
Wilson SK, Hutchins GM, Neill CA. Hypertensive pulmonary vascular disease in Down syndrome. *J Pediatr.* 1979;95(5 Pt 1):722-726.
Winlaw DS, Sholler GF, Harvey RP. Progress and challenges in the genetics of congenital heart disease. *Med J Aust.* 2005;182(3):100-101.
Witt DR, *et al.* Lymphedema in Noonan syndrome: Clues to pathogenesis and prenatal diagnosis and review of the literature. *Am J Med Genet.* 1987:27(4):841-856.
Wouters CH, *et al.* Deletions at chromosome regions 7q11.23 and 7q36 in a patient with Williams syndrome. *Am J Med Genet.* 2001;102(3):261-265.
Zehr KJ, *et al.* Surgery for aneurysms of the aortic root: A 30-year experience. *Circulation.* 2004;110(11):1364-1371.

CAPÍTULO 9

Shunts da Esquerda para a Direita

"Um cirurgião sabe como operar,
um bom cirurgião sabe quando operar e
um cirurgião excelente sabe quando não operar."

Um *shunt* da esquerda para a direita está presente quando o sangue proveniente do átrio esquerdo, do ventrículo esquerdo ou da aorta passa para o átrio direito ou suas tributárias, para o ventrículo direito ou para a artéria pulmonar. Uma vez que esse sangue está normalmente carregado de oxigênio, as lesões de *shunt* da esquerda para a direita resultam em sangue totalmente oxigenado, circulando novamente pelos pulmões, quando se forma uma situação muito ineficiente para a troca gasosa. Por isso, os pulmões recebem todo o sangue sem oxigênio do retorno venoso sistêmico (que é igual ao débito cardíaco ou fluxo sanguíneo sistêmico [Qs]) *mais* o volume de sangue totalmente oxigenado que "encurta o caminho" para o lado direito do coração através do defeito que permite o *shunt* da esquerda para a direita.

A magnitude de um *shunt* desse tipo pode ser registrada em termos da proporção (Qp/Qs) do volume do fluxo pulmonar (Qp) em relação ao fluxo sistêmico (Qs). Normalmente, essa proporção é 1, porque o volume de sangue bombeado para os pulmões (Qp) é igual ao volume de sangue bombeado para o corpo (Qs). Nos portadores de *shunt* da esquerda para a direita, essa proporção será superior a 1 ($Qp/Qs > 1$). Em geral, Qp/Qs inferior a 1,5 é considerado como um *shunt* pequeno, Qp/Qs entre 1,5 e 2 é considerado moderado, e Qp/Qs superior a 2 é considerado grande. A proporção Qp/Qs pode ser calculada se a saturação de oxigênio do sangue for conhecida para o sangue venoso misturado, arterial pulmonar, do átrio esquerdo e da aorta (veja Tabela 9.1).

A presença de um *shunt* da esquerda para a direita resulta em sobrecarga de volume de uma ou mais câmaras ou estruturas cardiovasculares. A câmara ou estrutura sobrecarregada depende da localização do defeito anatômico que causa o *shunt*. Na presença de um defeito do septo atrial (DSA) o sangue passa do átrio esquerdo para o direito. Por isso, átrio esquerdo, átrio direito, ventrículo direito e artéria pulmonar ficam com aumento de volume. Depois que o sangue

TABELA 9.1 Fórmula para Calcular a Proporção entre Fluxos Sanguíneos Pulmonar e Sistêmico

$Qp/Qs = (Sat_{AO} - Sat_{MV})/(Sat_{LA} - Sat_{PA})$

Sat_{AO}, saturação de oxigênio do sangue aórtico; Sat_{MV}, saturação de oxigênio do sangue venoso misturado; Sat_{LA}, saturação de oxigênio do sangue do átrio esquerdo e Sat_{PA}, saturação de oxigênio do sangue da artéria pulmonar.

transita pelos pulmões e chega ao átrio esquerdo, uma porção desse fluxo "encurta o caminho" novamente para o átrio direito (através do DSA, mas um volume normal de sangue passa pela valva mitral para chegar ao ventrículo esquerdo. Portanto, esse ventrículo *não* fica com sobrecarga de volume.

Na presença de um defeito do septo ventricular (DSV), o sangue passa do ventrículo esquerdo para a artéria pulmonar. Tecnicamente, o sangue passa pelo ventrículo direito, mas uma vez que ambos os ventrículos direito e esquerdo estão se contraindo simultaneamente, o ventrículo direito não chega a perceber essa sobrecarga de volume. O átrio direito também não percebe essa sobrecarga. Entretanto, a artéria pulmonar está recebendo um volume aumentado de sangue, assim como o átrio e o ventrículo esquerdos.

Se houver uma persistência do canal arterial (PCA) o sangue passará da aorta para a artéria pulmonar. Portanto, a artéria pulmonar, o átrio e o ventrículo esquerdos ficam com sobrecarga de volume, o que não acontece com o átrio e o ventrículo direitos (VD).

A existência de um *shunt* da esquerda para a direita pode resultar em sobrecarga de pressão e de volume de uma ou mais câmaras ou estruturas cardiovasculares. A presença de sobrecarga de pressão dependerá da localização e do tamanho do *shunt* e da resistência vascular pulmonar. Os DSAs que não estejam associados à resistência vascular pulmonar aumentada resultam em elevação leve da pressão do ventrículo direito (VD) e da artéria pulmonar. Já um DSV de grandes proporções (como aquele que é maior que a aorta) resultará em pressão elevada no VD e artéria pulmonar, iguais à pressão no ventrículo esquerdo. Uma PCA pequena não causará elevação significativa da pressão em VD, mas uma PCA de grandes proporções pode aumentar a pressão no VD e na artéria pulmonar até igualar a pressão na aorta.

DEFEITOS DOS SEPTOS ATRIAIS

INCIDÊNCIA, TIPOS E EMBRIOLOGIA

Os DSAs ocorrem em 1 de cada 1.500 nascidos vivos e representam 6 a 10% dos defeitos cardíacos congênitos, com predominância no sexo feminino na proporção 2:1. Há 4 tipos de DSA: (i) *Ostium secundum,* (ii) *Ostium primum,* (iii) seio venoso e (iv) seio coronário sem teto (veja Figs. 9.1 e 9.2). Há casos raros de DSA familiar

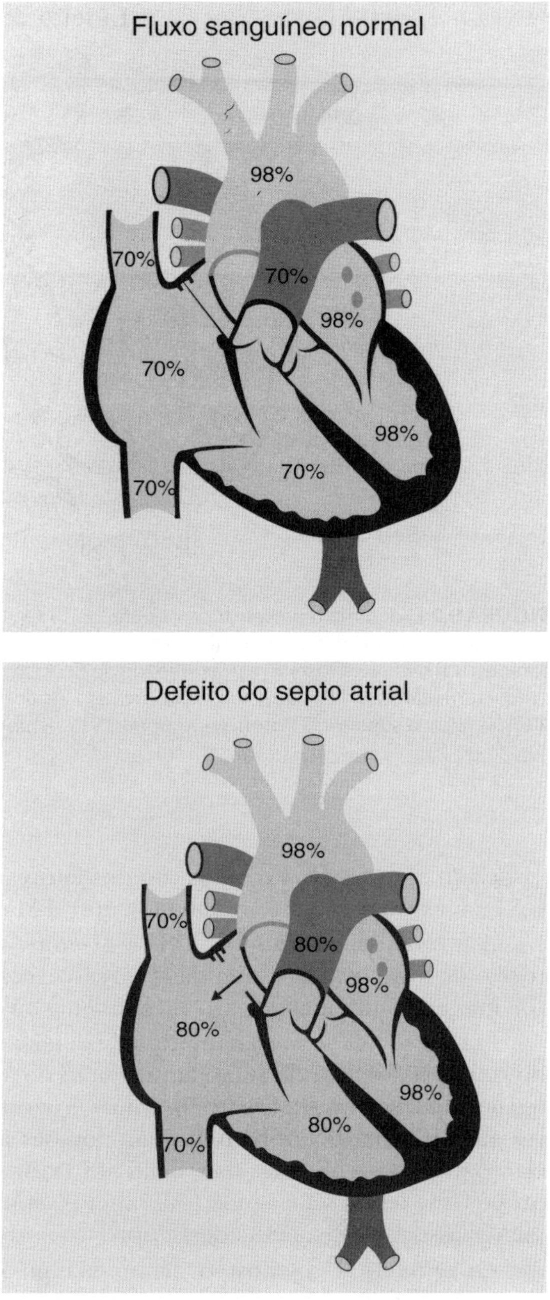

FIGURA 9.1 Diagrama representando um defeito do septo atrial (DSA). Observe que, em virtude do *shunt* do sangue do átrio esquerdo para o direito, a saturação do sangue no átrio direito é superior ao normal e superior também àquela encontrada na veia cava superior (VCS).

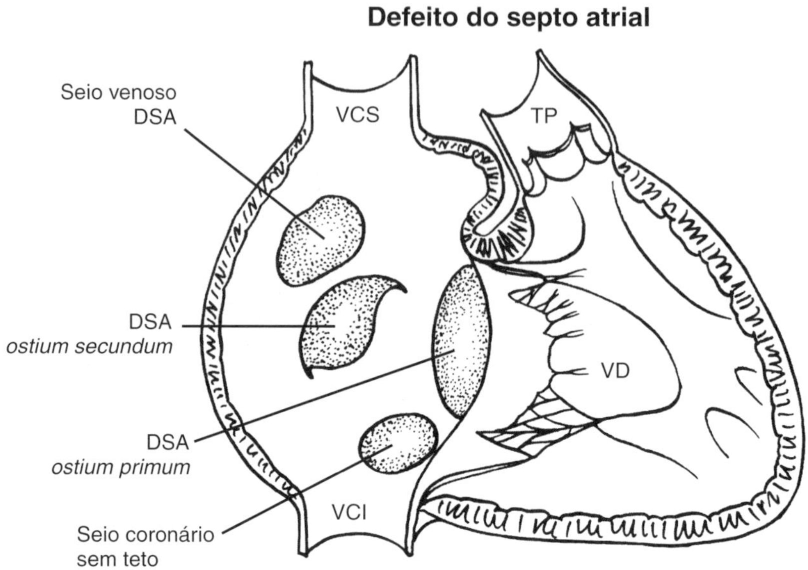

FIGURA 9.2 Diagrama representando os defeitos do septo atriais visualizados a partir do átrio direito. Observe que o DSA do *ostium secundum* está na mesma localização da fossa oval ou do forame oval patente. Observe a proximidade do DSA do *ostium primum* às valvas atrioventriculares. O DSA do seio venoso está em local relativamente posterior no septo atrial. VCS, veia cava superior; TP, tronco pulmonar; VD, ventrículo direito; VCI, veia cava inferior.

associado aos genes de codificação dos fatores de transcrição TBX5, NKX2.5 e GATA4, assim como da proteína estrutural MYH6.

A forma mais comum de DSA é o *ostium secundum*. Esse defeito ocorre na região da fossa oval e resulta da absorção excessiva do *septum primum* ou desenvolvimento insuficiente do *septum secundum* ou ambos.

O DSA *ostium primum* é um tipo de defeito do septo atrioventricular localizado na região inferior do septo atrial, contíguo às valvas tricúspide e mitral, e que resulta da falta de fechamento do *ostium primum* pelos coxins endocárdicos. Uma vez que esses coxins também formam porções significativas dessas valvas, a associação das anormalidades das valvas aos DSAs do tipo *ostium primum* não é surpresa. Uma fenda na cúspide (ou folheto) septal da valva mitral está, invariavelmente, associada aos DSAs desse tipo.

Os DSAs do seio venoso ocorrem na região póstero-superior do septo atrial. Com freqüência, existe drenagem anômala parcial da veia pulmonar superior direita associada. Essa veia pode drenar para a veia cava superior (VCS), ou para o átrio direito. Existe a suposição de que a reabsorção da parede entre a veia cava e as veias pulmonares resulte em um DSA. Isso também explica a drenagem anômala da veia pulmonar superior direita para o átrio direito ou VCS, normalmente associada aos DSV do seio venoso.

A forma mais rara de DSA é a do tipo de *seio coronário sem teto*. O seio coronário fica justaposto à região posterior do átrio esquerdo, mas o orifício está no átrio direito. Se houver um orifício no teto do seio coronário, essa estrutura e o átrio esquerdo estarão em continuidade e, portanto, os átrios direito e esquerdo estarão em comunicação um com o outro.

APRESENTAÇÃO CLÍNICA

A maioria dos pacientes com DSA é assintomática e busca assistência médica quando se detecta um sopro cardíaco. Com freqüência, esse sopro não é considerado como patológico, até que a criança tenha de 3 a 5 anos. Em menos de 10% dos pacientes com DSA os sintomas de insuficiência cardíaca congestiva (ICC) e falha de crescimento podem ocorrer na infância. Se o DSA estiver associado a outro defeito, como PCA, a insuficiência será mais comum, e o defeito aparecerá precocemente na vida do paciente.

EXAME FÍSICO

Em pacientes com DSA, o impulso do ventrículo direito sentido ao longo da borda inferior esquerda do esterno ou área subxifóide pode se mostrar mais vigoroso que o normal. O primeiro som cardíaco será normal. O segundo será mais amplamente espaçado que o normal e não tornar-se-á único com a expiração, constituindo o chamado desdobramento fixo de B_2. Há diversos sopros que podem ser ouvidos em pacientes com DSA. Todos esses pacientes apresentam um sopro de ejeção sistólica, que é mais bem percebido ao longo da borda esquerda do esterno e tem o som máximo na porção superior dessa borda. Esse sopro é causado pelo fluxo de sangue excessivo que passa pela valva pulmonar, é semelhante a um "sopro inocente de fluxo pulmonar" e, provavelmente, explica porque muitos pacientes com DSA não são diagnosticados até depois de muitos anos. Nos casos de defeitos moderados e grandes, pode-se ouvir um sopro no meio da diástole, ao longo da borda inferior direita ou esquerda do esterno. Em alguns pacientes, esse sopro é mais bem ouvido sobre o xifóide e é causado pelo fluxo sanguíneo excessivo que atravessa a valva tricúspide. Esse sopro não é ouvido em pacientes com um DSA pequeno. Em geral, a proporção Qp/Qs deve ser inferior a 1,5 para que esse sopro possa ser percebido. Em um paciente com DSA esse murmúrio não resulta do sangue fluindo através do próprio defeito.

Portadores de DSA *ostium primum* podem apresentar, além dos sopros mencionados no texto anterior, um sopro de insuficiência mitral, por causa da fenda na cúspide da valva mitral associada a esse defeito.

ASPECTOS ELETROCARDIOGRÁFICOS

Os aspectos eletrocardiográficos (ECG) de um DSA dependem do tamanho e do tipo do DSA. Para defeitos dos tipos *secundum*, do seio venoso e para o defeito do seio coronário totalmente sem teto, o ECG pode ser normal se o defeito resultar em um *shunt* da esquerda para a direita pequeno. O ECG pode ter um padrão rSR' nas derivações precordiais direitas que também é encontrado com freqüência em indivíduos sadios. Para pacientes com defeitos moderados a grandes, resultando em *shunts* da esquerda para a direita também moderados a grandes, o ECG mostrará evidência de hipertrofias atrial e ventricular direita e desvio do eixo direito. Existe uma forma rara de DSA *secundum* de herança autossômica dominante que está associado ao bloqueio atrioventricular de primeiro grau.

Os DSAs *ostium primum* podem ser diferenciados por meio da eletrocardiografia dos outros tipos de defeito porque, como outras formas de defeitos do coxim endocárdico, são caracterizados por uma curva frontal inicial em sentido anti-horário e um desvio do eixo esquerdo.

RADIOGRAFIA DE TÓRAX

A radiografia de tórax é útil na avaliação do tamanho do *shunt* em portadores de DSA. No *shunt* pequeno, a radiografia será normal. À medida que o *shunt* aumenta, a radiografia mostrará aumento do coração e das imagens vasculares do pulmão. Entretanto, essa investigação não serve para diferenciar os vários tipos de defeitos dos septos atriais.

CATETERISMO CARDÍACO E ECOCARDROGRAFIA

A ecocardiografia pode confirmar o diagnóstico de um DSA e de seu tipo, além de mostrar o grau de dilatação e hipertrofia do átrio e do ventrículo direitos. O aumento da pressão da artéria pulmonar pode ser avaliado com as técnicas Doppler. O diagnóstico de defeitos do seio venoso pode ser difícil com a ecocardiografia transtorácica e, para alguns pacientes, pode ser necessário executar a ecocardiografia transesofágica para a confirmação desse diagnóstico. Entretanto, uma dica da existência de um DSA do seio venoso por meio da ecocardiografia transtorácica é o aumento do fluxo de sangue na veia cava superior, resultante da conexão anômala da veia pulmonar superior direita, freqüentemente associada a esse tipo de defeito.

Na era da ecocardiografia, raramente é necessário fazer uso da cateterização cardíaca para o *diagnóstico* de DSA. Entretanto, esse procedimento hoje é usado para introduzir e implantar dispositivos para fechar um DSA *secundum* sem a necessidade da cirurgia cardíaca a céu aberto.

TRATAMENTO

O tratamento de um DSA envolve o fechamento cirúrgico ou por meio de dispositivos. Para o DSA *secundum*, pode-se obter o fechamento cirúrgico por sutura direta ou fechamento com enxertia (ou *patching*) e fechamento com dispositivo por meio das técnicas de cateterização. Há vários tipos de dispositivo para fechamento desse tipo de DSA, sendo importante manter uma borda de tecido do septo ao redor de toda a circunferência do defeito, para estabilizar o dispositivo. Esse procedimento é, atualmente, o método preferido para a conexão desse defeito em pacientes apropriadamente selecionados. Entretanto, o resultado desse tratamento a longo prazo permanece desconhecido.

O DSA *ostium primum* exige, invariavelmente, o fechamento com enxertia, e, na maioria dos casos, a fenda no folheto da valva mitral é reparada. Para DSA tipo seio venoso, corrige-se a drenagem anômala da veia pulmonar superior direita, fechando-se o DSA.

A idade ideal para fechamento de um DSA não complicado é de 2 a 4 anos. Em casos raros de crianças com DSA e insuficiência cardíaca, a cirurgia deverá ser executada na fase inicial da vida (lactente).

Recomenda-se a profilaxia da endocardite para todos os tipos de DSA, exceto para o tipo *ostium secundum.*

HISTÓRIA NATURAL DE DEFEITO DO SEPTO ATRIAL E RESULTADO DO TRATAMENTO

Excetuando-se o *ostium secundum,* os DSAs não se fecham espontaneamente. Já se estimou que nas crianças até 15% dos defeitos dos septos atriais *ostium secundum* se fecham por volta dos 4 anos de vida.

Com o tempo, os DSAs não tratados podem produzir dilatação, fibrose e insuficiência do ventrículo direito. Eles estão associados à dilatação atrial que, com o tempo, pode resultar em arritmias atriais. A presença de um DSA pode permitir embolização paradoxal. Por fim, alguns pacientes podem apresentar uma associação entre o DSA e a doença pulmonar vascular obstrutiva. Entretanto, ainda não está totalmente esclarecido se o DSA causa a doença pulmonar vascular obstrutiva ou se essa doença resulta no estiramento do forame oval patente.

O risco de morte após o fechamento cirúrgico de um DSA não complicado é inferior a 1%. Murphy *et al.* informaram sobre um acompanhamento de 25 a 30 anos de pacientes submetidos à cirurgia para fechamento de DSA tipo *ostium secundum* ou do seio venoso na Clínica Mayo, de 1956 a 1960. Houve 4 óbitos perioperatórios, todos em pacientes com mais de 46 anos e um caso de hipertensão pulmonar. A sobrevida prolongada dos pacientes com menos de 24 anos e submetidos à cirurgia foi semelhante àquela da população geral. Os pacientes com mais de 24 anos apresentaram sobrevida menos satisfatória que o grupo de controle da mesma faixa etária.

El-Najdawi *et al.* avaliaram o resultado de 334 pacientes que se submeteram à cirurgia para DSA *ostium primum* na Clínica Mayo entre 1956 e 1995 e verificaram mortalidade cirúrgica de 3% e sobrevida de 10 anos em 96% dos pacientes. Dessa população, 38 pacientes sofreram nova cirurgia por causa de mau funcionamento da valva mitral ou de estenose subaórtica.

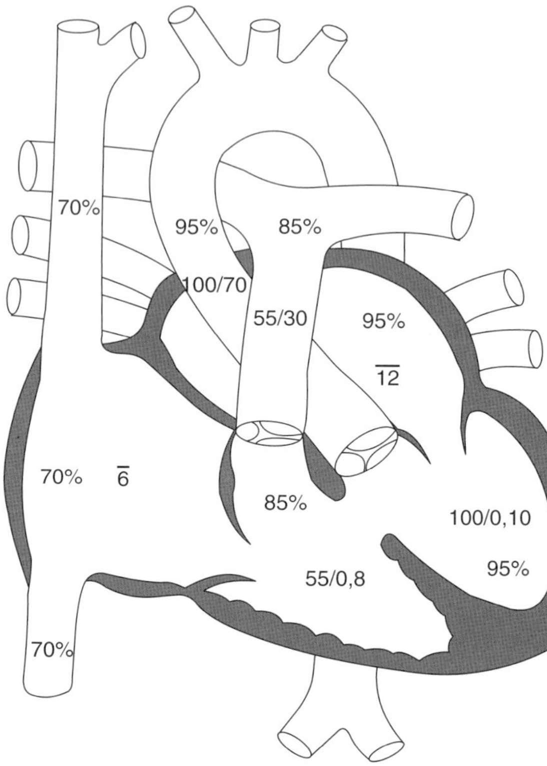

FIGURA 9.3 Diagrama representando um defeito do septo ventricular grande (DSV). Observe que a saturação de sangue no ventrículo direito e na artéria pulmonar está acima do normal. Além disso, a pressão no ventrículo direito está aumentada.

DEFEITOS DOS SEPTOS VENTRICULARES

INCIDÊNCIA, TIPOS E EMBRIOLOGIA

Os defeitos dos septos ventriculares (DSVs) ocorrem em 1,5 a 3,5 de cada 1.000 nascidos vivos e constituem 20% dos defeitos cardíacos congênitos. Não há predominância por sexo. Há 4 tipos de DSV: (i) perimembranoso, (ii) supracristal (ou subpulmonar ou subaórtico), (iii) de entrada (DSV tipo canal AV) e (iv) muscular (veja Figs. 9.3 e 9.4).

O DSV *perimembranoso* se localiza na área do septo membranoso, no trato do fluxo de saída do ventrículo esquerdo e imediatamente sob a valva aórtica. Um DSV perimembranoso pode se fechar espontaneamente por justaposição da cúspide septal da valva tricúspide.

O DSV *supracristal*, como o nome já diz, se localiza acima da crista supraventricular, ou seja, no trato de fluxo de saída do ventrículo direito, imediatamente abaixo da cúspide direita da valva aórtica. Com freqüência, esse defeito é associado ao prolapso da cúspide direita da valva aórtica e à insuficiência da valva aórtica. A cúspide nessas condições pode vedar parcial ou completamente o defeito.

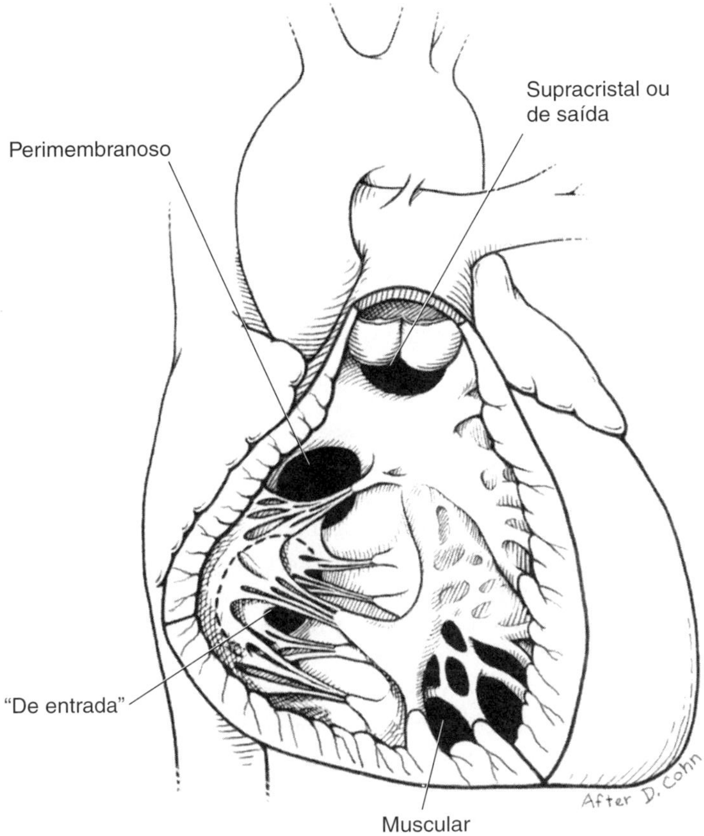

FIGURA 9.4 Visualização dos diferentes tipos de defeitos dos septos ventriculares (DSVs) a partir do lado direito do septo ventricular.

O DSV de entrada fica localizado posteriormente no septo, logo abaixo das valvas direita tricúspide e mitral. Esse é um tipo de defeito do coxim endocárdico, que nunca se fecha espontaneamente.

O DSV *muscular* está localizado no septo ventricular muscular. Pode ocorrer mais de um DSV muscular em cada paciente. Esse tipo de DSV tem o índice mais alto de fechamento espontâneo.

O septo ventricular é formado por 4 fontes, com a invaginação muscular formando a maior porção dessa estrutura. A porção externa é formada a partir do septo conotruncal. O septo de entrada é formado a partir dos coxins endocárdicos. A aorta, por estar conectada ao ventrículo esquerdo, é o quarto componente do septo ventricular. As imperfeições desses progenitores do septo ventricular resultam nos vários tipos de DSVs.

APRESENTAÇÃO CLÍNICA

A apresentação clínica dos pacientes com DSV depende principalmente do tamanho do defeito e, em menor escala, do tipo de lesão. O tamanho de um DSV pode ser expresso em termos do tamanho real do defeito (em centímetros) ou do volume do *shunt* da esquerda para a direita (Qp/Qs) resultante. Se o defeito for do tamanho da aorta, ele será considerado grande pois, nesse caso, a resistência ao fluxo através do DSV será a mesma que aquela enfrentada pelo fluxo ao passar pela valva aórtica. Em termos de Qp/Qs, um DSV pequeno estará associado a um Qp/Qs inferior a 1,5, um moderado terá Qp/Qs entre 1,5 e 2 e um DSV grande terá Qp/Qs superior a 2. Entretanto, a intensidade do *shunt* da esquerda para a direita é determinado não só pelo tamanho do DSV. Se esse defeito, por si só, não apresentar restrição ao fluxo de sangue, então a resistência descendente do trato de saída de fluxo do ventrículo direito ou da microcirculação pulmonar determinará o volume do fluxo pulmonar. Nos recém-nascidos, a resistência pulmonar é elevada, o que reduzirá o *shunt* da esquerda para a direita em um paciente com DSV grande e não restritivo. À medida que essa resistência diminui, o *shunt* da esquerda para a direita aumentará, com a manifestação dos sintomas de edema pulmonar e insuficiência cardíaca congestiva (ICC).

O tipo de DSV pode influenciar a apresentação clínica. Por exemplo, um paciente com DSV supracristal pode se apresentar inicialmente com insuficiência da valva aórtica.

Pacientes com DSV pequeno ou moderado se apresentam com sopro cardíaco. Lactentes com DSV grande também manifestam, de início, só um sopro. Entretanto, à medida que a resistência pulmonar diminui, eles desenvolverão sinais e sintomas de edema pulmonar, hipertensão venosa pulmonar e ICC. Isso se expressa por taquipnéia, taquicardia, palidez, recusa alimentar e ganho de peso insuficiente.

EXAME FÍSICO

Em um portador de DSV, os achados físicos dependem do tamanho do defeito, da magnitude do *shunt* da esquerda para a direita e do nível de hipertensão do ventrículo direito (VD) e da artéria pulmonar.

Um DSV pequeno com Qp/Qs inferior a 1,5 e pressões de VD e da artéria pulmonar normais ou ligeiramente elevadas se caracteriza por impulsos precordiais normais e primeira e segunda bulhas cardíacas normais. O sopro é holossistólico. Em DSVs musculares, esse sopro pode ser mais bem percebido sobre a área inferior do esterno. Se o jato de sangue através do DSV for direcionado para a artéria pulmonar, como acontece com muitos defeitos perimembranosos e supracristais, o sopro se irradia para a borda superior esquerda do esterno. Com freqüência, é possível palpar um frêmito precordial.

Em DSVs moderados e grandes, é proeminente o impulso do ventrículo direito, sentido na borda inferior esquerda do esterno, ou região subxifóide. Além disso, o impulso do ventrículo esquerdo deslocar-se-á lateralmente com aumento da atividade. A primeira bulha cardíaca será normal. À medida que o grau de hipertensão pulmonar aumenta, aumentará também a intensidade do componente pulmonar de B_2. Haverá um sopro holossistólico de freqüência média. Em pacientes com Qp/Qs superior a 2, haverá um sopro de fluxo mitral médio-diastólico (que produz o chamado ritmo de galope), além do sopro sistólico, como resultado do volume aumentado de sangue que flui do átrio esquerdo para o ventrículo esquerdo. Um frêmito precordial e o fechamento das valvas pulmonar e aórtica poderão ser palpáveis. Lactentes com DSV grande apresentarão taquipnéia. Além disso, aqueles com ICC grave podem apresentar palidez, recusa alimentar e falha em ganho de peso.

ASPECTOS ELETROCARDIOGRÁFICOS

Em DSVs pequenos o ECG será normal. Para defeitos moderados, ocorrerá hipertrofia do ventrículo esquerdo, em virtude da sobrecarga de volume do ventrículo. Para defeitos grandes, ocorrerá hipertrofia dos ventrículos esquerdo e/ou direito (VD). Uma vez que os DSVs em orifício são formas de defeito do coxim endocárdico, o ECG mostrará desvio do eixo esquerdo.

RADIOGRAFIA DE TÓRAX

Em casos de defeitos pequenos, a radiografia será normal. À medida que o tamanho do DSV aumenta, o tamanho do coração também aumentará, e as imagens vasculares do pulmão tornar-se-ão proeminentes.

CATETERISMO CARDÍACO E ECOCARDIOGRAFIA

O diagnóstico de um DSV pode ser confirmado por meio da ecocardiografia. A localização e o tamanho do defeito podem ser definidos, e as anomalias associadas podem ser identificadas. Com as técnicas de Doppler, também é possível estimar as pressões do ventrículo direito e da artéria pulmonar.

A cateterização cardíaca raramente é necessária para pacientes portadores de DSV não complicado e sem sinais de doença obstrutiva vascular pulmonar. Em pacientes com suspeita dessa doença, a cateterização é essencial para medir com precisão a resistência vascular pulmonar para determinar se o paciente é candidato ao fechamento do defeito.

TRATAMENTO

Os objetivos do tratamento são assegurar o crescimento adequado do paciente e prevenir o desenvolvimento da doença obstrutiva vascular pulmonar, a disfunção crônica dos ventrículos direito e esquerdo e a endocardite bacteriana. Defeitos dos septos vasculares pequenos não exigem fechamento cirúrgico, a menos que sejam do tipo supracristal. Lactentes com DSVs de moderados a grandes e associados ao quadro de insuficiência cardíaca congestiva (ICC) são tratados com digoxina e diuréticos. Fórmulas altamente calóricas podem ser usadas para otimizar o crescimento, se a ICC causar falha de crescimento. Se, apesar dessas medidas, a falha de crescimento continuar, o defeito deverá ser fechado cirurgicamente. A decisão de executar a cirurgia nessas circunstâncias normalmente será tomada quando a criança tiver entre 1 e 4 meses.

Nas crianças portadoras de hipertensão pulmonar, o DSV deverá ser fechado antes dos 6 a 9 meses, para evitar o desenvolvimento da doença obstrutiva vascular pulmonar irreversível.

Algumas crianças mais novas apresentam defeito moderado e crescimento normal, apenas com ligeira elevação da pressão da artéria pulmonar, mas um *shunt* da esquerda para a direita significativo. Caso esses defeitos estejam associados a um quadro de cardiomegalia com evidência de hipertrofia ventricular, eles deverão ser fechados cirurgicamente.

Pacientes com DSVs grandes e não fechados precocemente desenvolverão a doença obstrutiva vascular pulmonar (síndrome de Eisenmenger). Uma vez desenvolvida a doença, o defeito não deverá ser fechado.

Todos os pacientes com DSV necessitam de profilaxia contra a endocardite. Se não houver defeitos residuais depois do fechamento da lesão, a profilaxia poderá ser suspensa.

HISTÓRIA NATURAL DE DEFEITO DO SEPTO VENTRICULAR E RESULTADO DO TRATAMENTO

Cerca de 50 a 80% dos DSVs são muito pequenos para se iniciar um tratamento ou então se tornam tão pequenos que a cirurgia para fechamento se torna desnecessária. Para os pacientes que precisam da cirurgia, o índice de mortalidade é inferior a 5%.

Em um estudo de acompanhamento a longo prazo de 1.280 pacientes com DSV, a sobrevida de 25 anos chegou a 87%. Para os portadores de defeitos pequenos, essa sobrevida foi de 95,9% aos 25 anos, enquanto que para os portadores de defeitos moderados e grandes, a sobrevida de 25 anos foi de 86,3 e de 61,2%, respectivamente. Para os portadores da síndrome de Eisenmenger a sobrevida de 25 anos atingiu 41,7%. Dos pacientes com fechamento cirúrgico do defeito, somente 5,5% exigiram uma segunda cirurgia para fechar um DSV residual ou recidivante.

PERSISTÊNCIA DO CANAL ARTERIAL

INCIDÊNCIA E EMBRIOLOGIA

O canal arterial representa a porção distal do sexto arco aórtico embrionário. Essa estrutura é patente no feto, mas normalmente deverá estar fechada nos dias seguintes ao nascimento (veja Fig. 9.5).

Essa estrutura permanece patente (PCA) em 1 de 2.500 a 5.000 nascidos vivos, mas nos prematuros a incidência é de 8 em 1.000 nascidos vivos. O PCA ocorre em 5% das crianças com peso inferior a 1.750 g ao nascer e em 80% daquelas com peso inferior a 1.200 g e representa 9 a 12% dos defeitos cardíacos congênitos. Sua incidência é 30 vezes maior em bebês nascidos em altas altitudes que naqueles nascidos ao nível do mar.

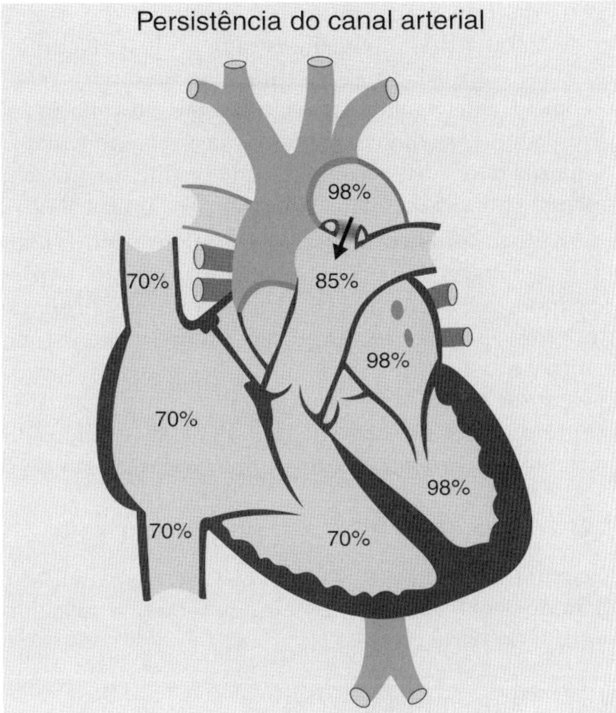

FIGURA 9.5 Diagrama representando uma persistência do canal arterial (PCA). Observe que a saturação de sangue na artéria pulmonar é maior que o normal e maior que aquela no ventrículo direito (VD).

APRESENTAÇÃO CLÍNICA

Em termos de lactentes e crianças, deve-se suspeitar de uma PCA quando for detectado um sopro cardíaco típico. Da mesma forma que nos prematuros, o sopro é geralmente o aspecto revelador, mas a natureza do sopro é diferente daquele percebido em lactentes e crianças. Em virtude da maior incidência de PCA em crianças pré-termo, o nível de suspeita deverá ser mais alto nesse grupo. Para lactentes pré-termo com síndrome de angústia respiratória, a presença de PCA poderá ser anunciada pela piora do quadro respiratório do bebê.

Embora não seja comum a apresentação de uma PCA associada a uma ICC em um bebê a termo, isso pode ocorrer e normalmente significa que o canal arterial é bem grande.

EXAME FÍSICO

Nos pacientes com PCA, mas sem ICC, a freqüência respiratória será normal. Aqueles com uma PCA pequena apresentarão impulsos precordiais normais, mas os que tiverem um canal moderado ou grande poderão apresentar um impulso proeminente do ventrículo esquerdo e, às vezes, do ventrículo direito. Os pulsos periféricos estarão proeminentes por causa da pressão de pulso ampliada. Tipicamente, o sopro de uma PCA é contínuo e mais bem ouvido na área infraclavicular esquerda. Entretanto, em bebês prematuros e recém-nascidos a termo, o sopro pode ser ouvido somente na sístole e pode ser facilmente confundido com o sopro do DSV. Na verdade, já foi dito que "se ouvirmos o sopro de um DSV em um recém-nascido, trata-se provavelmente de uma PCA". Em pacientes com PCA grande, pode-se ouvir um sopro diastólico do fluxo mitral entre a borda inferior esquerda do esterno e o ápice, que resulta de um volume de sangue maior que o normal fluindo do átrio esquerdo para o ventrículo esquerdo.

São várias as condições que podem produzir um sopro similar ao de uma PCA. Qualquer conexão arteriovenosa dentro do tórax pode produzir um sopro contínuo, a saber: fistulas arteriovenosas coronarianas, fístulas coronarianas camerais, fístulas arteriovenosas pulmonares, fístulas arteriovenosas da parede torácica e assim por diante. A irradiação de um sopro produzido por fístulas arteriovenosas cerebrais pode soar como uma PCA. Um zumbido venoso pode ser confundido com o sopro de uma PCA. O primeiro deverá desaparecer quando o paciente estiver em posição supina, ao contrário do segundo.

ASPECTOS ELETROCARDIOGRÁFICOS

Na maioria dos casos de PCA, o ECG será normal. Na presença de uma PCA grande pode ocorrer hipertrofia esquerda ou biventricular. O eixo QRS estará normal ou voltado para a direita.

RADIOGRAFIA DE TÓRAX

Pacientes com PCA pequena terão radiografias normais de tórax. Aqueles com PCA moderada ou grande podem apresentar cardiomegalia e aumento das imagens vasculares pulmonares.

CATETERISMO CARDÍACO E ECOCARDIOGRAFIA

A presença e o tamanho da PCA podem ser confirmados pela ecocardiografia antes que as medidas para fechamento do defeito sejam tomadas. As técnicas de Doppler podem ser aplicadas para estimar a pressão da artéria pulmonar.

A cateterização cardíaca não é mais necessária para se diagnosticar a presença de uma PCA, mas pode ser usada para o fechamento desses defeitos (veja o texto a seguir).

TRATAMENTO

Todas as PCAs visíveis ao exame físico deverão ser fechadas. Essa regra se aplica mesmo aos defeitos menores com achados físicos típicos, porque o risco do fechamento é menor que o risco da endocardite. Há controvérsias sobre o fechamento de PCAs muito pequenas e detectadas acidentalmente por meio da ecocardiografia na falta desses achados.

Há várias maneiras de se fechar uma PCA. Em lactentes prematuros, o canal pode ser fechado, na maioria dos casos, com indometacina. Se isso não funcionar ou se houver contra-indicações ao uso dessa substância, o fechamento poderá ser cirúrgico.

Uma PCA pode ser fechada com vários dispositivos no momento da cateterização cardíaca. Para canal pequenos, a inserção de anéis de metal (órteses de Gianturco) por meio de um cateter no interior do canal funciona satisfatoriamente. Para canais maiores, outros tipos de dispositivo podem ser usados com sucesso. Para pacientes com ICC, digitais e diuréticos podem ser usados até que o canal possa ser fechado.

Todos os pacientes com PCA deverão ser submetidos à profilaxia contra a endocardite; uma vez fechado o canal, essa profilaxia não será mais necessária.

HISTÓRIA NATURAL DA PERSISTÊNCIA DO CANAL ARTERIAL E RESULTADO DO TRATAMENTO

Os riscos associados à patência persistente do canal arterial incluem: endocardite, calcificação do canal, aneurisma e, para grandes lesões, a insuficiência cardíaca congestiva (ICC) e a doença obstrutiva vascular pulmonar. Se a PCA for fechada antes da recorrência de qualquer uma dessas complicações, o resultado será excelente, e a duração da vida deverá ser normal. Existem, porém, complicações em potencial associadas ao fechamento cirúrgico e oclusão da órtese da PCA. No fechamento cirúrgico a artéria pulmonar esquerda pode ser ligada inadvertidamente, o nervo recorrente da laringe pode ser danificado e, se a PCA for ligada, mas sem ser dividida, a recanalização poderá recorrer. Em caso de oclusão da órtese, esta pode embolizar para o interior da artéria pulmonar ou da aorta, o cateter poderá danificar a artéria femoral, provocando a recanalização do canal.

DEFEITOS DOS SEPTOS ATRIOVENTRICULARES

INCIDÊNCIA, TIPOS E EMBRIOLOGIA

Os defeitos dos septos atrioventriculares (DSAV) consistem em várias malformações cardíacas específicas que resultam do desenvolvimento anormal dos coxins endocárdicos. Os DSAVs ocorrem em 0,19 de 1.000 nascidos vivos e constituem 4 a 5% dos defeitos cardíacos congênitos. Quarenta por cento dos portadores da síndrome de Down e de doença cardíaca congênita terão um DSAV.

Os DSAVs podem ser classificados em: (i) incompletos (ou parciais), (ii) completos (veja Fig. 9.6) e (iii) intermediários (ou de transição).

Os defeitos incompletos incluem: o DSA *ostium primum*, átrio comum, valva mitral fendida e defeitos do septo atrioventricular produzindo um *shunt* do ventrículo esquerdo para o átrio direito (defeito de Gerbode).

O DSAV completo é um quadro em que a porção inferior do septo atrial e a porção posterior do septo ventricular estão ausentes. Esses 2 defeitos são contíguos. Além disso, em vez de duas valvas AV separadas, existe uma grande valva AV comum. Por isso, toda a porção central do coração não existe (Fig. 9.6).

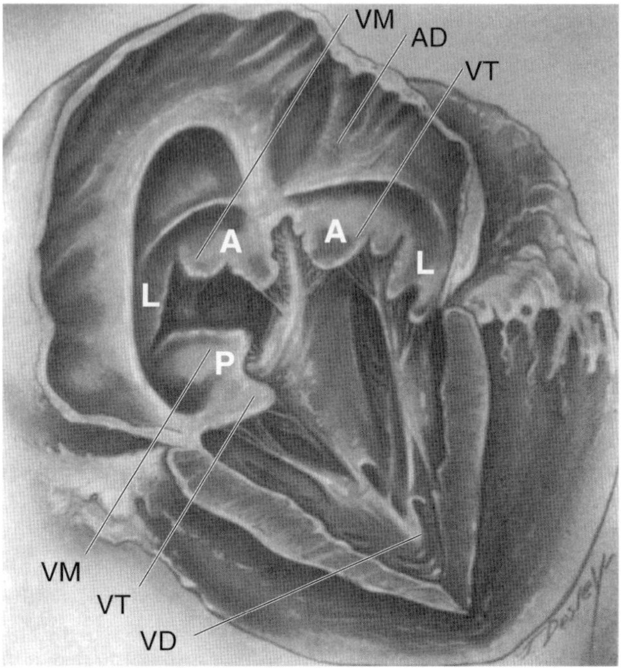

FIGURA 9.6 Ilustração de um defeito do septo atrioventricular completo. Observe que o defeito do septo atrial (DSA) e o defeito do septo ventricular (DSV) são contíguos. Existe uma valva atrioventricular comum em vez de uma valva mitral e outra tricúspide. Essencialmente, falta a porção central do coração. VM, valva mitral; AD, átrio direito; VT, valva tricúspide; VD, ventrículo direito; A, anterior; P, posterior; L, lateral.

Os DSAVs intermediários ou de transição consistem em um DSA tipo *ostium primum*, um DSV posterior restritivo, mas 2 anéis completos de valvas atrioventriculares. Portanto, o DSA e o DSV não são contíguos.

As estruturas deficientes nos defeitos dos septos atrioventriculares são formadas pelos coxins endocárdicos.

APRESENTAÇÃO CLÍNICA E EXAME FÍSICO

A apresentação e o exame físico de pacientes portadores de DSA tipo *ostium primum* e átrio comum são os mesmos que aqueles para DSAs e foram discutidos no texto anterior. A apresentação e o exame físico de pacientes com DSAVs completos são similares aos de pacientes com DSVs maiores e também foram discutidos no texto anterior.

ASPECTOS ELETROCARDIOGRÁFICOS

Na maioria dos casos, o ECG associado aos DSAVs tem uma alça no plano central inicial em sentido anti-horário e um eixo QRS esquerdo ou superior. A presença dessa alça é evidente no ECG de superfície por ondas Q nas derivações I e aVL.

A presença de hipertrofia ventricular dependerá do volume do *shunt* da esquerda para a direita, da presença de um DSA ou DSV, do grau da hipertensão pulmonar e do grau de insuficiência da valva atrioventricular.

RADIOGRAFIA DE TÓRAX

Os achados da radiografia ajudam a julgar o tamanho do *shunt* da esquerda para a direita em pacientes portadores de DSA *ostium primum*. Em um *shunt* pequeno, a radiografia será normal. À medida que o *shunt* aumenta em tamanho, a radiografia mostrará aumento do coração e das imagens vasculares do pulmão.

Na maioria dos pacientes com DSAV completo, a radiografia mostrará cardiomegalia e aumento das imagens vasculares pulmonares. Se o paciente apresentar resistência significativa da artéria pulmonar, o coração pode não estar dilatado, e as imagens pulmonares, normais. Entretanto, nessa situação, o principal segmento da artéria pulmonar e as artérias pulmonares proximais direita e esquerda poderão estar dilatadas.

CATETERISMO CARDÍACO E ECOCARDIOGRAFIA

O diagnóstico e o tipo de DSAV, assim como das anomalias associadas, podem ser determinados por ecocardiografia. Com as técnicas de Doppler, as pressões de VD e da artéria pulmonar podem ser estimadas.

A cateterização cardíaca raramente é necessária para o tratamento de pacientes com formas parciais ou incompletas de DSAV ou para lactentes com defeitos completos não complicados. Para aqueles portadores de DSAV completo e que possam ter doença obstrutiva vascular pulmonar, o procedimento é essencial para se determinar se o paciente é candidato ao reparo completo.

TRATAMENTO

As mesmas diretrizes para o tratamento de DSAs podem ser aplicadas a pacientes com DSAVs incompletos ou parciais. Os pacientes com DSAVs completos podem receber o mesmo tratamento aplicado aos portadores de DSVs.

Todos os pacientes portadores de defeitos septais atrioventriculares deverão receber profilaxia contra endocardite antes e após o reparo.

HISTÓRIA NATURAL DOS DEFEITOS DOS SEPTOS ATRIOVENTRICULARES E RESULTADO DO TRATAMENTO

A história natural de pacientes portadores de DSAVs é semelhante à história natural de DSAs para pacientes com DSAVs incompletos ou parciais. Um dos pontos de diferença é o efeito do aparelho da valva AV malformada na história natural de pacientes com DSAVs. A insuficiência ou estenose da valva mitral pode ser um problema para esses pacientes, pois pode exigir reparo ou substituição da valva. Além disso, pacientes com DSAVs podem desenvolver estenose subaórtica após o reparo.

Do ponto de vista cirúrgico, a mortalidade associada ao reparo de um DSAV completo é maior que aquela para um DSV simples, em virtude do reparo mais complexo do aparelho da valva AV e da necessidade de reparo em pacientes ainda com pouca idade.

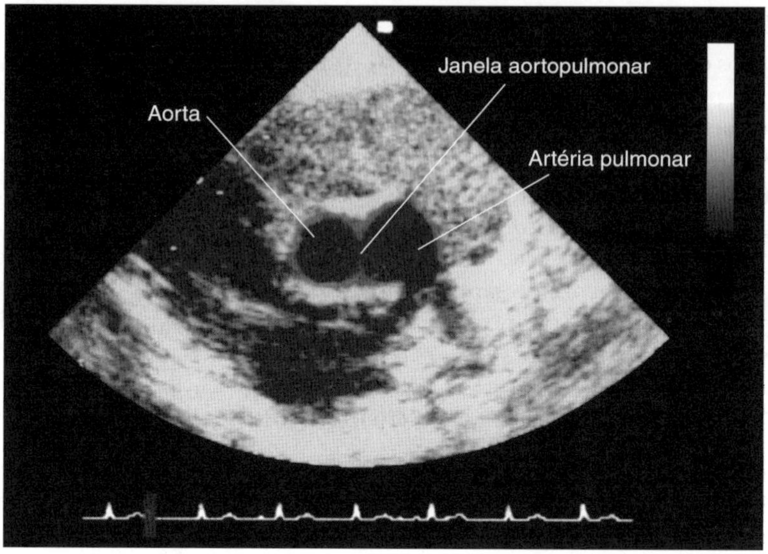

FIGURA 9.7 Ecocardiografia de janela aortopulmonar. Observe a deficiência da parede entre a aorta e a artéria pulmonar. Observe como o defeito está muito próximo da valva aórtica.

JANELA AORTOPULMONAR

Essa malformação é uma causa rara de *shunt* da esquerda para a direita. Ela consiste em uma conexão da aorta ascendente com a principal artéria pulmonar imediatamente acima da junção sinotubular (veja Fig. 9.7). Em virtude do comprimento limitado para essa conexão, ela resulta em um *shunt* da esquerda para a direita significativo e sinais e sintomas de insuficiência cardíaca congestiva grave no início da vida do bebê. Geralmente a conexão é necessária nos primeiros meses de vida, e os resultados da cirurgia a longo prazo normalmente são excelentes.

ORIGEM DE UMA ARTÉRIA PULMONAR A PARTIR DA AORTA

Esse quadro também é uma causa relativamente rara de *shunt* da esquerda para a direita. Ele causa um *shunt* de grandes proporções, hipertensão pulmonar no pulmão ipsolateral e, paradoxalmente, hipertensão pulmonar no pulmão contralateral. Sem conexão este quadro é letal, e a cirurgia deverá ser executada assim que possível após o diagnóstico. Em geral, os resultados da operação a longo prazo são excelentes. Alguns autores se referiram a esse quadro como um *hemitruncus*, o que obviamente não é uma denominação adequada, pois não existe aqui um defeito do septo ventricular.

TRONCO ARTERIAL

Nesse quadro existe apenas uma valva semilunar (a valva do tronco) e um defeito do septo ventricular, e as artérias pulmonares surgem da aorta ascendente (tecnicamente, do tronco arterial). As anomalias freqüentemente associadas incluem: arco aórtico interrompido, insuficiência ou estenose da valva do tronco e microdeleção do cromossoma 22q11.2 (síndromes velocardiofacial, de Shprintzen e de DiGeorge). Embora esse quadro normalmente seja classificado como uma forma "cianótica" da doença cardíaca congênita (veja Capítulo 10), ele também pode resultar em um grande *shunt* da esquerda para a direita e congestão pulmonar significativa, além da insuficiência cardíaca congestiva. A necessidade da cirurgia decorre mais dos problemas causados pelo *shunt* do que da cianose. Por causa desse *shunt* significativo e da hipertensão pulmonar, esses pacientes desenvolverão a doença obstrutiva vascular pulmonar precocemente na vida se o defeito não for corrigido. Portanto, o tronco arterial precisa ser corrigido antes dos 6 meses de vida. Se não houver estenose e/ou insuficiência da valva do tronco, nem interrupção do arco aórtico, os resultados da cirurgia serão promissores. A cirurgia consiste no fechamento do DSV, removendo-se as artérias pulmonares da aorta e conectando-as ao ventrículo direito por meio de um conduto contendo uma valva. O conduto necessário para essa conexão deverá ser substituído no futuro. O resultado para pacientes portadores de *truncus arteriosus* e anomalias associadas será menos favorável que aquele obtido na falta dessas anomalias.

FÍSTULA ARTERIOVENOSA

Qualquer fístula arteriovenosa (AV) significativa pode causar a insuficiência cardíaca congestiva (ICC). As grandes fístulas associadas a esse quadro normalmente ocorrem no cérebro, fígado ou coração. As fístulas AV cardíacas geralmente envolvem a conexão de uma artéria coronária a uma veia coronária ou a conexão de uma artéria coronária ao átrio direito ou ao ventrículo direito. As fístulas associadas à ICC precisam ser fechadas ou por cirurgia ou pelas técnicas de cateterização intervencionista. O resultado dependerá da complexidade da fístula e da fragilidade para interromper a fístula.

BIBLIOGRAFIA

El-Najdawi E, Driscoll D, Puga F, et al. Operation for partial atrioventricular septal defect: A 40-year review. *J Thorac Cardiovasc Surg*. 2000;119:880-889.

Feldt R, McGoon D, Ongley P, et al. eds. *Atrioventricular canal defect*. Philadelphia, PA: WB Saunders; 1976.

Fukazawa M, Fukushige J, Ueda K. Atrial septal defects in neonates with reference to spontaneous closure. *Am Heart J*. 1988;116:123-127.

Gabriel HM, Heger M, Innerhofer P, et al. Long-term outcome of patients with ventricular septal defect considered not to require surgical closure during childhood. *J Am Coll Cardiol*. 2002;39(6):1066-1071.

Gunther T, Mazzitelli D, Haehnel CJ, et al. Long-term results after repair of complete atrioventricular septal defects: Analysis of risk factors. *Ann Thorac Cardiovasc Surg*. 1998;65(3):754-759, discussion 759-760.

Kidd L, Driscoll D, Gersony W, et al. Second natural history study of congenital heart defects: Results of treatment of patients with ventricular septal defects. *Circulation*. 1993;87:I-38-I-51.

Murphy J, Gersh B, McGoon M, et al. Long-term outcome after surgical repair of isolated atrial septal defect. *N Engl J Med.* 1990;323:1645-1650.

Nakanishi T. Interventional catheterization. *Curr Opin Cardiol.* 2000;15(4):211-215.

Patel HT, Cao QL, Rhodes J, et al. Long-term outcome of transcatheter coil closure of small to large patent ductus arteriosus. *Catheter Cardiovasc Interv.* 1999;47(4):457-461.

Pearl JM, Laks H. Intermediate and complete forms of atrioventricular canal. *Semin Thorac Cardiovasc Surg.* 1997;9(1):8-20.

Permut LC, Mehta V. Late results and reoperation after repair of complete and partial atrioventricular canal defect. *Semin Thorac Cardiovasc Surg.* 1997;9(1):44-54.

Prifti E, Bonacchi M, Leacche M, et al. A modified 'single patch' technique for complete atrioventricular septal defect correction. *Eur J Cardiothorac Surg.* 2002;22(l):151-153.

Radzik D, Davignon A, van Doesburg N, et al. Predictive factors for spontaneous closure of atrial septal defects diagnosed in the first 3 months of life. *J Am Coll Cardiol.* 1993;22:851-853.

Spangler J, Feldt R, Danielson G. Secundum atrial septal defect encountered in infancy. *J Thorac Cardiovasc Surg.* 1976;71:398-401.

Suzuki K, Yamaki S, Mimori S, et al. Pulmonary vascular disease in Down's syndrome with complete atrioventricular septal defect. *Am J Cardiol.* 2000;86(4):434-437.

Tanoue Y, Sese A, Ueno Y, et al. Surgical management of aortopulmonary window. *Jpn J Thorac Cardiovasc Surg.* 2000;48(9):557-561.

Partes do texto já foram publicadas anteriormente e são aqui reproduzidas com a autorização do editor:

Driscoll D, Left-to-right shunt lesions. *Pediatr Ciin North Am.* 1999;46:355-368.

CAPÍTULO 10

Shunts da Direita para a Esquerda

"As Quatro Regras da Medicina de Loeb:
1. Se o paciente estiver melhorando, continue a fazer o que você está fazendo
2. Se o paciente piorar, mude alguma coisa
3. Se você não tiver certeza do que está fazendo, não faça nada
4. Procure manter o paciente fora da sala de cirurgia"

A cianose é um sinal físico caracterizado pela coloração cinzento-azulada das mucosas, leitos ungueais e da pele. O quadro resulta da presença de hemoglobina desoxigenada no sangue, a concentrações de pelo menos 5 g por dL. Nessa concentração, ou em nível ligeiramente mais baixo, a hemoglobina desoxigenada pode não estar associada à cianose, ou pode produzir apenas uma aparência "rosada". Há menos probabilidade de a cianose ocorrer em um paciente com anemia intensa, pois os níveis de hemoglobina podem estar muito baixos para produzir a coloração. Ao contrário, pacientes portadores de eritrocitemia podem exibir a aparência "rosada" ou a cianose apesar da pressão parcial arterial normal de oxigênio (PaO_2). Uma vez que a cianose um sinal físico, sua identificação depende da acuidade do observador. Ela pode ser mais difícil de se visualizar em pacientes com pele muito pigmentada.

A hipoxemia é um estado de redução anormal da concentração de oxigênio do sangue arterial. O quadro é reconhecido medindo-se a PaO_2 ou a saturação de oxigênio do sangue arterial (SaO_2). O grau de hipoxemia pode ou não se correlacionar com os sinais físicos da cianose, dependendo da concentração de hemoglobina no sangue e da habilidade do examinador em detectar cianoses. Um recém-nascido, por causa da eritrocitemia, pode se mostrar pletórico ou cianótico apesar da PaO_2 normal e da ausência de doença cardíaca ou pulmonar.

A relação entre PaO_2 e SaO_2 é importante para se compreender os fatores determinantes da cianose, hipoxemia e oxigenação dos tecidos. Uma SaO_2 arterial de 88% (nível em que a cianose é evidente para a maioria dos observadores) pode ser obtida com a PaO_2 variando de 30 a 85 mmHg, dependendo da concentração de hemoglobina do feto, do pH, da temperatura e do nível de 2,3-difosfoglicerato (2,3-DPG).

TABELA 10.1 Oxigenação dos Tecidos e Teor de Oxigênio do Sangue

1. Oxigenação dos tecidos = Teor de oxigênio do sangue arterial sistêmico × Débito cardíaco
2. Teor de oxigênio do sangue arterial sistêmico = (Hb em g/dL × 1,36 em mL O_2/g/Hb × saturação de HbO_2 em porcentagem) + (PaO_2 em mmHg × 0,003 mLO_2/dL por mmHg) onde o segundo termo: PaO_2 × 0,003 representa oxigênio dissolvido no sangue, não ligado à hemoglobina
3. Fluxo de sangue sistêmico (Qs), pulmonar (Qp) e pulmonar efetivo (Qep)

$$Qs = \frac{VO_2}{[(Hb \times 1{,}36 \times SaO_2) + (PaO_2 \times 0{,}003)] - [(Hb \times 1{,}36 \times SmvO_2) + (PmvO_2 \times 0{,}003)]}$$

$$Qp = \frac{VO_2}{[(Hb \times 1{,}36 \times SpvO_2) + (PpvO_2 \times 0{,}003)] - [(Hb \times 1{,}36 \times SpaO_2) + (PpaO_2 \times 0{,}003)]}$$

$$Qep = \frac{VO_2}{[(Hb \times 1{,}36 \times SpvO_2) + (PpvO_2 \times 0{,}003)] - [(Hb \times 1{,}36 \times SmvO_2) + (PmvO_2 \times 0{,}003)]}$$

Onde:

Vo_2 = captação de oxigênio, L/min	mv = venoso misto
Hb = hemoglobina, g/dL	pa = artéria pulmonar
1,36 = ml O_2/g Hb	pv = Veia pulmonar
	PaO_2 = pressão parcial de oxigênio arterial
0,003 = mLO_2/dL/mmHg	SaO_2 = saturação de O_2 na aorta

Normalmente, todo o retorno venoso sistêmico proveniente do átrio direito flui em direção ao ventrículo direito e à artéria pulmonar. O volume de sangue que flui para a artéria pulmonar é similar ao volume de sangue que percorre através dos pulmões para o átrio esquerdo e ventrículo esquerdo e para a aorta. O volume de sangue que flui para o interior da aorta representa o fluxo de sangue sistêmico ou Qs. Os termos "Qs" e *débito cardíaco* são freqüentemente usados alternadamente. "Fluxo pulmonar efetivo de sangue" ou "Qep" é o volume de retorno venoso sistêmico que viaja pelo leito pulmonar vascular *e se torna oxigenado* (ou seja, volume de fluxo pulmonar de sangue que participa *efetivamente* na troca gasosa no pulmão). Em condições normais, os fluxos sistêmico, pulmonar e pulmonar efetivo de sangue são iguais – Qp = Qep = Qs. As fórmulas para calcular esses volumes estão relacionadas na Tabela 10.1. O denominador de cada uma dessas equações descreve meramente a extração ou a adição de oxigênio ao sangue quando ele passa seja pelo leito vascular sistêmico seja pulmonar. Para pacientes com doença cardíaca congênita cianótica, Qp, Qs e Qep normalmente *não* são iguais. As conseqüências fisiológicas de um defeito específico podem ser compreendidas e descritas pelos valores de Qp, Qs e Qep e pela relação entre eles.

Além disso, os conceitos de *shunts* da esquerda para a direita e da direita para a esquerda são úteis na compreensão e descrição das conseqüências fisiológicas das formas cianóticas de defeitos cardíacos congênitos. Existe *shunt* da esquerda para a direita quando sangue oxigenado proveniente dos pulmões retorna às veias sistêmicas, ao átrio direito, ao ventrículo direito ou à artéria pulmonar, em vez de fluir para o átrio esquerdo, ventrículo esquerdo e aorta. O *shunt* da direita para a esquerda existe quando um volume de sangue desoxigenado (retorno venoso sistêmico) segue diretamente para o átrio esquerdo, ventrículo esquerdo ou aorta em vez de fluir através dos pulmões para ser oxigenado.

Um conceito importante na compreensão das conseqüências fisiológicas de formas cianóticas de defeitos cardíacos congênitos é a relação entre o volume de fluxo de sangue pulmonar e o grau de hipoxemia.

A tetralogia de Fallot (TF), a atresia pulmonar com defeito do septo ventricular (DSV), o *truncus arteriosus* e a atresia da válvula tricúspide são 4 defeitos em que o volume de fluxo de sangue pulmonar pode se mostrar anormalmente baixo, e existe uma comunicação entre os 2 ventrículos. Nessas circunstâncias, quanto mais baixo ou mais alto o Qp, mais cianótico ou menos cianótico será o paciente, respectivamente (veja Fig. 10.1). Por que isso? Vamos considerar a tetralogia de Fallot. A SaO_2 na aorta ascendente dependerá do volume relativo de sangue desoxigenado que chega à aorta proveniente do ventrículo direito e do volume de sangue oxigenado que chega do ventrículo esquerdo. O volume de sangue sem oxigênio no ventrículo direito é relativamente fixo e depende do retorno venoso sistêmico para o átrio. Entretanto, o volume de sangue oxigenado no ventrículo esquerdo representa o volume de sangue que ele recebe proveniente do átrio esquerdo, que, por sua vez, depende do volume do fluxo de sangue pulmonar. Na tetralogia de Fallot esse fluxo depende do grau de restrição de fluxo sanguíneo para a artéria pulmonar a partir da obstrução do trato de saída de fluxo do ventrículo direito.

Outro conceito importante é a relação anatômica das veias sistêmicas (veias cavas inferior e superior e seio coronário) e das veias pulmonares com a aorta e a artéria pulmonar. Normalmente, as veias cavas inferior e superior estão ligadas à artéria pulmonar por meio do átrio e do ventrículo direitos, e as veias pulmonares estão ligadas à aorta por meio do átrio e ventrículo esquerdos. O sangue sem oxigênio é direcionado para os pulmões, e o sangue oxigenado é direcionado para o corpo.

No quadro de d-transposição das grandes artérias (d-TGA, sigla em inglês para *dextro looped transposition of the great arteries*) (veja Fig. 10.2) essas relações não são normais, já que as veias cavas inferior e superior se ligam à aorta pelo átrio e ventrículo direitos, e as veias pulmonares se ligam à artéria pulmonar pelo átrio e ventrículo esquerdos. Portanto, o sangue sem oxigênio é direcionado para a aorta, e o sangue oxigenado vai para a artéria pulmonar. Obviamente, deve existir uma comunicação entre esses 2 circuitos para fins de sobrevivência. Dessa maneira, o tamanho dessa comunicação e o grau de mistura de sangue através dela determinam o grau de cianose e de hipoxemia, mais que o volume de fluxo de sangue pulmonar. Na verdade, em pacientes com TGA sem DSV o fluxo de

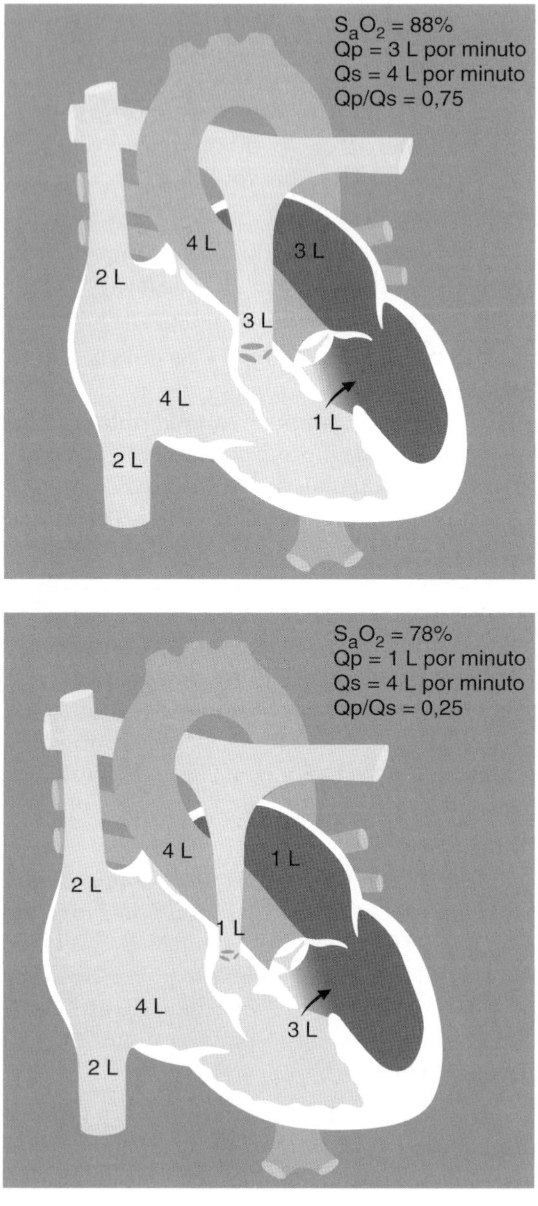

FIGURA 10.1 Ilustração da relação entre volume de fluxo de sangue pulmonar e saturação de oxigênio do sangue arterial sistêmico para um paciente portador da tetralogia de Fallot. Acima, o fluxo de sangue pulmonar é de 3 L por minuto, e a saturação de oxigênio do sangue arterial sistêmico é de 88%. Abaixo, o fluxo de sangue pulmonar é de apenas 1 L por minuto, e a saturação de oxigênio do sangue arterial sistêmico é de 78%.

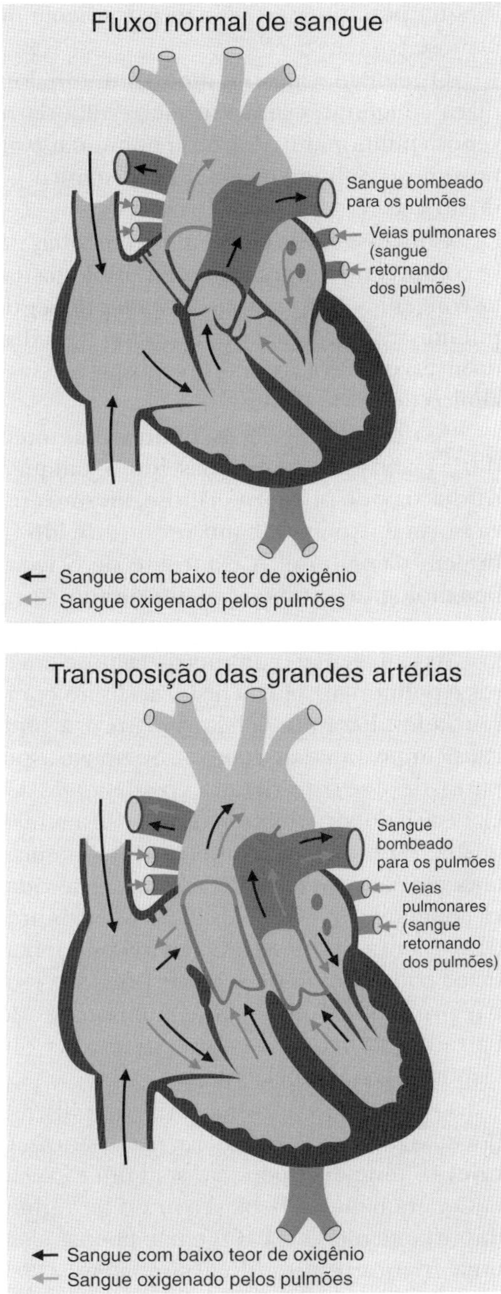

FIGURA 10.2 Diagrama representando a d-transposição das grandes artérias.

sangue pulmonar é, caracteristicamente, mais volumoso que o normal, mas a cianose é intensa.

O retorno venoso pulmonar anômalo total é outro exemplo de doença cardíaca congênita cianótica que resulta da relação não apropriada da drenagem venosa pulmonar e da artéria pulmonar (veja Fig. 10.3). Nesse caso, tanto o retorno venoso pulmonar quanto o sistêmico penetram na artéria pulmonar através do átrio e do ventrículo direitos.

Com esses conceitos em mente, duas perguntas devem ser respondidas para se compreender a anatomia e a fisiologia das formas cianóticas da doença cardíaca congênita: (i) Quais são as fontes de segurança e o volume do fluxo sanguíneo pulmonar? e (ii) Qual é a relação entre a drenagem venosa para o coração e a saída arterial do coração? As respostas a essas perguntas são críticas no tratamento clínico desses pacientes.

As doenças cardíacas, pulmonares, metabólicas e hematológicas podem produzir cianose no recém-nascido. Qualquer situação que provoque um choque cardíaco pode produzir cianose, mesmo em um paciente com coração de estrutura normal. Ao avaliar um recém-nascido cianótico, considere primeiramente a origem da cianose. A cianose é de origem cardíaca, pulmonar, metabólica ou hematológica? Embora, neste último caso, a metemoglobinemia seja rara em recém-nascidos?

As causas mais comuns da cianose em recém-nascidos são as doenças cardíacas e pulmonares. Já na história clínica completa, esses 2 quadros devem ser diferenciados. Para um bebê prematuro, a síndrome da angústia respiratória é uma causa importante de cianose. Se houve aspiração de mecônio antes ou durante o parto, deve-se considerar a possibilidade de pneumonia. Em geral, lactentes com cianose e doença pulmonar se mostram mais taquipnéicos e parecem ter mais angústia respiratória que aqueles com doença cardíaca congênita cianótica, especialmente nas primeiras 24 a 48 horas de vida. Recém-nascidos com doença cardíaca congênita cianótica são taquipnéicos, mas em menor intensidade que aqueles com doença pulmonar. O edema pulmonar significativo associado a defeito cardíaco congênito pode ser interpretado erroneamente como uma doença pulmonar primária. Muitas causas pulmonares de cianose são prontamente evidentes na radiografia de tórax, que deverá ser obtida logo cedo na avaliação do bebê cianótico (veja Tabela 10.2).

O uso da ecocardiografia simplifica significativamente a distinção entre doenças pulmonar e cardíaca nas crianças. Quando esse exame não estiver disponível, o "teste de hiperoxia" será útil e executado, medindo-se e comparando-se a PaO_2, enquanto o bebê respira o ar ambiente e quando respira somente O_2. É importante medir a PaO_2 e não apenas a saturação de oxigênio do sangue. Para uma criança respirando ar ambiente, a PaO_2 pode estar diminuída a um nível semelhante pela doença pulmonar e por doença cardíaca congênita. Na doença cardíaca congênita cianótica, a PaO_2 se mostra reduzida por causa do *shunt* da direita para a esquerda do sangue; isto é, o retorno venoso sistêmico (sangue com baixo teor de oxigênio) se direciona para o lado esquerdo do coração e para

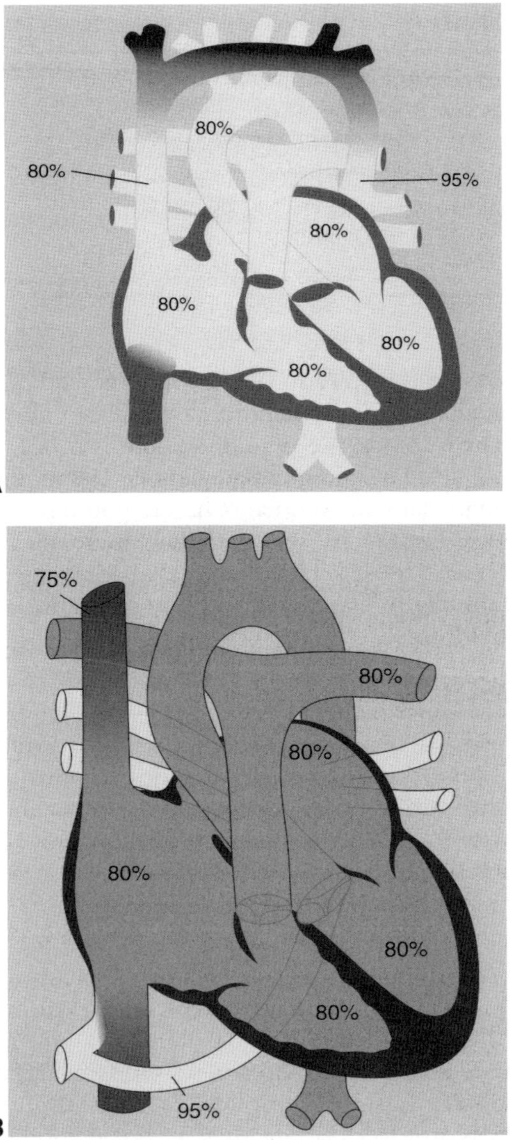

FIGURA 10.3 Diagrama representando (**A**) retorno venoso pulmonar totalmente anômalo supracardíaco (TAPVR) e (**B**) TAPVR infradiafragmático.

a aorta sem passar pelos pulmões onde ocorreria a troca gasosa. Independente da eficácia da ventilação e do volume de oxigênio enviado a cada alvéolo, o sangue sendo desviado da direita para a esquerda não pode participar na transferência gasosa, e a cianose persistirá.

Na doença pulmonar, todo o retorno venoso sistêmico passa pelos pulmões, mas, devido à doença, nem todos os alvéolos são ventilados apropriadamente. O sangue que passa pelos alvéolos não ventilados não pode participar da troca

TABELA 10.2 Causas Pulmonares da Cianose

Síndrome da angústia respiratória do recém-nascido	Obstrução anatômica das vias aéreas
Pneumonia	Telangiectasia pulmonar
Aspiração de mecônio	Cisto broncogênico
Hipoplasia pulmonar	Enfisema congênito (do parto)
Quilotórax	Derrame pleural
Hérnia diafragmática	Hemotórax

gasosa. Entretanto, se a fração de oxigênio inspirado (FIO_2) for aumentada e o paciente for ventilado de forma adequada, haverá melhora na ventilação desses alvéolos e na troca gasosa com o fluxo de sangue pulmonar, com isso ocorre aumento da PaO_2. Como regra geral, se a PaO_2 aumentar acima de 150 mmHg quando $FIO_2 = 1$, e o bebê estiver adequadamente ventilado, haverá pouca probabilidade de doença cardíaca cianótica. Entretanto, se a PaO_2 não aumentar até mais de 100 mmHg, a causa provável da cianose será a doença cardíaca congênita. Se a PaO_2 ficar entre 100 e 150 mmHg provavelmente a causa será a doença cardíaca, mas o diagnóstico será duvidoso.

ABORDAGEM AO DIAGNÓSTICO

O objetivo do médico de cuidados primários é o de reconhecer a presença de uma doença cardíaca significativa no bebê. Fazendo uso da história, dos achados físicos, da radiografia de tórax e da eletrocardiografia, pode-se elaborar uma abordagem razoável das manifestações fisiológicas do defeito cardíaco congênito de base (fluxo de sangue pulmonar aumentado ou diminuído ou presença ou ausência de um *shunt*). Entretanto, é difícil determinar o defeito anatômico de base sem a ajuda da ecocardiografia, da cateterização cardíaca ou da angiografia ou da combinação dessas 3 técnicas.

HISTÓRIA

A história familiar e a história da gestação e do parto podem ser úteis em alguns casos. Se houver história familiar significativa de doença cardíaca congênita, a suspeita da doença na criança será mais provável. O diabetes materno ou a doença cardíaca congênita dos pais estão associados a uma incidência superior à normal da doença nas crianças. Problemas perinatais como líquido tinto de mecônio ou aspiração de mecônio podem fazer da doença pulmonar uma explicação mais provável que a doença cardíaca para a cianose no recém-nascido.

EXAME FÍSICO

A freqüência e o padrão respiratório são úteis na distinção entre doenças cardíaca e pulmonar em recém-nascidos com cianose. O bebê portador de doença cardíaca congênita cianótica normalmente será taquipnéico, mas não terá retração ou angústia respiratória significativa. Uma exceção é o bebê com retorno venoso pulmonar e totalmente anômalo (TAPVR) obstruído, que apresentará angústia respiratória significativa resultante do edema pulmonar.

A palpação cuidadosa dos pulsos da carótida, braquial e femoral é importante para excluir o quadro associado de coarctação da aorta ou interrupção do arco aórtico. A atividade precordial deverá ser observada. Muitas formas de doença cardíaca congênita cianótica estão associadas à pressão ou sobrecarga de volume do ventrículo direito, e um impulso proeminente será visível na borda inferior esquerda do esterno ou na região subxifóide.

A primeira bulha cardíaca geralmente é normal. A segunda geralmente é única em recém-nascidos com doença cardíaca congênita cianótica, mas, se amplamente separadas, deve-se considerar a presença da anomalia de Ebstein. A ausência de sopro cardíaco *não* exclui a presença de doença cardíaca congênita cianótica significativa. Um sopro sistólico de ejeção pulmonar pode sugerir a tetralogia de Fallot; um sopro rude, indo e vindo, sugere síndrome de valva pulmonar ausente. Um sopro sistólico de insuficiência tricúspide e um sopro diastólico dessa valva podem sugerir a anomalia de Ebstein. O sopro sistólico de insuficiência tricúspide pode ser ouvido no bebê, se o parto foi difícil. No recém-nascido, é fácil confundir esse sopro com aquele do defeito do septo ventricular (DSV). Entretanto, não é comum ouvir o sopro de um DSV nos primeiros 2 dias de vida quando é audível a insuficiência tricúspide transitória de RN que nasceu sob estresse.

RADIOGRAFIA DE TÓRAX

A radiografia de tórax é importante na avaliação de um recém-nascido com cianose. Esse recurso é ainda mais valioso para excluir causas não cardíacas de cianose (Tabela 10.2). Exceto por algumas imagens clássicas, a radiografia de tórax tem uso limitado na definição exata de um defeito cardíaco congênito. A TGA é freqüentemente associada à cardiomegalia e ao aumento das imagens vasculares nos pulmões, mas isso varia muito. A configuração conhecida como "ovo deitado" (*egg on a string*) da silhueta cardíaca não é muito útil no diagnóstico da TGA (veja Fig. 10.4). A radiografia de tórax mostrando coração de tamanho normal e escassez de imagens vasculares nos pulmões sugere a tetralogia de Fallot ou atresia da artéria pulmonar com DSV, especialmente se houver também um arco aórtico voltado para o lado direito. Cardiomegalia acentuada e imagens vasculares diminuídas nos pulmões sugerem anomalia de Ebstein ou atresia pulmonar com septo ventricular intacto.

ELETROCARDIOGRAMA

O eletrocardiograma de um recém-nascido sadio se caracteriza pelo domínio ventricular. O desvio do eixo esquerdo e uma alça frontal inicial em sentido anti-horário são achados anormais e, no bebê cianótico, são coerentes com a atresia da tri-

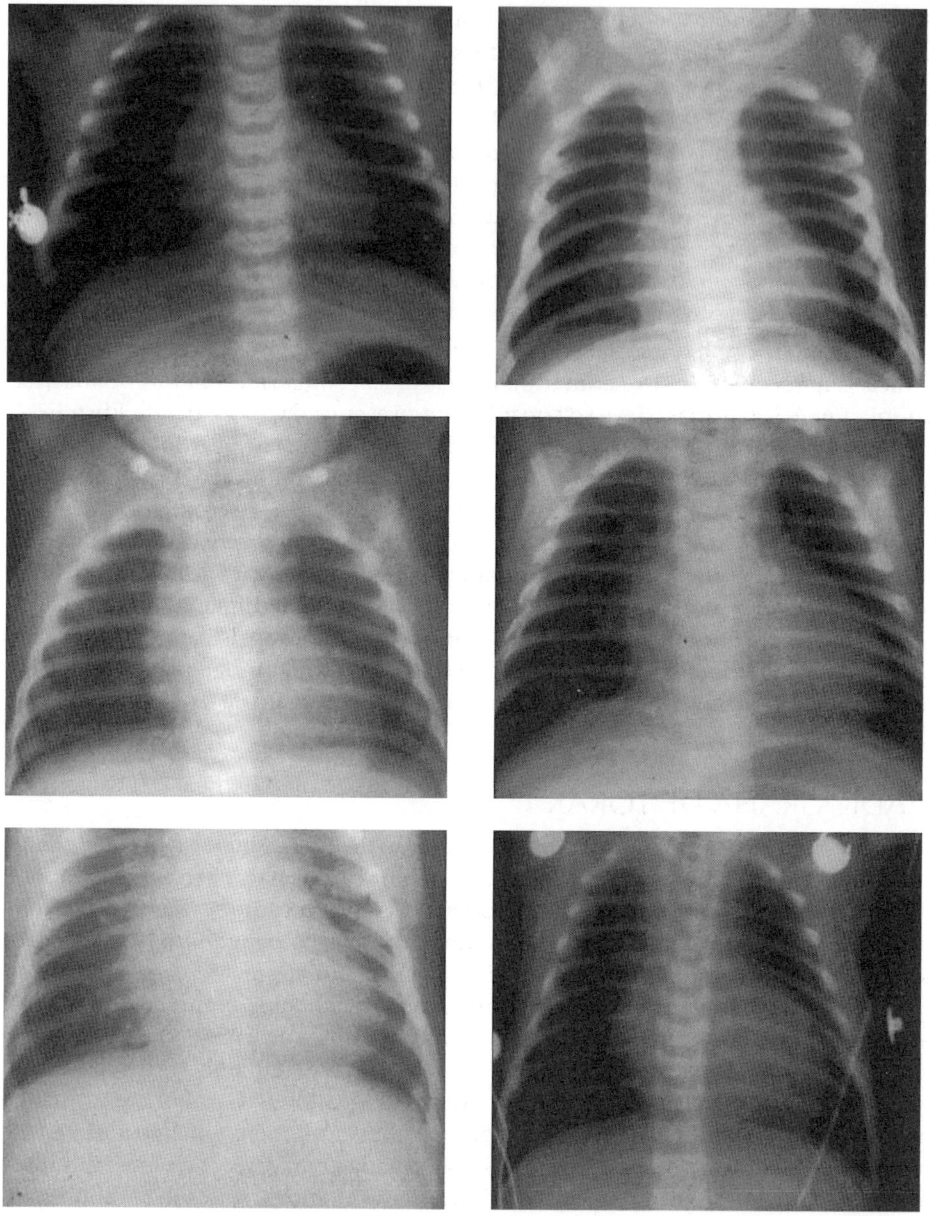

FIGURA 10.4 Radiografias de tórax de 6 crianças diferentes com d-transposição das Grandes Artérias. Observe a grande variação entre as radiografias. A radiografia embaixo, à esquerda, seria considerada a mais típica.

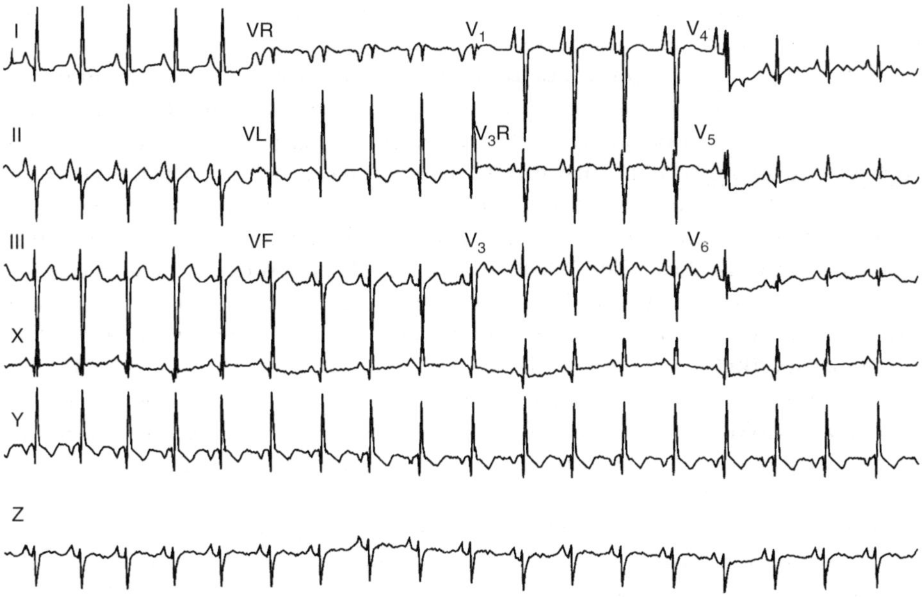

FIGURA 10.5 Eletrocardiograma mostrando desvio do eixo esquerdo e dilatação atrial. Esses achados seriam mais característicos de atresia tricúspide.

cúspide ou com o defeito do septo atrioventricular completo, com estenose pulmonar associada (veja Fig. 10.5).

d-TRANSPOSIÇÃO DAS GRANDES ARTÉRIAS

A d-TGA é a forma mais comum de doença cardíaca congênita a se apresentar com cianose no recém-nascido e representa 3,8% de todos os defeitos cardíacos congênitos. A anomalia resulta de uma septação conotruncal anormal de tal modo que a aorta surge do ventrículo direito, e a artéria pulmonar surge do ventrículo esquerdo. Quarenta por cento dos pacientes com d-TGA possuem um DSV associado. Entre os pacientes com d-TGA 6% daqueles com septo intacto e 31% daqueles com DSV apresentam estenose pulmonar associada.

Na d-TGA, o retorno venoso sistêmico (sangue com baixo teor de oxigênio) volta para o ventrículo direito e é bombeado para o corpo através da aorta, sem passar pelos pulmões para a troca gasosa. O retorno venoso pulmonar (sangue oxigenado) vai para o ventrículo esquerdo e é bombeado de volta para os pulmões. O fluxo efetivo de sangue pulmonar (o volume de sangue desoxigenado que participa da troca gasosa nos pulmões) é muito baixo, embora o fluxo de sangue pulmonar total se mostre aumentado. O quadro de d-TGA é incompatível com a vida, a menos que exista uma comunicação entre os 2 circuitos para permitir a mistura de sangue oxigenado e desoxigenado. Essa mistura ocorre no forame oval patente (ou defeito do septo atrial [DSA]), no canal arterial (se patente) e no DSV (se presente). Essa é uma situação frágil para um paciente com septo ventricular intacto e DSA não verdadeiro, pois a mistura dos 2 circuitos diminuirá à medida que o canal arterial for se fechando, e o forame oval patente for vedado.

A cianose, um impulso precordial proeminente na borda inferior esquerda do esterno ("impulso ventricular direito") e uma segunda bulha cardíaca única e alta são achados comuns em bebês com d-TGA. Não há achados físicos patognomônicos para essa anomalia. Pode não haver sopro cardíaco ou pode ocorrer um sopro de ejeção sistólica, que pode resultar de um DSV associado, de uma estenose pulmonar ou de obstrução dinâmica do trato de fluxo de saída do ventrículo esquerdo. O exame físico é importante para descartar a presença de anomalias associadas, como a coarctação da aorta.

A radiografia de tórax mostra a cardiomegalia com imagens vasculares aumentadas no pulmão na maioria dos pacientes com d-TGA e septo ventricular intacto. Pacientes portadores de d-TGA, DSV e estenose pulmonar podem apresentar diminuição das imagens vasculares nos pulmões.

Um recém-nascido com d-TGA é uma emergência médica. Logo, a confirmação ou exclusão desse diagnóstico, assim como a documentação e a garantia de sítios adequados para a mistura entre os circuitos paralelos, sistêmico e pulmonar, são decisões críticas. O diagnóstico de d-TGA e da maioria das malformações associadas pode ser estabelecido usando-se a ecocardiografia bidimensional. A presença de uma persistência do canal arterial pode ser determinada, mas não se pode confiar nesse quadro como fonte estável de mistura, pois provavelmente esse canal fechar-se-á. O canal arterial pode ser mantido patente por infusão de prostaglandina E_1, o que deverá ser feito se o bebê se mostrar extremamente hipoxêmico ($PaO_2 < 25$ mmHg), acidótico ou se for necessária a sua transferência para outra instituição.

TRATAMENTO DA d-TRANSPOSIÇÃO DAS GRANDES ARTÉRIAS SEM DEFEITO DO SEPTO VENTRICULAR

Cirurgia de Jatene ou Correção em Plano Arterial

Esse procedimento é a melhor opção para o tratamento de bebês com d-TGA, septo ventricular intacto ou DSV e valva pulmonar normal. Nessa operação, a aorta e a artéria pulmonar são seccionadas transversalmente em sentido caudocefálico para as respectivas valvas. Os orifícios das artérias coronárias são removidos do coto da aorta e suturados ao coto da artéria pulmonar (a neoaorta). A porção distal da aorta é anastomosada ao coto proximal da artéria pulmonar, e a porção distal da artéria pulmonar é anastomosada ao coto da aorta (veja Fig. 10.6). Essa cirurgia tem uma taxa de mortalidade de 10% ou menos, e os resultados a longo prazo são muito bons. O procedimento deve ser executado logo (antes de 3 semanas de idade), antes que as paredes espessadas do ventrículo esquerdo sofram involução, à medida que a resistência arterial pulmonar diminui. Em muitas insti-

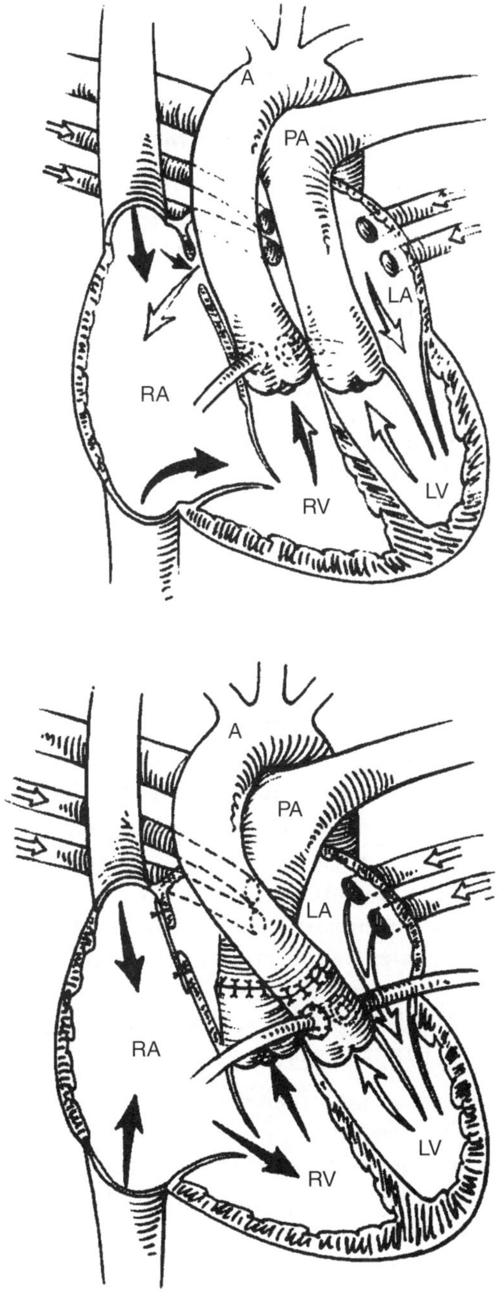

FIGURA 10.6 Diagrama representando a operação de troca arterial (de Jatene) para a d-transposição das grandes artérias. Observe as linhas de sutura que unem o coto proximal da artéria pulmonar à aorta e a segunda sutura unindo o coto da aorta à artéria pulmonar. A, aorta; PA, artéria pulmonar; LA, átrio esquerdo; LV, ventrículo esquerdo; RV, ventrículo direito; RA, átrio direito.

tuições, a operação é executada sem cateterização cardíaca pré-operatória. A prostaglandina E_1 é administrada por infusão antes da operação para manter a persistência do canal arterial e preservar a estabilidade ácido-básica do paciente.

Cirurgia de Senning ou Correção em Plano Atrial

As cirurgias de Senning ou de Mustard foram descritas nos anos 1960 e antecedem a operação de troca arterial, para a qual são consideradas como alternativas. Esses procedimentos são usados se a valva pulmonar apresentar anormalidade tal que não funcionaria como a valva neoaórtica após um procedimento de Jatene (troca arterial). Com esses procedimentos, os retornos venosos sistêmico e pulmonar são redirecionados no átrio. O retorno venoso sistêmico proveniente das veias cavas superior e inferior é direcionado através da valva mitral para o ventrículo esquerdo (e posteriormente para a artéria pulmonar). O retorno venoso pulmonar é direcionado através da valva tricúspide e posteriormente para a aorta. Esse resultado é obtido suturando-se um anteparo no átrio (veja Fig. 10.7). Essencialmente, a TGA é tratada criando-se a "transposição" do retorno venoso para o coração.

As cirurgias de Senning e de Mustard são normalmente executadas em pacientes entre 6 meses e 1 ano, mas alguns cirurgiões farão a cirurgia no período neonatal. Caso um desses métodos deva ser usado, uma comunicação interatrial adequada deve obrigatoriamente ser estabelecida nesse período neonatal. Isso é obtido com o procedimento de septostomia com balão atrial de Rashkind. Um cateter com um balão inflável na ponta é inserido a partir da veia umbilical ou femoral até o átrio direito através do forame oval patente e para o interior do átrio esquerdo. Nesse sítio o balão é inflado e rapidamente retirado para o átrio direito, produzindo uma fenda no septo atrial.

As cirurgias de Senning e de Mustard apresentam baixa mortalidade, mas problemas significativos a médio e longo prazos, a saber: obstrução do retorno venoso sistêmico e pulmonar pelo anteparo, arritmias atriais, insuficiência tricúspide e falência do ventrículo direito.

TRATAMENTO DA d-TRANSPOSIÇÃO DAS GRANDES ARTÉRIAS COM DEFEITO DO SEPTO VENTRICULAR

Quando o quadro de d-TGA é concomitante a um DSV significativo, os retornos venosos sistêmico e pulmonar podem se misturar através desse defeito. Em geral, bebês com DSV associado, mas sem estenose pulmonar, são menos hipoxêmicos que aqueles com septo ventricular intacto. O quadro de d-TGA com DSV e sem estenose pulmonar pode ser tratado pelo procedimento de troca arterial de Jatene mais fechamento do defeito. A presença de um grande DSV evita a queda da pressão do ventrículo esquerdo e a diminuição da espessura da parede, à medida que a resistência pulmonar diminui. Portanto, em contraste com os portadores de d-TGA sem DSV, o procedimento de troca arterial pode ser retardado até 1 ou 2 meses de idade.

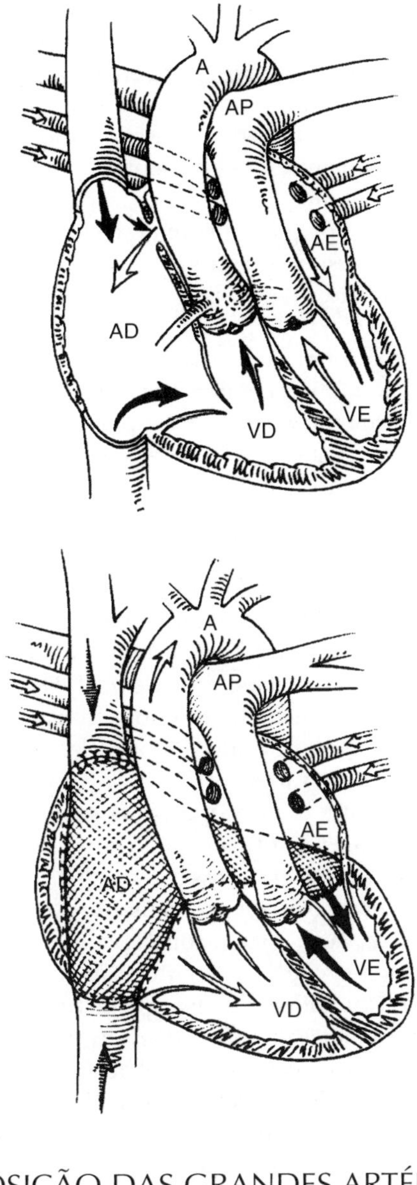

FIGURA 10.7 Diagrama de representação da cirurgia de Mustard para a d-transposição das grandes artérias. O septo atrial foi removido, e um anteparo foi suturado no interior do átrio, de tal modo que o retorno venoso sistêmico (sangue azul) é desviado para o ventrículo esquerdo, e o retorno venoso pulmonar (sangue vermelho) é desviado para o ventrículo direito. A, aorta; AP, artéria pulmonar; AE, átrio esquerdo; VE, ventrículo esquerdo; VD, ventrículo direito; AD, átrio direito.

TRATAMENTO DA d-TRANSPOSIÇÃO DAS GRANDES ARTÉRIAS COM DEFEITO DO SEPTO VENTRICULAR E ESTENOSE OU ATRESIA PULMONAR

A fisiologia do quadro de d-TGA com DSV e estenose pulmonar é diferente daquele de TGA sem estenose pulmonar, porque o fluxo de sangue pulmonar é limitado pela estenose. Nesses pacientes, o grau de hipoxemia será determinado tanto pela extensão da mistura dos retornos venosos sistêmico e pulmonar como pelo volume de fluxo sanguíneo pulmonar. Nesses pacientes, as fontes e a adequação do fluxo de sangue pulmonar devem ser determinadas. Na presença de estenose pulmonar significativa ou atresia da artéria pulmonar, o canal arterial pode estar contribuindo substancialmente para o fluxo sanguíneo pulmonar. Quando o canal se fecha, podem ocorrer hipoxemia e acidose intensas. Se a valva pulmonar for anormal, esses pacientes não serão candidatos ao procedimento de troca arterial (Jatene). Eventualmente, o reparo é mais bem realizado pelo procedimento de Rastelli, que consiste no fechamento do DSV de modo que o sangue sai do ventrículo esquerdo através do defeito do septo e entra na aorta. A artéria pulmonar é dividida, o coto proximal é suturado firmemente, e um conduto é inserido desde o ventrículo direito até a porção distal da artéria pulmonar principal. Essa operação tem a desvantagem de usar um conduto protético extracardíaco, que pode vir a falhar e exigir substituição. Para permitir a colocação de um conduto razoavelmente grande, essa operação normalmente é postergada até a idade de 4 a 6 anos. Antes disso, pode ser necessário estabelecer uma derivação sistêmico-pulmonar da artéria para aumentar o fluxo de sangue pulmonar.

RESULTADO DO TRATAMENTO DA d-TRANSPOSIÇÃO DAS GRANDES ARTÉRIAS

O resultado do tratamento depende do tipo de operação executada para reparar o defeito. Para os pacientes submetidos à cirurgia de Jatene os resultados são excelentes. A mortalidade varia de 5 a 17%, e os problemas pós-operatórios a médio e longo prazos incluem: estenose supravalvar pulmonar e aórtica, insuficiência da aorta e perda dos ramos das artérias coronárias. Felizmente, esses problemas são relativamente raros.

Pacientes com DSV e estenose pulmonar e submetidos à cirurgia de Rastelli podem sofrer insuficiência do conduto, ligando o ventrículo direito à artéria pulmonar, tornando necessária a substituição periódica dessa prótese. Essa insuficiência pode ocorrer por causa de estenose do conduto ou de estenose ou insuficiência da valva no interior da prótese. Em geral, esses dispositivos duram entre 5 e 20 anos, quando então precisam ser substituídos.

Os resultados das cirurgia de Senning ou de Mustard a longo prazo são piores que aqueles das operações de Jatene ou de Rastelli. Uma vez que o ventrículo direito permanece como ventrículo sistêmico após as cirurgias de Senning ou de Mustard, a falência desse ventrículo é uma complicação tardia que, por fim, pode precisar de um transplante cardíaco. Além disso, em virtude da grande extensão da sutura nos átrios, as arritmias atriais são um problema comum a longo prazo.

TETRALOGIA DE FALLOT

A tetralogia de Fallot (TF) consiste em: (i) DSV, (ii) estenose pulmonar (que pode ser valvular, subvalvar e/ou supravalvar), (iii) aorta deslocada para a direita e "sobreposta" ao DSV e (iv) hipertrofia ventricular direita (veja Figs. 10.8 e 10.9). Essa anomalia representa entre 4 e 8% dos defeitos cardíacos congênitos e resulta da septação conotruncal desigual. Bebês portadores de TF são cianóticos por cau-

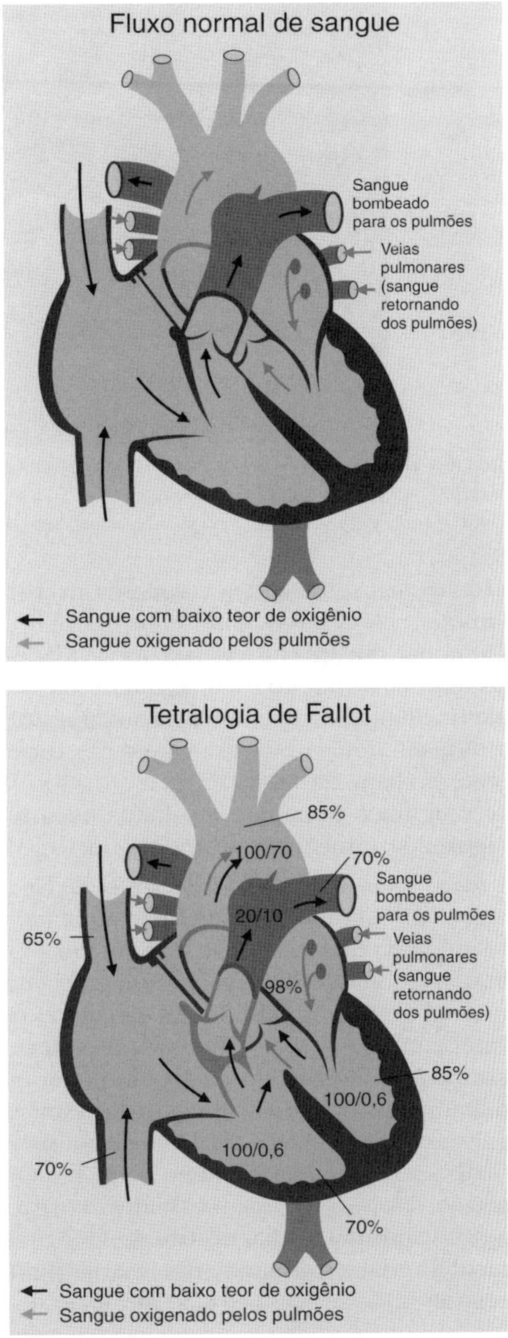

FIGURA 10.8 Diagrama representando a tetralogia de Fallot. Observe o defeito do septo ventricular (DSV), a estenose subpulmonar e a aorta sobreposta.

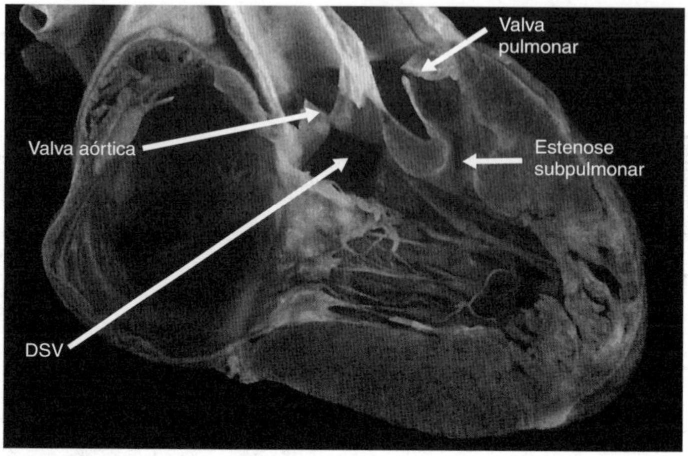

FIGURA 10.9 Amostra patológica da tetralogia de Fallot. Observe que o defeito do septo ventricular (DSV) fica diretamente abaixo da valva aórtica. Existe também uma subvalva, assim como estenose da valva pulmonar.

sa do *shunt* da direita para a esquerda através do DSV e fluxo sanguíneo pulmonar diminuído. O grau de hipoxemia é proporcional ao volume de fluxo de sangue pulmonar, que está relacionado à gravidade da obstrução do trato de saída do fluxo ventricular direito e a quaisquer fontes adicionais de fluxo sanguíneo pulmonar (incluindo uma persistência do canal arterial e vasos colaterais sistêmicos para artéria pulmonar). Se o grau dessa obstrução for leve, a cianose pode não ser aparente "a chamada TF rosa". Da mesma forma, se uma porção significativa do fluxo sanguíneo pulmonar resulta da persistência do canal arterial, a cianose e a hipoxemia aumentarão quando o ducto se fechar.

Para a maioria dos pacientes com TF, a cianose aparece logo após o nascimento. Observa-se um impulso aumentado do ventrículo direito na borda inferior esquerda do esterno, bem como um sopro de ejeção sistólica ao longo dessa borda. No quadro clássico, a radiografia de tórax revelará coração de tamanho normal e imagens pulmonares vasculares reduzidas. Em cerca de 25% dos pacientes, um arco aórtico à direita será evidente na radiografia. Pode haver também um pequeno segmento da artéria pulmonar principal. A hipoplasia da artéria pulmonar principal e a hipertrofia do ventrículo direito podem produzir a configuração *coeur en sabot* (em forma de bota) da silhueta cardíaca, mas esse não é um sinal especialmente valioso no bebê. Em virtude da dominância normal do ventrículo direito nos recém-nascidos, normalmente o eletrocardiograma não se mostra anormal. O diagnóstico de TF, a presença e o tamanho da persistência do canal arterial e o tamanho das artérias pulmonares principais direita e esquerda centrais pode ser estabelecido por meio de uma ecocardiografia bidimensional. A angiografia pode ser necessária para definir o tamanho e a distribuição das artérias pulmonares periféricas, a presença ou a ausência de estenose pulmonar periférica e a presença de outros DSVs.

TRATAMENTO DA TETRALOGIA DE FALLOT

O tratamento inicial de pacientes com TF envolve a definição de detalhes importantes do diagnóstico anatômico e do tratamento da hipoxemia e da acidose, se forem significativas. Crianças seriamente hipoxêmicas deverão ser tratadas com infusão de prostaglandina E_1 para reabrir o canal arterial ou manter sua patência. Se o fluxo sanguíneo pulmonar for inadequado, uma anastomose arterial sistêmico-pulmonar deverá ser estabelecida cirurgicamente. O método de escolha será o Blalock-Taussig (anastomose da artéria subclávia para a artéria pulmonar) ou Blalock-Taussig modificado (interposição de um tubo Gore-Tex da artéria subclávia para a artéria pulmonar). O reparo intracardíaco da tetralogia de Fallot é normalmente realizado entre os 3 e os 12 meses, dependendo do tamanho e da distribuição das artérias pulmonares e da presença ou ausência de anomalias associadas (como a origem anômala da artéria coronária anterior esquerda descendente a partir da artéria coronária direita e/ou DSVs múltiplos). Esse reparo envolve o fechamento do DSV e a atenuação da estenose pulmonar. Este último quadro pode precisar de alargamento do trato de fluxo de saída do ventrículo direito com retalho, anel pulmonar ou ambos.

Acessos hipercianóticos ou de "tetralogia" podem ocorrer em todas as formas de doença cardíaca congênita na presença de obstrução do fluxo de sangue pulmonar e de comunicação entre os ventrículos subpulmonar e subaórtico. Esses acessos foram, inicialmente, associados à tetralogia de Fallot e daí o nome de acessos de tetralogia. Os acessos hipercianóticos consistem no aparecimento abrupto de cianose intensificada, hipoxemia, dispnéia e agitação. Sem tratamento, esses quadros podem levar à hipoxemia profunda, acidose, convulsões e morte, mas são raros antes dos 2 meses de idade. Os acessos hipercianóticos tendem a ocorrer mais freqüentemente pela manhã, quando a criança está acordando, mas podem acontecer a qualquer momento, e a causa é multifatorial. Fisiologicamente, existe um *shunt* da direita para a esquerda aumentado e fluxo de sangue pulmonar diminuído. A inquietação e a agitação podem levar o bebê ao choro, que aumenta a resistência vascular dos pulmões, diminuindo mais ainda o fluxo de sangue pulmonar e acentuando a hipoxemia. Esta pode produzir acidose, que leva a um círculo vicioso de mais vasoconstrição pulmonar, fluxo de sangue pulmonar diminuído e aumento da hipoxemia. Os acessos hipercianóticos são tratados de maneira gradativa, como mostrado na Tabela 10.3. Uma vez resolvido um acesso, o paciente deverá ser submetido a uma operação para estabelecimento de um *shunt* arterial sistêmico-pulmonar ou reparo completo.

RESULTADO DO TRATAMENTO DA TETRALOGIA DE FALLOT

O resultado a longo prazo do tratamento da tetralogia de Fallot depende primariamente do tamanho e da anatomia das artérias pulmonares e da permanência da valva pulmonar original competente após a operação. Os pacientes com artérias pulmonares de tamanho e distribuição normais e valva pulmonar competente têm prognóstico a longo prazo excelente após a cirurgia.

TABELA 10.3 Tratamento Gradativo de Acessos Hipercianóticos

Confortar a criança e colocá-la na posição genupeitoral
Administrar oxigênio com máscara facial
Administrar morfina, 0,01-0,1 mg/kg, via subcutânea
Iniciar administração de fluido intravenoso e expansão de volume (se a criança estiver anêmica, administrar sangue)
Tratar a acidose com bicarbonato de sódio
Repetir a morfina, 0,01-0,1 mg/kg, via intravenosa
Aumentar a resistência vascular sistêmica por administração intravenosa de fenilefrina; titular a dose para aumentar a pressão arterial sistólica sistêmica em 20%
Administrar propranolol, 0,1 mg/kg, via intravenosa
Administrar anestesia geral
Operar para reparar o defeito ou estabelecer anastomose arterial sistêmico-pulmonar

Para os pacientes com artérias pulmonares hipoplásicas e/ou estenoses periféricas de artéria pulmonar, o prognóstico a longo prazo vai depender do nível da pressão arterial pulmonar pós-operatória. Após o reparo, a pressão do ventrículo direito estará inversamente relacionada ao tamanho dar artérias pulmonares e diretamente relacionada à intensidade das estenoses arteriais pulmonares. Quanto mais elevada essa pressão após a cirurgia, maior a probabilidade de insuficiência ventricular direita futura e a recorrência de arritmias significativas.

Pacientes com regurgitação pulmonar pós-operatória significativa, especialmente se associada à estenose residual de artéria pulmonar, podem desenvolver insuficiência ventricular direita e arritmias. Esses pacientes podem se beneficiar da inserção de uma valva na posição pulmonar se houver arritmias ou insuficiência ventricular direita significativas.

ATRESIA DA ARTÉRIA PULMONAR COM DEFEITO DO SEPTO VENTRICULAR

Embora a atresia pulmonar com DSV tenha sido descrita por alguns estudiosos como uma "tetralogia de Fallot intensificada" ou "TF com atresia pulmonar", o tratamento desses pacientes e a anatomia da árvore arterial pulmonar podem ser consideravelmente diferentes daquilo que se aplica para a TF. Em contraste com a tetralogia de Fallot, com atresia pulmonar e DSV, normalmente não existe sopro de ejeção sistólica. Pode haver um sopro contínuo resultando do fluxo sanguíneo através do canal arterial ou dos vasos colaterais da artéria sistêmico-pulmonar. Como ocorre na TF, é importante estabelecer as fontes e a segurança do fluxo sanguíneo pulmonar. Se as fontes forem insuficientes ou consideradas não confiá-

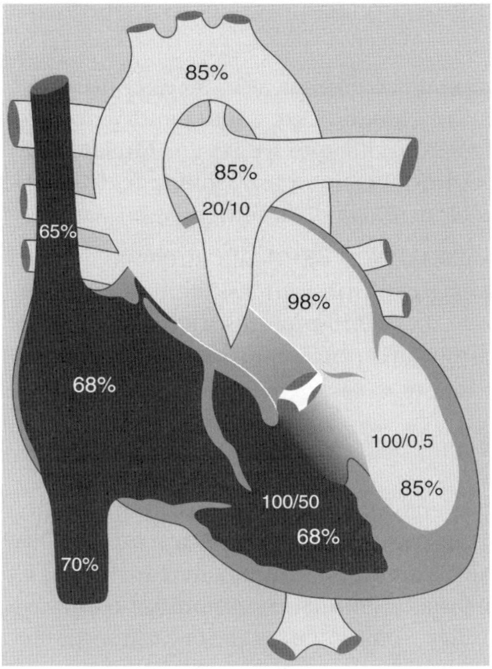

FIGURA 10.10 Diagrama representando quadro de atresia pulmonar e defeito do septo ventricular (DSV).

veis, uma anastomose da artéria sistêmico-pulmonar deverá ser criada. É importante determinar, o mais precisamente possível (geralmente por angiografia), os aspectos anatômicos da árvore arterial pulmonar antes da cirurgia, pois essa árvore pode não ser confluente. Pacientes com artérias pulmonares não confluentes normalmente terão artérias colaterais aórtico-pulmonares múltiplas (MAPCA, em inglês para *multiple aortico-pulmonary collateral arteries*) que fornecem fluxo de sangue pulmonar. Esses pacientes têm grande probabilidade de sofrerem de microdeleção do 22q11.2.

O reparo final da atresia da artéria pulmonar/DSV envolve o fechamento do defeito e o estabelecimento da continuidade entre o ventrículo direito e a artéria pulmonar. A viabilidade dessa operação depende do tamanho, distribuição e confluência ou não confluência da árvore arterial pulmonar. Se as artérias forem muito pequenas, o DSV não deverá ser fechado, pois o paciente poderá apresentar elevação em níveis inaceitáveis da pressão do ventrículo direito, isto acarretará insuficiência ventricular direita, arritmias graves e morte prematura.

RESULTADO DO TRATAMENTO DA ATRESIA PULMONAR E DO DEFEITO DO SEPTO VENTRICULAR

O resultado a longo prazo do tratamento da atresia pulmonar e do DSV depende primariamente do tamanho e da anatomia das artérias pulmonares. Pacientes com artérias pulmonares de tamanho e distribuição normais têm prognóstico a longo prazo muito satisfatório.

Para os portadores de artérias pulmonares hipoplásicas e/ou estenoses periféricas da artéria pulmonar, o prognóstico a longo prazo vai depender do nível das pressões arterial pulmonar e ventricular direita após a cirurgia. Quanto mais alta a pressão ventricular direita pós-operatória, maior a probabilidade de insuficiência ventricular direita no futuro e a recorrência de arritmias significativas.

O conduto contendo a valva usada para ligar o ventrículo direito às artérias pulmonares pode falhar futuramente e exigir substituição. Essa falha pode ocorrer por causa da estenose do conduto ou da estenose ou insuficiência da valva dentro dele. Em geral, esses dispositivos duram entre 5 e 20 anos, quando então exigem substituição.

TRONCO ARTERIAL

O tronco arterial consiste em um DSV e apenas uma grande artéria (o *tronco*) que surge do coração (veja Figs. 10.11 e 10.12). Essa grande artéria fica acima do DSV e dá origem às artérias coronárias, às artérias pulmonares e ao arco aórtico. Há 3 tipos de *truncus arteriosus*: (i) ambas as artérias pulmonares surgem como um vaso único a partir do tronco arterial (ii) as artérias pulmonares direita e esquerda surgem de orifícios separados, mas do mesmo lado do tronco arterial e (iii) as artérias pulmonares direita e esquerda surgem de orifícios separados, em lados opostos do tronco arterial. As anomalias significativas associadas incluem: insuficiência da valva truncal e arco aórtico interrompido. O tronco arterial constitui aproximadamente 0,7% de todos os defeitos cardíacos congênitos e resulta da septação anormal conotruncal. Há uma associação relativamente comum entre a microdeleção do 22q11.2 e o tronco arterial, especialmente na presença de interrupção da valva truncal.

Os bebês com tronco arterial podem apresentar cianose ou insuficiência cardíaca congestiva intensa. A cianose ocorre em virtude de um *shunt* da direita para a esquerda ao nível do DSV e depende do volume do fluxo de sangue pulmonar. Esse volume está relacionado à resistência vascular das arteríolas pulmonares, à ausência ou presença de estenose da artéria pulmonar proximal e da intensidade das estenoses das artérias pulmonares. Esses pacientes possuem impulso ventricular direito proeminente na borda inferior esquerda do esterno. Normalmente, observa-se um sopro de ejeção sistólica na borda esquerda do esterno. Pode haver um clique de ejeção aórtica apical e pressão de pulso aumentada. Se houver insuficiência da valva truncal, haverá sopro diastólico decrescendo. Na presença de interrupção associada do arco aórtico, os pulsos femorais podem se mostrar reduzidos ou ausentes.

A radiografia de tórax não é particularmente característica, revelando normalmente cardiomegalia e imagens vasculares pulmonares aumentadas. O eletrocardiograma revela o domínio usual do ventrículo direito da infância. O diagnóstico é feito por ecocardiografia.

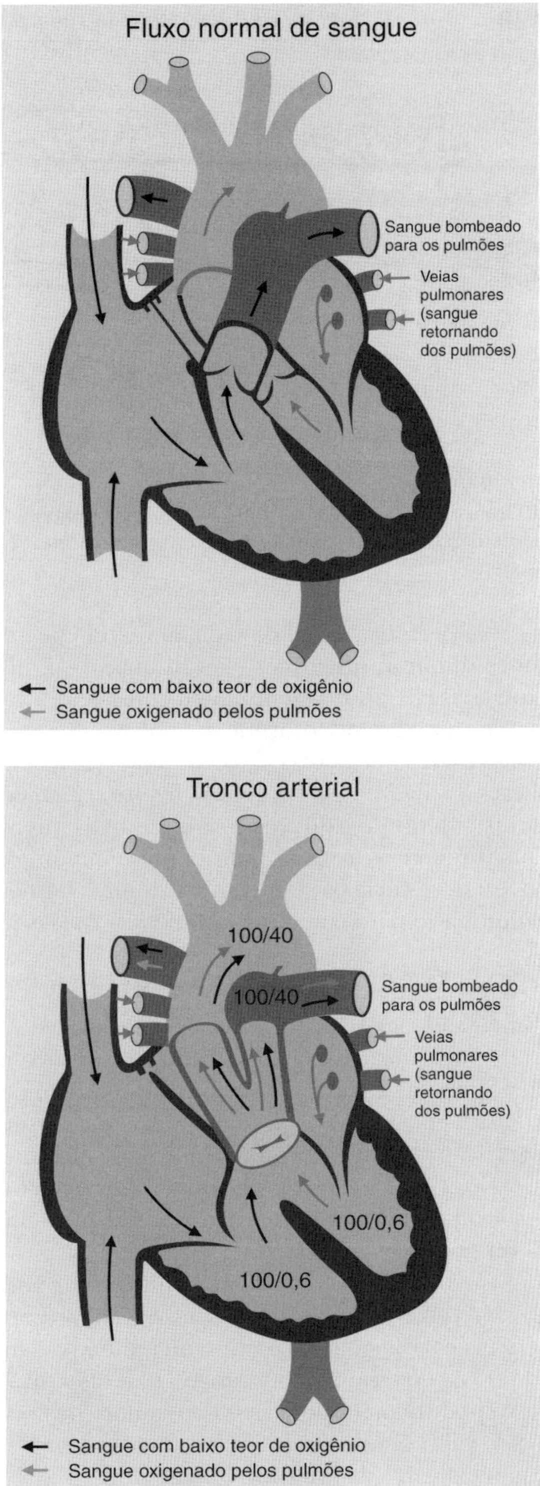

FIGURA 10.11 Diagrama representando o tronco arterial tipo 1.

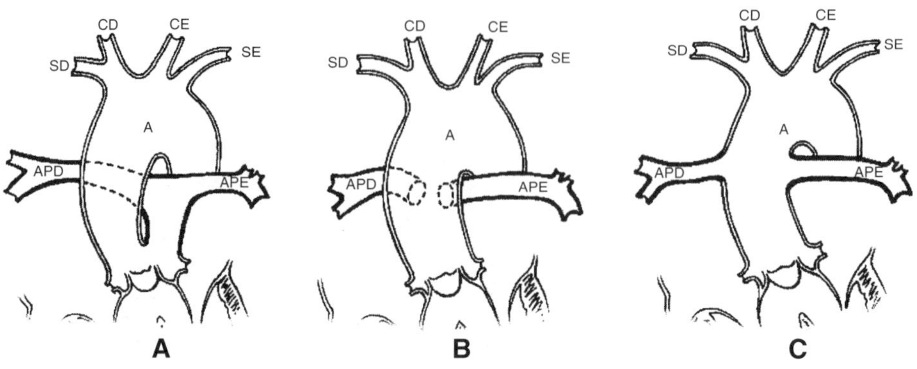

FIGURA 10.12 Diagrama representando: **(A)** tronco arterial tipo 1, **(B)** tronco arterial tipo 2 e **(C)** tronco arterial tipo 3. A, aorta; APD, artéria pulmonar direita; APE, artéria pulmonar esquerda; CD, carótida direita; CE, carótida esquerda; SD, subclávia direita; SE, subclávia esquerda.

No período inicial da vida, à medida que a resistência das arteríolas pulmonares diminui, desenvolve-se um quadro significativo de insuficiência cardíaca congestiva. A abordagem inicial consiste no tratamento clínico dessa insuficiência (usando digitais, diuréticos e, talvez, agentes de redução pós-carga). A cirurgia é necessária para corrigir o tronco arterial e deverá ser executada antes dos 3 meses de idade. Essa correção envolve o fechamento do DSV, a separação das artérias pulmonares do tronco e o estabelecimento de continuidade entre o ventrículo direito e as artérias pulmonares com um conduto. A correção cirúrgica precoce é necessária para prevenir o desenvolvimento de doença obstrutiva vascular pulmonar e para tratar a insuficiência cardíaca congestiva.

RESULTADO DO TRATAMENTO DO TRONCO ARTERIAL

A mortalidade operatória inicial para reparo do tronco arterial depende de presença de problemas associados, como arco aórtico interrompido e estenose ou insuficiência da valva truncal. Em comparação com pacientes sem nenhuma dessas anomalias associadas, aqueles com uma ou mais delas terão mortalidade operatória significativamente aumentada e prognóstico menos satisfatório a longo prazo.

Nos casos ideais de pacientes com tronco arterial e ausência de anomalias associadas, e submetidos à cirurgia nos primeiros 3 meses de vida, a mortalidade deverá ser inferior a 10%.

Uma vez que a correção desse defeito seja necessária no período inicial da vida e exige o uso de conduto extracardíaco, a reoperação para substituir o conduto será necessária quando o crescimento do paciente ultrapassar o tratamento relativamente pequeno do conduto, ou se o dispositivo falhar. A insuficiência do dispositivo pode ocorrer por causa da estenose do conduto ou da estenose ou insuficiência da valva dentro dele. Em geral, esses condutos duram de 5 a 20 anos, quando então exigem substituição.

ATRESIA TRICÚSPIDE

Na atresia tricúspide não existe comunicação direta entre o átrio direito e o ventrículo direito (veja Fig. 10.13). Essa anomalia constitui 2,7% de todas as formas de doença cardíaca congênita. A sobrevivência inicial de bebês com atresia tricúspide depende da presença de comunicação interatrial para permitir a saída do sangue do átrio direito para o átrio esquerdo. A atresia ocorre em combinação com grandes artérias normais ou transpostas e com ou sem estenose ou atresia pulmonar. A apresentação clínica, as manifestações fisiológicas e o tratamento dependem, em grande parte, da relação das grandes artérias (normais ou transpostas) e da presença ou ausência de estenose ou atresia pulmonar.

Bebês com atresia tricúspide normalmente se mostram cianóticos e freqüentemente com sopro. O impulso apical pode estar hiperativo. A presença de um sopro de ejeção sistólica pode resultar de estenose pulmonar associada ou de um DSV restritivo. A segunda bulha cardíaca pode ser única ou separada. Um sopro cardíaco apical mesodiastólico pode estar presente, especialmente se houver fluxo aumentado de sangue pulmonar e insuficiência cardíaca congestiva.

A radiografia de tórax revela cardiomegalia, e as imagens vasculares pulmonares podem se mostrar normais, aumentadas ou diminuídas, dependendo do grau da estenose pulmonar. O átrio direito (borda direita do coração) pode estar proeminente na radiografia de tórax.

O eletrocardiograma é muito útil para sugerir esse diagnóstico (Fig. 10.5). Ele se caracteriza pelo desvio do eixo esquerdo e por uma alça inicial em sentido anti-horário no plano frontal. Pode haver hipertrofia do ventrículo esquerdo.

O diagnóstico de atresia tricúspide e o delineamento da maioria das anomalias associadas são feitos por ecocardiografia. Uma vez que a atresia tricúspide pode estar associada à estenose pulmonar e à atresia pulmonar, é importante estabelecer as fontes e a segurança do fluxo sanguíneo pulmonar. Se essas características não estiverem prontamente evidentes na ecocardiografia, podem ser necessárias a cateterização cardíaca e a angiografia. Raramente, a comunicação interatrial é pequena demais para a saída adequada de sangue do átrio direito, quando então é necessária uma septostomia atrial com balão para dilatar essa comunicação.

O tratamento inicial de bebês com atresia tricúspide envolve o tratamento da insuficiência cardíaca congestiva, se presente, com digitais e diuréticos. Além disso, é essencial que se estabeleça uma fonte segura de fluxo sanguíneo pulmonar se este for insuficiente e se houver hipoxemia e acidose significativas. Pode-se ter sucesso com a infusão de prostaglandina E_1 durante a preparação para criar cirurgicamente um *shunt* arterial sistêmico-pulmonar.

ATRESIA TRICÚSPIDE COM GRANDES ARTÉRIAS NORMAIS RELACIONADAS

Quase invariavelmente, a atresia tricúspide com as grandes artérias relacionadas normais está associada à estenose pulmonar ou a um DSV restritivo (que, com o

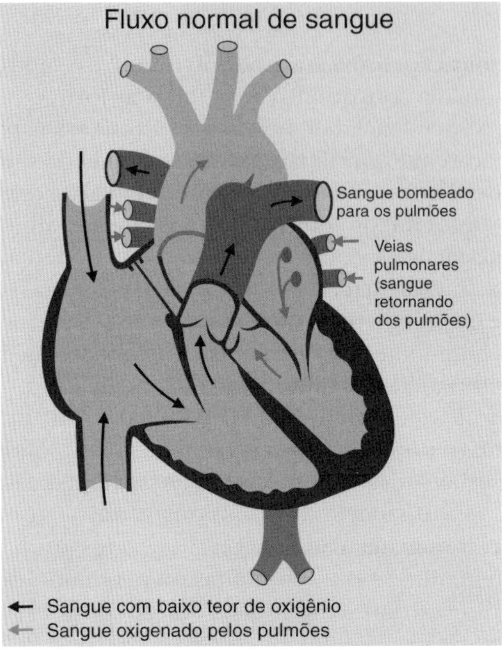

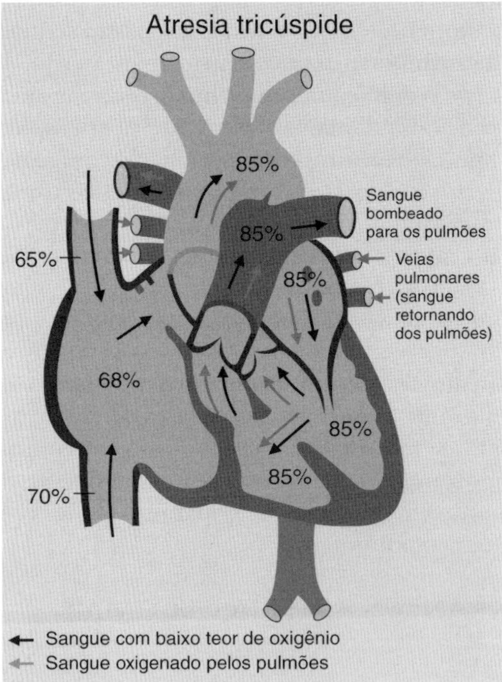

FIGURA 10.13 Diagrama representando a atresia tricúspide e as grandes artérias normais relacionadas.

tempo, freqüentemente se torna mais restritivo ainda). Portanto, o curso desses pacientes se caracteriza pela redução progressiva de fluxo de sangue pulmonar e aumento da cianose. Muitos desses pacientes futuramente exigirão inserção cirúrgica de uma anastomose de artéria sistêmico-pulmonar para aumentar o fluxo de sangue pulmonar. Raramente, um paciente com atresia tricúspide e grandes artérias relacionadas normais não terá estenose subpulmonar ou DSV restritivo. Esses pacientes terão fluxo de sangue pulmonar aumentado, hipertensão pulmonar e insuficiência cardíaca congestiva. Por fim, a doença obstrutiva vascular pulmonar desenvolver-se-á, a menos que se execute o bandeamento da artéria pulmonar para reduzir o fluxo de sangue e a hipertensão pulmonar.

ATRESIA TRICÚSPIDE COM GRANDES ARTÉRIAS TRANSPOSTAS

Normalmente, a atresia tricúspide com grandes artérias transpostas está associada a fluxo de sangue pulmonar não restrito e aumentado, à hipertensão pulmonar e à insuficiência cardíaca congestiva surpreendente. O bandeamento cirúrgico da artéria pulmonar é necessário para reduzir o volume de fluxo e da hipertensão pulmonar e controlar os sintomas da insuficiência cardíaca congestiva. Esse bandeamento da artéria pulmonar tem a desvantagem de possível aceleração do fechamento do DSV, que pode resultar em estenose subaórtica.

ATRESIA TRICÚSPIDE COM ATRESIA DE ARTÉRIA PULMONAR

Como em todas as formas de doença cardíaca congênita associada à atresia pulmonar, as fontes e a segurança do fluxo de sangue pulmonar devem ser estabelecidas (geralmente por cateterização cardíaca e angiografia). A criação cirúrgica de um *shunt* arterial sistêmico-pulmonar é necessária para aumentar o fluxo de sangue pulmonar nos pacientes com insuficiência do mesmo.

TRATAMENTO DEFINITIVO DA ATRESIA TRICÚSPIDE

Esse tratamento é obtido usando-se o procedimento modificado de Fontan (veja Fig. 10.14). O objetivo da cirurgia de Fontan é o de direcionar todo o retorno venoso sistêmico (sangue azul) para a artéria pulmonar sem passar pelo ventrículo. Atualmente, a modificação mais popular desse procedimento é a conexão bicaval. Nessa técnica, a veia cava superior é separada do coração e anastomosada, da extremidade para a lateral (*end-to-side*), para a artéria pulmonar direita. A veia cava inferior é ligada à porção lateral inferior da artéria pulmonar direita por meio de um enxerto de interposição colocado ou do lado de fora do coração ou dentro do átrio direito. Isso separa os retornos venosos pulmonar e sistêmico e reduz a sobrecarga de volume ventricular.

Em alguns pacientes, uma pequena comunicação ("fenestração") é criada entre a conexão da veia cava inferior com a artéria pulmonar e o átrio venoso pulmonar. Pacientes já submetidos à operação "fenestrada de Fontan" continuam com o *shunt* da direita para a esquerda e se mostram levemente cianóticos. A fenestração reduz algumas complicações pós-operatórias e pode reduzir o risco de desenvolvimento tardio de enteropatia perdedora de proteína.

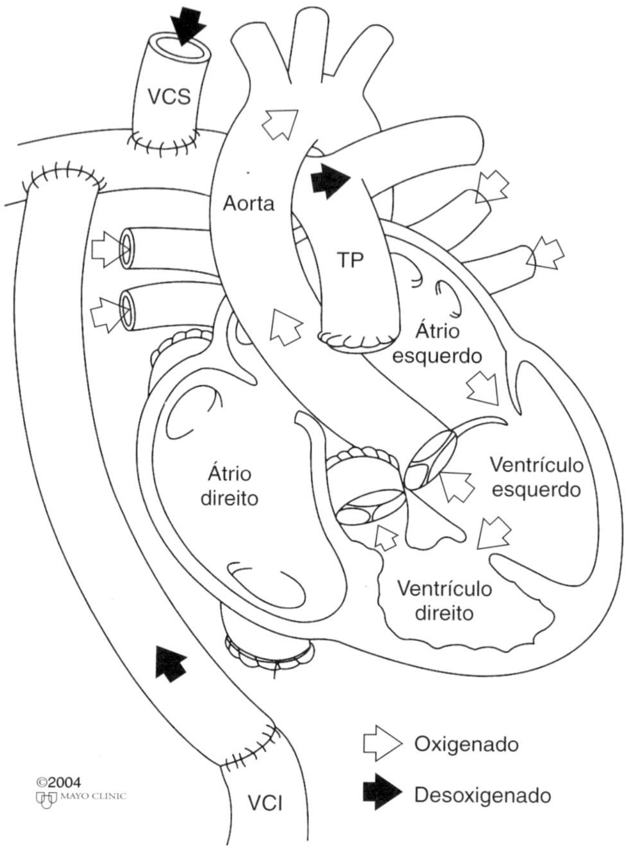

FIGURA 10.14 Diagrama representando a modificação bicaval da operação de Fontan para atresia tricúspide. Todo o retorno venoso sistêmico é dirigido para as artérias pulmonares sem passar pelo coração. VCS, veia cava superior; TP, tronco pulmonar; VCI, veia cava inferior.

RESULTADO DO TRATAMENTO DA ATRESIA TRICÚSPIDE

O resultado após a operação de Fontan depende do número de fatores de risco para resultado insatisfatório existentes antes da cirurgia (veja Tabela 10.4). Uma vez que os pacientes com atresia tricúspide possuem apenas um ventrículo funcional, esse ventrículo é usado para bombear sangue para a aorta. Não existe ventrículo para bombear sangue para a artéria pulmonar. Para que o sangue possa fluir para a artéria pulmonar, ela precisa ter tamanho normal e resistência arterial suficiente. Além disso, a pressão de enchimento do ventrículo esquerdo e a fração de ejeção devem ser normais, além de não poder haver estenose ou insuficiência significativa da valva mitral. O procedimento é preferível se não houver anormalidades significativas de retornos sistêmico e venoso, e é vantajoso para que os pacientes possam ter ritmo sinusal.

A sobrevida a longo prazo dos pacientes considerados candidatos ideais para a operação de Fontan é excelente e pode exceder a 85%, dez anos após a operação. Entretanto, à medida que aumenta o número de fatores de risco para um

TABELA 10.4 Fatores que Podem Afetar adversamente o Resultado após a Operação de Fontan

Cirurgia antes dos 2 anos	Valva AV comum
Ausência de ritmo sinusal	Hipertrofia ventricular
Retorno venoso sistêmico anômalo	Conexão AD-AP com valva
Conexão venosa pulmonar anômala	Ventrículo esquerdo hipoplásico
Pressão arterial pulmonar média > 15 mmHg	Ventrículo único nas formas de atresia não-tricúspide
Resistência arteriolar pulmonar > 4 μm^2	Síndromes de heterotaxia
Razão < 0,75 entre o diâmetro da artéria pulmonar em relação ao da aorta	Valva atrioventricular incompetente
Fração de ejeção ventricular esquerda < 60%	

AV, atrioventricular; AD, átrio direito; AP, atresia pulmonar.

resultado insatisfatório, o resultado a longo prazo piora (veja Fig. 10.15). As complicações a longo prazo após a operação de Fontan incluem arritmias atriais, enteropatia perdedora de proteína e disfunção do ventrículo esquerdo.

CORAÇÃO UNIVENTRICULAR

Todos os corações humanos possuem 2 ventrículos. Entretanto, uma vez que um deles pode se apresentar hipoplásico, há vários defeitos cardíacos congênitos em que existe um único ventrículo fisiológico ou funcional (ou "coração univentricu-

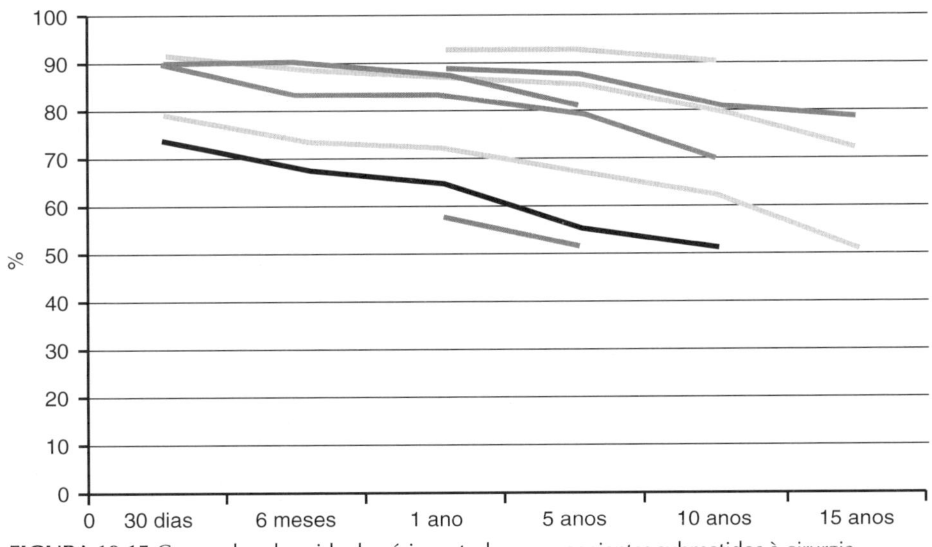

FIGURA 10.15 Curvas de sobrevida de vários estudos com pacientes submetidos à cirurgia modificada de Fontan. Em geral, as curvas que mostram sobrevida menos satisfatória representavam uma população maior de pacientes com hipoplasia de câmaras esquerdas (HLHS).

lar"). A atresia tricúspide é um deles. Os outros defeitos incluem: ventrículo esquerdo com entrada dupla, defeito do septo ventricular não-equilibrado, atresia mitral com DSV, ventrículo direito com saída dupla e valva atrioventricular exageradamente aberta e síndrome do coração esquerdo hipoplásico (HLHS) entre outros. Os princípios delineados no texto anterior para o tratamento da atresia da tricúspide podem ser aplicados ao tratamento de outras formas de coração univentricular. Deve-se estabelecer um diagnóstico anatômico (geralmente com ecocardiografia), definir o estado da perfusão pulmonar (aumentada ou não) e determinar as fontes e a confiabilidade do fluxo de sangue pulmonar. Se o fluxo for insuficiente, será necessária a criação de um *shunt* arterial sistêmico-pulmonar. Se esse fluxo for excessivo, insere-se uma faixa de artéria pulmonar. O alívio definitivo final do quadro é obtido por meio do procedimento de Fontan modificado.

RESULTADO DO TRATAMENTO DO CORAÇÃO UNIVENTRICULAR

Como referido no texto anterior, o resultado de pacientes submetidos à operação de Fontan está relacionado ao número de "fatores de risco" para resultado insatisfatório que o paciente tenha antes da operação. Um desses "fatores de risco" é a morfologia do ventrículo direito único. Com exceção dos quadros de atresia da tricúspide e do ventrículo esquerdo com entrada dupla, a maioria das outras formas de coração univentricular apresenta um ventrículo direito morfologicamente único. Portanto, o resultado a longo prazo para esses pacientes não será tão bom quanto aquele para pacientes com ventrículo esquerdo morfologicamente único.

RETORNO VENOSO PULMONAR TOTALMENTE ANÔMALO

O retorno venoso pulmonar totalmente anômalo (TAPVR, para *totally anomalous pulmonary venous return*) pode ser dividido em 4 grupos anatômicos: (i) supracardíaco (Fig. 10.3A), (ii) cardíaco, (iii) infracardíaco (Fig. 10.3B) e (iv) misto. Essa anomalia também pode ser dividida em 2 tipos fisiológicos: não-obstruído e obstruído. Em vez de se conectarem ao átrio esquerdo, as veias pulmonares se ligam ao sistema venoso sistêmico. Conseqüentemente, o sangue venoso pulmonar (totalmente oxigenado) volta para o átrio direito em vez de ir para o átrio esquerdo. Os sítios de conexão das veias pulmonares às veias sistêmicas (em ordem de freqüência de ocorrência) são: veia vertical esquerda, veia inominada, seio coronário, átrio direito, sistema umbilicovitelino (ou seja, veia porta, canal venoso, veia cava inferior e veia hepática) e veia cava superior. No quadro de TAPVR "misto", ocorre uma combinação do exposto anteriormente. Por exemplo, as veias pulmonares esquerdas podem se conectar à veia vertical esquerda, e as veias pulmonares direitas se ligam diretamente ao átrio direito. Obviamente, para permitir a sobrevivência, deve existir uma comunicação entre os átrios direito e esquerdo, para que o sangue possa chegar ao átrio esquerdo, ventrículo esquerdo e aorta. A mistura relativamente completa dos retornos venosos sistêmico e pulmonar ocorre no átrio direito, de tal modo que os valores de SaO_2 no átrio direito, átrio esquerdo, ventrículo direito, artéria pulmonar, ventrículo esquerdo e aorta sejam semelhantes.

Se houver uma comunicação interatrial adequada e nenhuma obstrução significativa ao retorno venoso pulmonar, o paciente apresentará cianose leve e evidência de fluxo de sangue pulmonar aumentado. O exame revela impulso aumentado do ventrículo direito na borda inferior esquerda do esterno e sopro de ejeção sistólica. A radiografia de tórax pode revelar cardiomegalia de leve a moderada e imagens vasculares pulmonares aumentadas. O eletrocardiograma não ajuda muito. O diagnóstico pode ser estabelecido por ecocardiografia, mas pode precisar ser confirmado por cateterização cardíaca e angiografia.

O cenário clínico será completamente diferente se houver obstrução ao retorno venoso pulmonar. Caracteristicamente, isso ocorre com as formas infradiafragmáticas de retorno venoso pulmonar totalmente anômalo. Nesse caso, existe edema pulmonar e angústia respiratória. Esse caso representa uma emergência cirúrgica, indicando-se o reparo imediato. O quadro clínico e os achados da radiografia de tórax podem ser confundidos com aqueles da síndrome de angústia respiratória do recém-nascido. No bebê com síndrome de angústia respiratória atípica, deve-se sempre suspeitar de retorno venoso pulmonar anômalo total obstruído, investigando-se também a possibilidade de falta de conexão das veias pulmonares ao átrio esquerdo.

A técnica de reparo cirúrgico do TAPVR depende do tipo do defeito. Entretanto, de uma maneira ou de outra, a drenagem das veias pulmonares deve ser reorientada para o átrio esquerdo.

RESULTADO DO TRATAMENTO DO RETORNO VENOSO PULMONAR TOTALMENTE ANÔMALO

Os pacientes com tipos supracardíaco ou cardíaco não-obstruído dessa anomalia têm excelentes resultados e índice de sobrevida prolongado. Em geral, a mortalidade operatória é inferior a 5%. Infelizmente, para bebês com os tipos infradiafragmáticos obstruídos, a mortalidade é muito maior. Sem a operação, esse índice chega a praticamente 100% e com a operação pode chegar entre 20 e 40%.

O maior problema a longo prazo para pacientes que sobrevivem à operação é a estenose da conexão cirúrgica feita para estabelecer a comunicação das veias pulmonares ao átrio esquerdo.

SÍNDROME E HIPOPLASIA DE CÂMARAS ESQUERDAS

A síndrome da hipoplasia de câmaras esquerdas (HLHS) inclui atresia da valva aórtica, atresia da valva mitral com septo ventricular intacto e hipoplasia das valvas mitral e aórtica e do ventrículo esquerdo. Trata-se, talvez, da forma mais grave de doença cardíaca congênita. Neonatos com essa síndrome podem parecer normais durante várias horas ou até 3 a 5 dias após o nascimento, ou exibir cianose leve. Várias horas após o parto, um sopro sistólico pode se tornar aparente, e os sinais e os sintomas de doença cardíaca congestiva manifestar-se-ão. O impulso ventricular direito na borda inferior esquerda do esterno se mostra aumentado. Se a persistência do canal arterial estiver em processo de fechamento, os pulsos periféricos estarão diminuídos ou mesmo ausentes. A presença de pulsos normalmente palpáveis não exclui o diagnóstico de HLHS, pois os pulsos podem ser normais enquanto o canal arterial estiver aberto. O diagnóstico de HLHS é feito por meio de ecocardiografia. A maioria dos pacientes com essa síndrome apresentará coarctação de aorta associada.

Se não tratada, a HLHS é uma malformação letal. Após o diagnóstico, esses pacientes exigem infusão de prostaglandina E_1 para manter a patência do canal arterial. Essa ação é seguida da cirurgia de Norwood, em que a aorta ascendente hipoplásica e a artéria pulmonar são abertas e ligadas em sentido longitudinal, reparando-se qualquer coarctação da aorta que possa existir. A confluência da artéria pulmonar é desconectada da artéria pulmonar principal construindo-se um *shunt* sistêmico-pulmonar como fonte de fluxo sanguíneo para o pulmão. Com esse arranjo, a fonte de fluxo sanguíneo sistêmico é o sangue ejetado do ventrículo direito para a artéria pulmonar, que agora é a neoaorta. Aos 6 meses aproximadamente, uma segunda cirurgia é feita para estabelecer uma anastomose bidirecional de Glenn, remover o *shunt* sistêmico-pulmonar e corrigir qualquer distorção das artérias pulmonares direita e esquerda. Os bebês que sobrevivem à cirurgia de Norwood e à anastomose bidirecional de Glenn são candidatos a uma técnica modificada de Fontan ou ao transplante cardíaco. O transplante cardíaco neonatal tem sido bem-sucedido como tratamento cirúrgico inicial em um número limitado de bebês portadores de HLHS.

RESULTADO DO TRATAMENTO DA HIPOPLASIA DE CÂMARAS ESQUERDAS

A mortalidade para a cirurgia de Norwood varia de 10 a 40%. Haverá um adicional entre 5 a 10% de mortalidade associada à anastomose bidirecional de Glenn, e outros 5 a 15%, associados à técnica modificada de Fontan. Na verdade, um estudo demonstrou melhor sobrevivência para bebês portadores de HLHS submetidos a transplante cardíaco que para aqueles submetidos à cirurgia de Norwood. Entretanto, a maior sobrevivência após o transplante precisa ser temperada com os problemas a longo prazo associados a esse procedimento como: rejeição, infecção, vasculopatia do enxerto e doença linfoproliferativa pós-transplante.

ANOMALIA DE EBSTEIN

A anomalia de Ebstein é uma malformação da valva tricúspide em que os folhetos anterior e septal estão aderidos à superfície endocárdica do ventrículo direito (Figs. 10.16 e 10.17). Normalmente, a valva é incompetente ou, raramente, estenosada ou ambas. Trinta por cento (30%) a 78% dos pacientes com anomalia de Ebstein possuem DSA associado e se mostram cianóticos, por causa do *shunt* da direita para a esquerda através desse defeito.

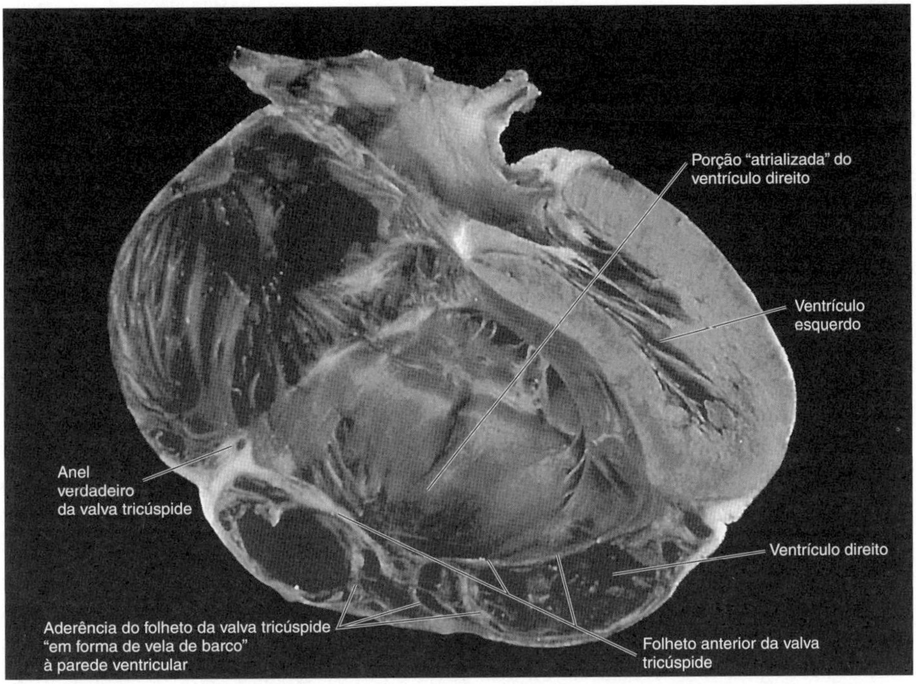

FIGURA 10.16 Amostra patológica da anomalia de Ebstein. Os folhetos da valva tricúspide estão colados às paredes do ventrículo direito. Em virtude do tamanho significativo do VD, o septo ventricular está desviado em direção ao ventrículo esquerdo. Observa-se também um grande defeito do septo atrial.

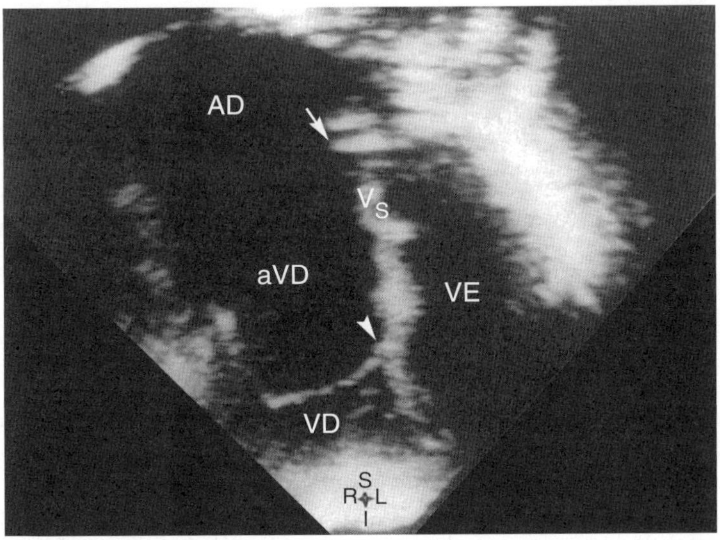

FIGURA 10.17 Ecocardiografia de paciente portador da anomalia de Ebstein. Observe como o folheto septal da valva tricúspide está colado ao septo ventricular, e a margem livre desse folheto está deslocada e inserida profundamente no ventrículo direito. AD, átrio direito; aVD, porção "atrializada" do ventrículo direito; VD, ventrículo direito, VE, ventrículo esquerdo.

Os achados do exame físico são caracterizados pela divisão facilmente identificável da primeira e segunda bulhas cardíacas. A radiografia de tórax revela um coração dilatado, com borda proeminente do lado direito e fluxo de sangue pulmonar reduzido. O eletrocardiograma se caracteriza por ondas P altas na derivação II do braço (indicando dilatação atrial direita) e um padrão de bloqueio de ramo do feixe direito. Cerca de 30% dos pacientes com anomalia de Ebstein também apresentam a síndrome de Wolff-Parkinson-White. O diagnóstico da anomalia de Ebstein pode ser confirmado por ecocardiografia.

A anomalia de Ebstein possui um amplo espectro de gravidade. Em casos muito leves, pode haver regurgitação mínima da tricúspide e cardiomegalia mínima. Esses pacientes podem ter vida perfeitamente normal e nunca exigir uma cirurgia cardíaca. Por outro lado, existe um subgrupo de recém-nascidos com cardiomegalia significativa, com desempenho muito fraco, e a melhor maneira de tratar esse grupo ainda não está bem esclarecida. Alguns investigadores recomendam o reparo cirúrgico, embora a taxa de mortalidade possa ser alta para essa população.

Um segundo subgrupo de recém-nascidos mostrar-se-á estável, mas com cianose intensa durante vários dias, até que a resistência vascular pulmonar diminua. À medida que essa resistência diminui, o fluxo de sangue pulmonar aumenta, e a cianose se atenua. Pode-se usar infusão de prostaglandina E_1, se necessário, para aumentar o fluxo para esses pacientes até que a resistência pulmonar diminua. Os pacientes com anomalia de Ebstein, mas com artérias pulmonares normais e sem estenose pulmonar normalmente passam bem pelo período neonatal, sem necessidade de tratamento cirúrgico.

Crianças com a anomalia de Ebstein e obstrução do fluxo de ejeção do ventrículo esquerdo são difíceis de tratar, mas o estabelecimento de um *shunt* arterial sistêmico-pulmonar pode ser útil para esses pacientes. Certamente, se a atresia pulmonar existir, esse *shunt* deverá ser estabelecido cirurgicamente.

Os pacientes com insuficiência significativa da tricúspide ou estenose e cardiomegalia podem se beneficiar da cirurgia para reparo ou substituição da valva e fechamento do DSA. As indicações para cirurgia incluem: cardiomegalia com proporção cardiotorácica (C/T) superior a 65%, cardiomegalia progressiva, *shunt* da direita para a esquerda significativo, intolerância crescente ao esforço e prova progressiva da função ventricular esquerda.

RESULTADO DO TRATAMENTO DA ANOMALIA DE EBSTEIN

Existe um pequeno subgrupo de bebês portadores de formas muito intensas da anomalia de Ebstein e que apresenta índice muito alto de mortalidade logo após o nascimento. Exceto por esse pequeno grupo, para a maioria dos portadores dessa anomalia, o resultado do tratamento é bom. A mortalidade operatória para pacientes submetidos a reparo ou substituição da valva tricúspide é de 5%. Se a substituição da válvula for necessária, também serão necessárias cirurgias futuras para repor novamente a prótese valvar. A maioria dos cirurgiões prefere usar uma bioprótese para esse procedimento.

ATRESIA PULMONAR COM SEPTO VENTRICULAR INTACTO

A atresia pulmonar com septo ventricular intacto é menos comum e completamente diferente da atresia pulmonar com defeito do septo ventricular (DSV). Não existe nada particularmente característico sobre os achados físicos, mas a radiografia de tórax revela cardiomegalia acentuada, com átrio direito proeminente, semelhante à aparência da anomalia de Ebstein. O eletrocardiograma revela ondas P altas na derivação II do braço, indicativas de dilatação do átrio direito. O diagnóstico pode ser confirmado por ecocardiografia.

Para a sobrevivência, é necessário um DSA não restritivo. Se o defeito parecer restritivo, serão necessárias a cateterização cardíaca e a septostomia atrial de balão. A persistência do canal arterial é a única fonte de fluxo de sangue pulmonar, e a patência dessa via deverá ser mantida com infusão de prostaglandina E_1 até que uma fonte mais estável possa ser estabelecida para esse fluxo. O espectro de gravidade da atresia pulmonar com septo ventricular intacto é definido pelo tamanho do ventrículo direito e da valva tricúspide. Pacientes com ventrículo direito extremamente hipoplásico podem ter fístulas de artéria coronária para o ventrículo direito e estenoses ou atresia da artéria coronária. A presença dessas fístulas é importante no planejamento cirúrgico de pacientes com essa lesão.

A abordagem cirúrgica dessa lesão depende do tamanho do ventrículo direito, se ele é tripartido, do tamanho da valva tricúspide e da presença ou ausência de estenoses de artéria coronária. Se o ventrículo direito for tripartido e a valva tricúspide tiver tamanho razoável, o reparo completo pode ser obtido reconstruindo-se o trato de ejeção de fluxo desse ventrículo e fechando-se o defeito do septo arterial. Se o ventrículo direito e a valva tricúspide forem muito pequenos para permitir o reparo completo, o trato de ejeção de fluxo do ventrículo direito é reconstruído, e um *shunt* de artéria sistêmico-pulmonar será construído, mas o defeito permanecerá aberto. Em data posterior, se a valva tricúspide e o ventrículo direito crescerem, o defeito do septo atrial e o *shunt* sistêmico-pulmonar poderão ser fechados. Se o ventrículo direito e/ou a valva tricúspide não apresentarem crescimento, a cirurgia de Fontan fornecerá o alívio definitivo.

Se houver fístulas da artéria coronária para o ventrículo direito e estenoses ou atresia da artéria coronária, então o trato de fluxo de ejeção do ventrículo direito não deverá ficar aberto, pois a descompressão desse ventrículo poderá levar à insuficiência coronária e ao infarto do miocárdio. Na verdade, normalmente na presença dessas fístulas, o ventrículo direito é muito pequeno para um reparo biventricular, e o paciente poderá, por fim, precisar da cirurgia de Fontan.

RESULTADO DO TRATAMENTO DE ATRESIA PULMONAR COM SEPTO VENTRICULAR INTACTO

O resultado do tratamento dependerá da intensidade da hipoplasia ventricular direita e tricúspide e da presença ou ausência de estenoses de artéria coronária e de fístulas da artéria coronária para o ventrículo direito. Esses fatores, por sua vez, determinam se o reparo resultará em um arranjo biventricular, univentricular (procedimento de Fontan) ou em um arranjo de um ventrículo e meio (anastomose bidirecional de Glenn, fechamento do DSA e reconstrução do trato de ejeção do fluxo ventricular direito).

Na melhor situação, o DSA é fechado e o trato de saída do fluxo do VD é reconstruído, o tamanho do VD é próximo ao normal, e as artérias coronárias são normais. A sobrevida a longo prazo nesse quadro é de 95% ou mais. Em outras situações a sobrevida a longo prazo não é tão satisfatória.

CHOQUE CARDIOVASCULAR

O colapso ou choque cardiovascular de qualquer etiologia pode estar associado à cianose. A cianose no choque resulta de 2 mecanismos: (i) aumento do tempo de trânsito de sangue através da vascularização cutânea, resultando em aumento na extração de oxigênio e (ii) *shunt* sanguíneo da direita para a esquerda intrapulmonar. O tratamento deve ser direcionado para a doença de base e fornecer suporte adequado para o sistema cardiovascular com agentes farmacológicos.

BIBLIOGRAFIA

Ackerman MJ, Wylam ME, Feldt RH, et al. Pulmonary atresia with ventricular septal defect and persistent airway hyperresponsiveness. *J Thorac Cardiovasc Surg.* 2001;122(1):169-177.

Alboliras E, Julsruds P, Danielson G, et al. Definitive operation for pulmonary atresia with intact ventricular septum. *J Thorac Cardiovasc Surg.* 1987;93:454-464.

Brown JW, Ruzmetov M, Okada Y, et al. Truncus arteriosus repair: Outcomes, risk factors, reoperation and management. *Eur J Cardiothorac Surg.* 2001;20(2):221-227.

Castaneda A, Trusler G, Paul M, et al. The early results of treatment of simple transposition in the current era. *J Thorac Cardiovasc Surg.* 1988;95:14-28.

Cho JM, Puga FJ, Danielson GK, et al. Early and long-term results of the surgical treatment of tetralogy Fallot with pulmonary atresia, with or without major aortopulmonary collateral arteries. *J Thorac Cardiovasc Surg.* 2002;124(1):70-81.

Danielson G, Fuster V. Surgical repair of Ebstein anomaly. *Ann Surg.* 1982;496:499-503.

Dearani JA, Danielson GK, Puga FJ, et al. Late follow-up of 1095 patients undergoing operation for complex congenital heart disease utilizing pulmonary ventricle to pulmonary artery conduits. *Ann Thorac Surg.* 2003;75(2):399-410, discussion 410-1.

DiDonato R, Fyfe D, Puga F, et al. Fifteen-year experience with surgical repair of truncus arteriosus. *J Thorac Cardiovasc Surg.* 1985;89:414-422.

Fontan F, Baudet E. Surgical repair of tricuspid atresia. *Thorax.* 1971;26:240-248.

Fuster V, McGoon D, Kennedy M, et al. Long-term evaluation (12 to 22 years) of open heart surgery for tetralogy of Fallot. *Am J Cardiol.* 1980;46:635-642.

Fyfe DA, Driscoll DJ, Di Donato RM, et al. Truncus arteriosus with single pulmonary artery: Influence of pulmonary vascular obstructive disease on early and late operative results. *J Am Coll Cardiol.* 1985;5(5):1168-1172.

Goldmuntz E, Clark BJ, Mitchell LE, et al. Frequency of 22q11 deletions in patients with conotruncal defects [see comment]. *J Am Coll Cardiol.* 1998;32(2):492-498.

Humes R, Porter C, Mair D, et al. Intermediate follow-up and predicted survival after the modified Fontan procedure for tricuspid atresia and double-inlet ventricle. *Circulation.* 1987;76(Suppl IV):67-71.

Idriss F, Ilbawi M, DeLeon S, et al. Arterial switch in simple and complex transposition of the great arteries. *J Thorac Cardiovasc Surg.* 1988;95:29-36.

Jatene A, Fontes V, Paulista P, et al. Successful anatomic correction of transposition of the great vessels: A preliminary report. *Arq Bras Cardiol.* 1975;28:461-464.

Karl TR. Neonatal cardiac surgery. Anatomic, physiologic, and technical considerations. *Clin Perinatol.* 1999;28(1):159-185.

Kirklin J, Blackstone E, Pacifico A. Routine primary vs. two-stage repair of tetralogy of Fallot. *Circulation.* 1979;60:373-386.

Kiziltan HT, Theodoro DA, Warnes CA, et al. Late results of bioprosthetic tricuspid valve replacement in Ebstein's anomaly. *Ann Thorac Surg.* 1998;66(5):1539-1545.

Khositseth A, Danielson GK, Dearani JA, et al. Supraventricular tachyarrhythmias in Ebstein anomaly: Management and outcome. *J Thorac Cardiovasc Surg.* 2004;128(6):826-833.

Knott-Craig CJ, Overholt ED, Ward KE, et al. Repair of Ebstein's anomaly in the symptomatic neonate: An evolution of technique with 7-year follow-up. *Ann Thorac Surg.* 2002;73(6):1786-1792, discussion 1792-3.

Lofland GK. Pulmonary atresia, ventricular septal defect, and multiple aorta pulmonary collateral arteries. *Semin Thorac Cardiovasc Surg Pediatr Card Surg Annu.* 2004;7:85-94.

MacLellan-Tobert SG, Driscoll DJ, Mottram CD, et al. Exercise tolerance in patients with Ebstein' s anomaly. *J Am Coll Cardiol.* 1997;29(7):1615-1622.

Massin MM. Midterm results of the neonatal arterial switch operation. A review. *J Vasc Surg.* 1999;40(4):517-522.

McElhinney DB, Driscoll DA, Emanuel BS, et al. Chromosome 22q11 deletion in patients with truncus arteriosus. *Pediatr Cardiol.* 2003;24(6):569-573.

Norwood W, Lang P, Hansen D. Physiologic repair of aortic atresia-hypoplastic left heart syndrome. *N Engl J Med.* 1983;308:23-26.

Planche C, Lacour-Gayet F, Serraf A. Arterial switch. *Pediatr Cardiol.* 1998;19(4):297-307.

Rashkind W, Miller W. Creation of an atrial septal defect without thoracotomy: A palliative approach to complete transposition of the great arteries. *AMA.* 1966;196:991-992.

Rastelli G, McGoon D, Wallace R. Anatomic correction of transposition of the great arteries with ventricular septal defect and subpulmonary stenosis. *J Thorac Cardiovasc Surg.* 1969;58:545-552.

Thompson LD, McElhinney DB, Reddy M, et al. Neonatal repair of truncus arteriosus: Continuing improvement in outcomes. *Ann Thorac Surg.* 2001;72(2):391-395.

Ullmann MV, Gorenflo M, Sebening C, et al. Long-term results after repair of truncus arteriosus communis in neonates and infants. *Thorac Cardiovasc Surg.* 2003;51(4):175-179.

Yetman AT, Freedom RM, McCrindle BW. Outcome in cyanotic neonates with Ebstein's anomaly. *Am J Cardiol.* 1998;81(6):749-754.

Partes do texto já foram publicadas anteriormente e são aqui reproduzidas com a autorização do editor.

Driscoll DJ. Evaluation of the cyanotic newborn. Pediatr Clin North Am 1990;37(1):124.

CAPÍTULO 11

Lesões Regurgitantes e Obstrutivas

"Não se pode saber como tratar da doença até que se compreenda sua história natural."

ESTENOSE E INSUFICIÊNCIA AÓRTICA

TIPOS E INCIDÊNCIA

Existem 4 tipos de estenose aórtica. O tipo mais comum é a estenose valvar aórtica (veja Fig. 11.1), que representa aproximadamente 5% dos defeitos cardíacos congênitos. As cúspides da valva da aorta apresentam malformação congênita (Fig. 11.1); elas podem estar espessadas, e a rafe pode estar fundida. Normalmente, uma das cúspides se mostra significativamente subdesenvolvida, resultando no que se chama de valva aórtica bicúspide. De fato, cerca de 1 a 2% da população geral pode ter uma valva aórtica bicúspide, embora sem estenose ou insuficiência.

O segundo tipo de estenose da aorta é a estenose aórtica supravalvar, representada pelo estreitamento da aorta ascendente logo acima da junção sinotubular. Este estreitamento pode ser bastante discreto ou difuso. A estenose supravalvar pode ocorrer esporadicamente, porém existe uma forma familiar que resulta de um defeito no gene da elastina no cromossoma 7. A estenose supravalvar também ocorre na síndrome de Williams, que está associada a fácies típica de retardo mental e um defeito no gene da elastina.

O terceiro tipo de estenose da aorta é a estenose aórtica subvalvar. Nesse quadro observa-se uma crista fibromuscular que provoca obstrução a curta distância abaixo da valva. Adicionalmente, a turbulência do fluxo sanguíneo, provocada por essa obstrução, pode danificar as cúspides (ou folhetos) da valva, resultando em insuficiência valvar aórtica. Além disso, esses folhetos podem estar fundidos à membrana, o que pode provocar o extravasamento da valva. Se em vez de uma crista, for identificada uma área mais longa de tecido obstrutivo, este tipo de estenose é chamado de *estenose do túnel subaórtico.*

O quarto tipo de estenose aórtica é a estenose subaórtica muscular. De fato, esse é, na verdade, um quadro de cardiomiopatia hipertrófica, conhecido como cardiomiopatia obstrutiva hipertrófica ou *estenose subaórtica hipertrófica* (veja

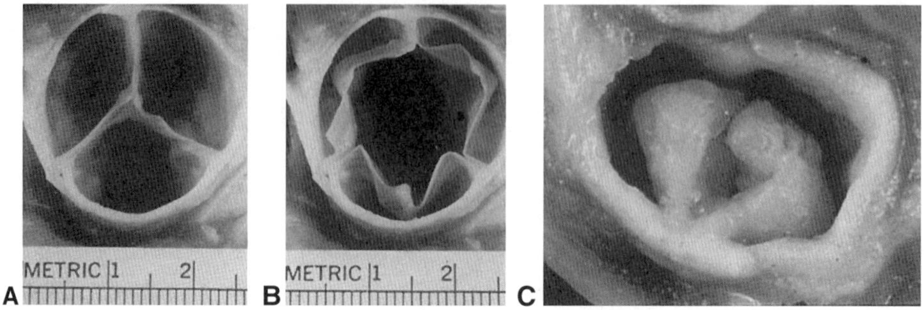

FIGURA 11.1 A: Uma valva da aorta normal em posição fechada. **B:** A valva normal está aberta. Observe a finura dos folhetos. Não são mais grossos que uma folha de papel de seda. **C:** Valva estenótica. Observe como os folhetos estão espessados, e só um rafe é aparente.

Capítulo 13). Essa lesão não é abordada neste capítulo, mas será discutida na seção sobre cardiomiopatia.

A insuficiência aórtica ocorre, freqüentemente, em conjunto com a estenose da valva aórtica, especialmente se a valva for bicúspide. Entretanto, essa insuficiência pode ocorrer por causa de uma valva aórtica bicúspide, mesmo na ausência de estenose da aorta. A insuficiência da aorta é, com freqüência, uma complicação da valvuloplastia por balão ou valvulotomia cirúrgica da aorta e pode resultar de uma endocardite em uma valva anteriormente estenótica. A insuficiência aórtica também está associada à tetralogia de Fallot, à atresia pulmonar, à síndrome de Marfan e a outros distúrbios do tecido conjuntivo.

APRESENTAÇÃO CLÍNICA

A estenose valvar aórtica é mais comum nos homens que nas mulheres.

A apresentação clínica desse tipo de estenose depende da intensidade da obstrução, medida com base na queda da pressão na valva durante a sístole. Normalmente, quando o ventrículo esquerdo se contrai, a pressão no ventrículo é a mesma que na aorta (veja Fig. 11.2); ou seja, não há queda de pressão ou de gradiente na valva aórtica. Na estenose aórtica *trivial*, a diferença de pressão é de 0 a 25 mmHg, na estenose *leve* é de 26 a 50 mmHg, na estenose *moderada* é de 51 a 79 mmHg e na estenose *intensa* é >80 mmHg. Essa classificação de intensidade assume que o débito cardíaco seja normal. Se esse débito for reduzido, essa classificação não será confiável, uma situação que pode ocorrer em crianças com estenose aórtica grave.

A maioria dos portadores de estenose aórtica é assintomática, e o diagnóstico é feito pela presença de um sopro cardíaco. Raramente, a síncope pode ser um sinal de estenose aórtica. Algumas crianças com estenose aórtica grave podem se apresentar com baixo débito cardíaco, fração de ejeção intensamente reduzida, choque e/ou insuficiência cardíaca congestiva. Esse quadro é conhecido como *estenose aórtica crítica*. Se uma criança apresentar função ventricular esquerda insa-

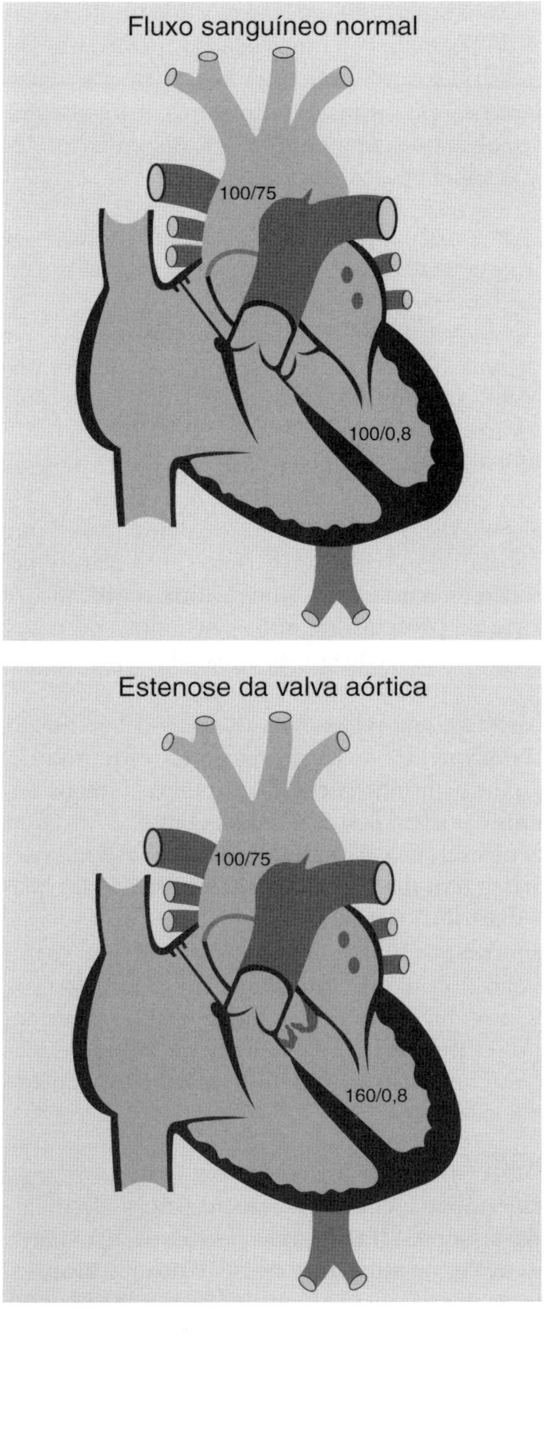

FIGURA 11.2 Diagrama representando quadro de estenose aórtica (painel inferior). Observe que, normalmente, a pressão ventricular esquerda é igual à da aorta. Na estenose aórtica a pressão ventricular esquerda é mais elevada que a pressão da aorta.

tisfatória e estenose aórtica (embora sem um gradiente transaórtico muito elevado), a estenose da valva aórtica ainda permanece como a causa provável dessa função ventricular esquerda insatisfatória e deverá ser tratada.

A insuficiência aórtica geralmente se apresenta com um sopro. A insuficiência aórtica intensa ou progressiva pode se apresentar com fadiga, dispnéia, intolerância a exercícios, ortopnéia e/ou dispnéia paroxística noturna.

EXAME FÍSICO

Nas crianças e nos adolescentes com estenose da aorta, os pulsos periféricos e os volumes de pulso são normais e não há cianose.

Nos pacientes com estenose aórtica leve ou moderadamente intensa, os impulsos precordiais podem ser normais. Nos portadores de estenose moderada ou intensa, o impulso apical pode estar aumentado. Pode haver um frêmito palpável na base do coração e sobre as artérias carótidas.

A primeira e a segunda bulhas cardíacas são normais. No quadro de estenose valvar aórtica (mas não na estenose supravalvar ou subvalvar), um clique de ejeção será ouvido imediatamente depois da primeira bulha cardíaca. Esse som pode ser mais bem percebido com o diafragma do estetoscópio sobre o ápice do coração ou a borda medial esquerda do esterno e é um som de alta freqüência. A ausência do clique de ejeção da aorta na presença de outros achados coerentes com o quadro de estenose aórtica sugere a presença de estenose da aorta subvalvar ou supravalvar.

O sopro da estenose aórtica é sistólico em *crescendo-decrescendo* ou "em forma de diamante". Ele pode ser mais bem ouvido ao longo da borda esquerda do esterno e se irradia para a borda superior direita. A correlação entre a intensidade do sopro e a intensidade da estenose aórtica não é boa. Entretanto, é raro que um sopro na graduação 2/6 ou menos esteja associado a uma estenose intensa. Alguns pacientes com estenose aórtica têm insuficiência aórtica associada, quadro em que será ouvido um sopro diastólico em *decrescendo*.

A insuficiência aórtica se caracteriza por um sopro em *decrescendo* que se inicia imediatamente após B_2. A pressão do pulso é ampla, resultando em pulsos muito proeminente ou colapsado. Como há uma sobrecarga de volume ventricular esquerdo, o impulso apical pode ser proeminente. Uma vez que a insuficiência aórtica é comum no quadro de estenose da valva aórtica, os achados clínicos dessa estenose também podem estar presentes.

CARACTERÍSTICAS ELETROCARDIOGRÁFICAS

A estenose e a insuficiência aórtica estão associadas às características eletrocardiográficas da hipertrofia ventricular esquerda (HVE), mas essa associação não é constante. A correlação entre a presença e/ou a ausência de HVE no eletrocardiograma (ECG) e a intensidade da estenose ou da insuficiência não é boa. Se ocorrer nivelamento ou inversão das ondas T nas derivações V_5 e V_6, então é provável que a estenose da aorta seja intensa. No quadro de insuficiência aórtica intensa, pode haver evidência de isquemia do miocárdio.

RADIOGRAFIA DE TÓRAX

Na estenose aórtica, o tamanho do coração geralmente é normal. Uma vez que esse quadro leva à dilatação pós-estenótica da aorta, a aorta ascendente pode se apresentar proeminente na radiografia de tórax. Essa investigação não é particularmente útil para determinar a intensidade da estenose aórtica.

Por outro lado, a radiografia de tórax é útil para determinar a intensidade da insuficiência aórtica. A cardiomegalia crescente sugere uma insuficiência aórtica progressiva e é útil para decidir o momento da cirurgia.

ECOCARDIOGRAFIA E CATETERISMO CARDÍACO

A intensidade da estenose aórtica se baseia no gradiente da pressão na valva aórtica anormal. Historicamente, esses gradientes eram medidos diretamente no momento do cateterismo cardíaco. De fato, antes da era da ecocardiografia, essencialmente todos os pacientes com estenose da aorta eram submetidos ao cateterismo cardíaco para confirmar o diagnóstico e determinar a intensidade da estenose. Com as técnicas de ecocardiografia e Doppler, agora é possível, de forma não-invasiva, *avaliar* o gradiente da pressão transaórtica. Deve-se ter em mente, contudo, que esta é somente uma estimativa. A avaliação da estenose aórtica com o Doppler fornecerá um gradiente transaórtico instantâneo tanto máximo como médio. A maior parte das pessoas pensa que o gradiente pico-a-pico medido no momento do cateterismo cardíaco fica, aproximadamente, entre o gradiente instantâneo Doppler máximo e médio. Com a ecocardiografia pode-se avaliar a espessura da parede ventricular esquerda, que é, também, reflexo de intensidade.

A ecocardiografia e o Doppler podem confirmar a presença de insuficiência aórtica e são úteis na determinação da intensidade do extravasamento. Com essas técnicas, é possível determinar a fração regurgitante, as dimensões sistólica e diastólica do ventrículo esquerdo e a fração de ejeção ventricular esquerda.

TRATAMENTO

O tratamento da estenose da valva aórtica envolve a manipulação da valva para reduzir a estenose. Esse processo pode ser realizado com a dilatação transvenosa da valva por balão, por valvulotomia cirúrgica aberta ou por substituição cirúrgica da valva. Na ausência de regurgitação aórtica significativa, a maioria dos cardiologistas é a favor da dilatação transvenosa da valva por balão como procedimento inicial em bebês e crianças novas. Se houver estenose e regurgitação aórticas significativas, a valvulotomia cirúrgica aberta e o reparo ou substituição da valva serão os tratamentos de escolha.

A substituição da valva inclui várias possibilidades. A valva estenótica pode ser substituída com um homoenxerto, um enxerto de origem suína ou uma valva mecânica. A vantagem das duas primeiras possibilidades é o fato de o paciente não necessitar de varfarina e, assim, evitar as complicações em potencial da anticoagulação. A desvantagem dessas valvas de tecido é o fato de que elas duram somente entre 8 e 10 anos e devem ser substituídas após esse prazo. A vantagem da valva mecânica é sua longevidade superior, mas o tratamento vitalício com anticoagulantes é obrigatório.

Uma opção adicional é a técnica de Ross. Nessa cirurgia, a valva pulmonar do paciente é removida e fixada dentro da aorta no lugar da valva aórtica estenótica. Depois, é usada uma valva de homoenxerto na posição da pulmonar. Infelizmente, depois a técnica de Ross, a valva neoaórtica e o homoenxerto colocado dentro da posição pulmonar podem falhar.

Os pacientes com estenose leve ou moderada não precisam de dilatação por balão ou de cirurgia. É consenso comum que os pacientes com gradiente transaórtico superior a 80 mmHg sejam submetidos à dilatação por balão ou à cirurgia para reduzir o grau da estenose. Nos pacientes com gradientes entre 50 e 80 mmHg, a decisão de aliviar a estenose é tomada depois de se considerar vários fatores que incluem a idade do paciente, a presença de insuficiência aórtica associada e a espessura da parede ventricular esquerda. Existem duas situações em que a decisão de aliviar a estenose pode não estar relacionada à magnitude do gradiente. O primeiro é o caso de um bebê com estenose aórtica crítica e insuficiência cardíaca congestiva e/ou baixo débito cardíaco. Nesse quadro, seja qual for a magnitude do gradiente, o alívio da estenose é indicado. O segundo é o caso do paciente que sofre síncope ou apresenta sintomas claramente relacionados à estenose aórtica.

No Segundo Estudo de História Natural das Deficiências Cardíacas Congênitas, a sobrevida de 25 anos de pacientes com estenose aórtica foi de 85,1%, comparada à sobrevida esperada de 96,4%. Em pacientes com estenose leve ou trivial, a sobrevida de 25 anos foi de 92,4%, comparada aos 81% para os pacientes com estenose moderada ou intensa. Os fatores a seguir foram associados à sobrevida menor: sexo masculino, gradiente transaórtico mais alto, sintomas cardíacos e idade mais avançada. Nos pacientes que haviam sido submetidos à valvulotomia cirúrgica da aorta, verificou-se uma necessidade de 2ª cirurgia após um período de 25 anos de 40%. A incidência de endocardite bacteriana foi de 27,1 por 10.000 pessoas-anos de acompanhamento.

Existem várias abordagens para o tratamento do paciente com insuficiência aórtica significativa. As opções de substituição da valva são as mesmas que as abordadas no texto anterior para a estenose aórtica. Além disso, o cirurgião pode, em casos selecionados, reparar a valva. Infelizmente, o reparo de uma valva com insuficiência falha relativamente cedo em pelo menos 10% dos casos. As conseqüências a longo prazo da insuficiência aórtica dependem da intensidade e do tipo de procedimento empregado para tratar do derrame.

O tratamento da estenose aórtica subvalvar discreta ou em túnel é a ressecção cirúrgica do tecido obstrutivo. Às vezes, é necessário que o cirurgião realize a técnica "de Konno modificado" para dilatar o trato de saída ventricular esquerdo do fluxo. Isso envolve a criação de um defeito do septo ventricular (DSV) no septo logo abaixo da valva aórtica e o posterior fechamento desse defeito com um enxerto, visto que o trato é maior. Na ausência de insuficiência aórtica, as indicações para a cirurgia são similares àquelas para a estenose da valva aórtica. Entretanto, se a insuficiência da valva aórtica for significativa, a cirurgia será feita para um gradiente mais baixo de pressão transaórtica, já que a estenose aórtica subvalvar discreta pode provocar a insuficiência progressiva da valva aórtica, provavelmente devido ao dano aos folhetos da valva causado pelo jato excêntrico de sangue através da área subaórtica. Adicionalmente, a membrana pode estar adenda aos folhetos da valva, contribuindo para a insuficiência aórtica.

O tratamento da estenose aórtica supravalvar envolve o aumento através de enxerto da área estreita da aorta. As indicações de cirurgia são as mesmas que para a estenose valvar aórtica.

Todos os pacientes com algum tipo de estenose ou insuficiência da aorta devem observar as medidas profiláticas para a endocardite infecciosa.

COARCTAÇÃO DA AORTA

INCIDÊNCIA E ANOMALIAS ASSOCIADAS

A coarctação da aorta representa 5% dos defeitos cardíacos congênitos e consiste em uma protrusão de tecido em forma de aba dentro da aorta em sítio imediatamente oposto à inserção do canal ou ligamento arterial (veja Figs. 11.3 e 11.4). Em

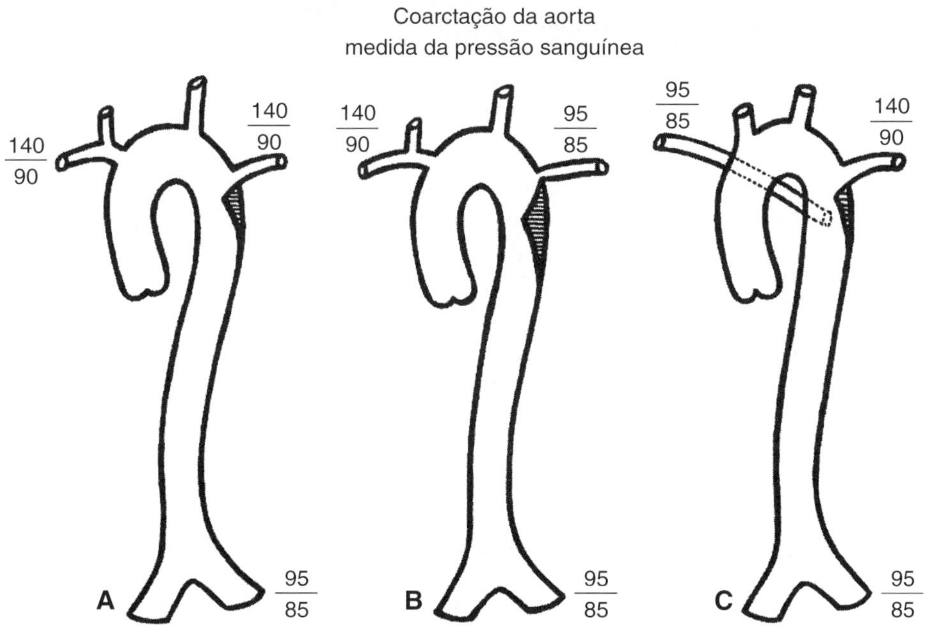

FIGURA 11.3 Diagrama representando o quadro de coarctação da aorta. Observe que a anomalia está imediatamente oposta ao sítio de inserção aórtico do *ligamentum arteriosus*. A imagem à esquerda mostra a situação mais comum em que as artérias subclávias surgem normalmente e não há estreitamento da artéria subclávia esquerda. A imagem central mostra as pressões arteriais do braço e da perna quando a origem da artéria subclávia esquerda é estenótica. A imagem à direita indica as pressões arteriais da perna e do braço quando a artéria subclávia direita surge de forma anormal a partir da aorta distal à coarctação.

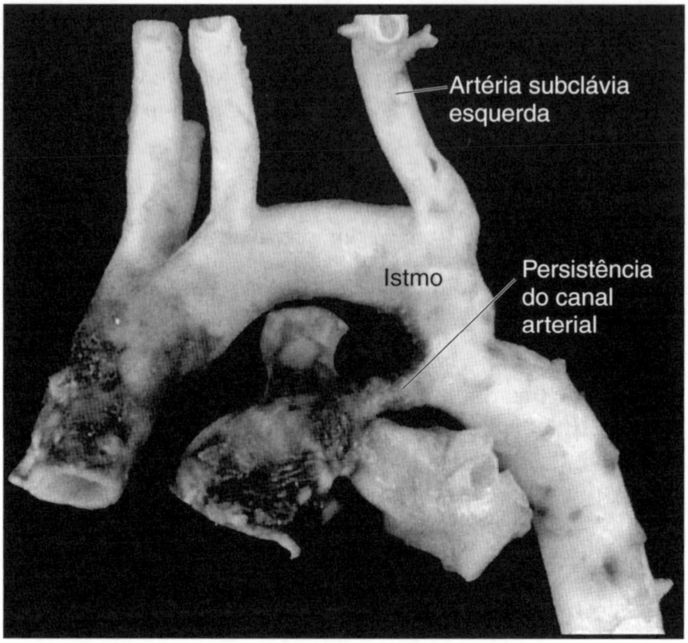

FIGURA 11.4 Amostra patológica de coarctação da aorta. Observe que a coarctação está imediatamente oposta ao sítio da inserção do canal arterial.

50 a 85% dos casos, há uma valva aórtica bicúspide associada. Mais raramente, o quadro pode estar associado a um DSV ou à estenose aórtica subvalvar. Se a coarctação estiver associada à estenose subaórtica, a uma valva mitral em pára-quedas e a uma membrana mitral supravalvar, o complexo é conhecido como *síndrome de Shone*.

A coarctação da aorta é mais comum em homens que em mulheres e está associada à síndrome de Turner.

Em alguns pacientes, a coarctação pode comprometer o orifício da artéria subclávia esquerda. Nesse caso, pode não haver discrepâncias na pressão arterial entre o braço esquerdo e a perna esquerda. Ao contrário, a discrepância será observada entre a perna direita e o braço direito (Fig. 11.3, no centro). Além disso, se a artéria subclávia direita tiver origem anômala a partir da aorta descendente distal à coarctação da aorta, poderá não haver discrepância na pressão ou nos pulsos arteriais entre o braço direito e a perna direita (Fig. 11.3, à direita). Conseqüentemente, é importante medir a pressão arterial dos 2 braços e de uma perna para evitar erros de diagnóstico.

APRESENTAÇÃO CLÍNICA

A apresentação clínica da coarctação da aorta depende da intensidade da obstrução e das anomalias associadas.

A coarctação muito acentuada da aorta pode aparecer dentro de 2 a 5 dias de vida, quando o canal arterial se fecha. Existem 2 motivos pelos quais os sintomas da insuficiência cardíaca congestiva podem ocorrer durante esse fechamento. Se a coarctação for muito intensa, o fornecimento de sangue para a aorta descendente dar-se-á a partir do ventrículo direito através do canal arterial. Quando o canal se fecha, o fornecimento de sangue para o rim, para outros órgãos abdominais e para vários grupos de músculos fica comprometido. Além disso, o sangue ejetado do ventrículo direito que atravessou o canal agora é um fluxo sanguíneo pulmonar adicional que, diante da pressão diastólica final do ventrículo esquerdo elevada, leva à hipertensão venosa pulmonar e ao edema pulmonar. Em casos menos intensos, antes do fechamento do canal arterial, o fluxo sanguíneo dar-se-á a partir da aorta, através do canal para a artéria pulmonar. Como na parede da aorta há canal de tecido contrátil do canal, quando este se fecha, o diâmetro da aorta pode ficar reduzido, e a coarctação da aorta fica mais grave. Com o aumento do estreitamento aórtico, o trabalho do ventrículo esquerdo e a pressão ventricular diastólica final esquerda aumentam, levando ao edema pulmonar. Além disso, o fluxo sanguíneo para os rins pode ficar comprometido.

Se a coarctação não for suficientemente grave para provocar a insuficiência cardíaca na infância, o paciente, em geral, permanecerá assintomático. A presença do defeito pode ser anunciada pela identificação de um sopro no coração ou pela hipertensão sistêmica. Infelizmente, em alguns casos, a presença de coarctação não é identificada até a adolescência. Raramente, em casos de coarctação da aorta não identificada anteriormente, um acidente vascular cerebral pode ser a forma de apresentação do quadro.

EXAME FÍSICO

Crianças com coarctação aórtica significativa podem ter os sinais usuais de insuficiência cardíaca congestiva, incluindo taquicardia, má perfusão, roncos, taquipnéia e hepatomegalia. Embora pulsos ausentes ou de baixa amplitude nas extremidades inferiores, quando comparados aos das extremidades superiores, sejam o *sine qua non* de coarctação da aorta, deve-se reconhecer que em bebês com essa anomalia e insuficiência cardíaca congestiva, pulsos ausentes ou de baixa amplitude podem ser observados nas extremidades superiores e inferiores como resultado do baixo débito cardíaco. Conforme o débito cardíaco melhora com o tratamento, os pulsos retornam às extremidades superiores.

Em pacientes que não têm insuficiência cardíaca congestiva, haverá uma discrepância de amplitude de pulso e de pressão arterial entre as extremidades superiores e inferiores. A diferença na pressão arterial resulta da pressão arterial média e sistólica mais baixa nas extremidades inferiores, quando comparada àquela das extremidades superiores. A pressão arterial diastólica não é tão significativamente diferente entre as extremidades superiores e inferiores (Fig. 11.3).

Como muitos pacientes com coarctação da aorta têm uma valva aórtica bicúspide associada, freqüentemente se ouve um clique de ejeção aórtica depois da primeira bulha cardíaca.

Um fluxo sanguíneo turbulento através da área da coarctação produz um sopro de ejeção sistólica que pode ser mais bem ouvido no ápice cardíaco e abaixo da escápula esquerda. Como muitos pacientes com coarctação da aorta têm anomalias importantes ou sutis da valva mitral, um sopro diastólico pode ser mais bem ouvido no vértice do coração.

A formação de vasos colaterais pode afetar os achados físicos. Os vasos colaterais paraescapulares podem produzir sopros contínuos na região da escápula e, em alguns pacientes, esses vasos podem ser palpados. Conforme os vasos colaterais se formam, o gradiente de pressão através da coarctação diminui, tornando o gradiente de pressão arterial braço-perna uma medida não confiável da intensidade da coarctação.

CARACTERÍSTICAS ELETROCARDIOGRÁFICAS

Embora pareça paradoxal, as crianças com coarctação da aorta demonstram critérios de voltagem mais para HVD que para HVE. Crianças maiores, ou apresentam um ECG normal ou têm HVE.

RADIOGRAFIA DE TÓRAX

Na coarctação da aorta, os achados radiográficos de tórax podem ser muito variados. Crianças pequenas com insuficiência cardíaca congestiva terão cardiomegalia e imagens vasculares pulmonares aumentadas. Crianças menores sem insuficiência cardíaca ou crianças maiores podem ter uma radiografia de tórax normal. Se houver vasos colaterais significativos, o entalhe das costelas pode ser aparente. A aorta descendente pode estar proeminente.

ECOCARDIOGRAFIA, INVESTIGAÇÃO POR IMAGEM DE RESSONÂNCIA MAGNÉTICA E CATETERISMO CARDÍACO

A presença da coarctação da aorta é determinada por meio de exame clínico. Embora a maioria das coarctações esteja localizada oposta à inserção aórtica do *ductus* ou do *ligamentum arteriosus*, a lesão raramente pode estar localizada em local mais distal. Portanto, é necessário uma ecocardiografia ou outra forma de investigação por imagens para localizar a área da coarctação e determinar a extensão do segmento estreitado. Além disso, é possível identificar e quantificar lesões associadas, tais como a estenose da aorta, DSV ou doenças na valva mitral. A gravidade da coarctação pode ser avaliada pelo grau de HVE e, em alguns casos, medindo-se a área transversal ou o diâmetro do sítio da coarctação.

Métodos mais recentes de investigação de ressonância magnética (RM) são muito satisfatórios na investigação por imagens da coarctação da aorta e na avaliação de sua intensidade. A RM permite que se obtenham imagens detalhadas de toda a aorta em múltiplos planos e projeções, além da identificação dos vasos colaterais.

O cateterismo cardíaco não é mais necessário para o diagnóstico de coarctação da aorta, mas, em alguns casos, é aplicado para o tratamento desse quadro (veja texto subseqüente).

TRATAMENTO

O tratamento da coarctação da aorta consiste na remoção ou eliminação da obstrução, o que pode ser feito cirurgicamente ou por dilatação por balão, com ou sem a implantação de um *stent*. Existem inúmeras técnicas cirúrgicas que vêm evoluindo ao longo dos anos. Uma das primeiras foi o procedimento de Blalock-Park, em que a artéria subclávia esquerda era utilizada como "jump graft" ao redor do local da coarctação. Esse método foi abandonado em favor da ressecção do sítio da coarctação, com a execução de uma anastomose término - terminal da aorta. Subseqüentemente, foi descrita a técnica de aplicação de um retalho à área da coarctação. Entretanto, essa técnica está associada ao aneurisma da aorta, oposto ao local do retalho. Depois, tornou-se popular a técnica de reparo com enxerto da subclávia, técnica essa ainda usada por alguns cirurgiões. Nesse procedimento, a artéria subclávia esquerda é seccionada em sentido transversal e moldada em um retalho *on-lay* sobre o sítio da coarctação. Freqüentemente, esse enxerto *on-lay* do tecido da artéria subclávia não é longo o suficiente e deve ser aumentado com algum tipo de material de prótese. Durante os últimos anos, tem sido aplicada a técnica de anastomose término - terminal "estendida" e "radicalmente estendida", sendo essa a operação de escolha em crianças pequenas com istmo hipoplásico. Nessa técnica, a extremidade da aorta, distal à área da coarctação, é mobilizada e anastomosada para o lado inferior do arco aórtico distal. Esse procedimento elimina definitivamente as áreas do arco distal e da hipoplasia do istmo que freqüentemente acompanham a coarctação da aorta em crianças. A escolha da técnica cirúrgica depende, primariamente, da idade do paciente e da presença ou ausência dessa hipoplasia.

A maioria das pessoas concorda que a dilatação por balão é o melhor método para tratar a coarctação da aorta recorrente. Para o tratamento da coarctação da aorta presente do nascimento, ainda há controvérsias sobre qual é o melhor procedimento, se a dilatação por balão ou o tratamento cirúrgico. Mais recentemente, foi descrita uma técnica combinada de dilatação por balão e colocação percutânea de um *stent*. Essa técnica pode se mostrar útil para os pacientes já adultos ou quase adultos. Ainda são desconhecidos os resultados a longo prazo da colocação do *stent*.

HISTÓRIA NATURAL E RESULTADO DO TRATAMENTO

Uma coarctação da aorta não tratada resulta em danos que persistem por muito tempo, a saber: doença da artéria coronária, aneurismas intracranianos, derrame cerebral, insuficiência do ventrículo esquerdo e morte prematura.

O resultado da correção da coarctação da aorta está relacionado à idade do paciente, à época do reparo e ao grau de estreitamento residual ou recorrente no local da reparação. No caso de crianças pequenas que desenvolvem insuficiência cardíaca congestiva, recomenda-se a cirurgia independente de sua tenra idade. Em pacientes sem essa insuficiência, a idade para a correção deve ser avaliada com relação ao risco da coarctação da aorta residual ou recorrente, se a operação for realizada antes dos 6 meses de idade e o risco de hipertensão persistente, se a cirurgia for retardada para depois dos 4 anos.

Mesmo com uma correção adequada, parece que há um risco maior de doença vascular prematura, incluindo o ataque cardíaco e derrame em pacientes que tiveram coarctação da aorta, quando comparados a pacientes sem coarctação. Esses pacientes correm também o risco de terem coarctação residual ou recorrente; e os outros resultados adversos incluem aneurisma no sítio da reparação, hemorragia intracraniana e endocardite.

ESTENOSE E INSUFICIÊNCIA DA VALVA PULMONAR

TIPOS E INCIDÊNCIA

A estenose da valva pulmonar (com o septo ventricular intacto) ocorre esporadicamente em cerca de 4 entre 1.000 nascidos vivos e representa entre 5 e 8% dos defeitos cardíacos congênitos (veja Fig. 11.5). Pacientes com síndrome de Noonan têm mais probabilidade de apresentar estenose pulmonar.

A insuficiência isolada da valva pulmonar é rara. Ela pode acompanhar a dilatação idiopática da artéria pulmonar e a doença obstrutiva vascular pulmonar. A maioria dos casos de insuficiência pulmonar resulta de procedimentos cirúrgicos ou por balão usados para tratar a estenose da valva pulmonar. A insuficiência pulmonar pode também estar associada a outras condições, tais como a tetralogia de Fallot corrigida.

APRESENTAÇÃO CLÍNICA

A maioria dos pacientes com estenose pulmonar ou insuficiência pulmonar é assintomática e se apresenta com um sopro cardíaco. A exceção é o caso de crianças pequenas com estenose pulmonar séria (a chamada estenose pulmonar crítica) que se apresentam cianóticas devido ao *shunt* da esquerda para direita ao nível atrial.

Em um dado momento, acreditou-se que a insuficiência pulmonar, como resultado de procedimentos por balão ou cirurgia, não tivesse conseqüências significativas a longo prazo. Atualmente está ficando claro que em alguns pacientes a insuficiência duradoura da valva pulmonar e a sobrecarga do volume ventricular direito podem estar associadas à insuficiência ventricular direita e regurgitação tricúspide. Nessa situação, os pacientes podem desenvolver fadiga, intolerância ao esforço e/ou arritmias.

EXAME FÍSICO

Exceto pelas crianças pequenas com estenose pulmonar crítica, outros pacientes com estenose da valva pulmonar são acianóticos. A palpação cuidadosa da

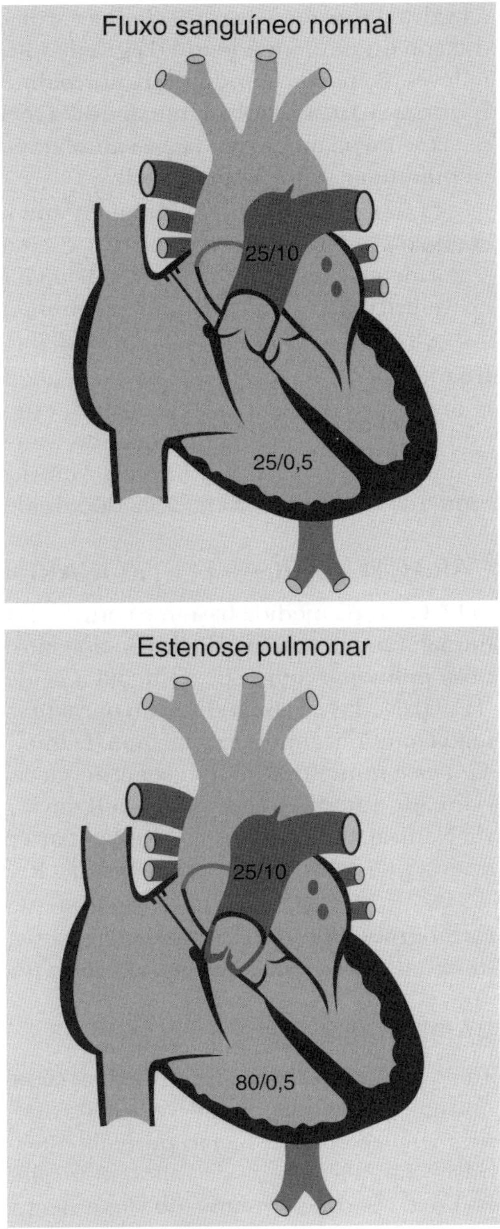

FIGURA 11.5 Diagrama representando um quadro de estenose da valva pulmonar. Observe que em contraste com a valva normal, a pressão no ventrículo direito é maior que a pressão na artéria pulmonar.

borda inferior esquerda do esterno revelará um impulso ventricular direito aumentado. A primeira bulha é normal e é seguida de um clique que pode ser mais bem percebido na borda superior esquerda do esterno. A freqüência (*pitch*) do clique é mais baixa e mais difícil de se ouvir que aquela associada à estenose da valva da aorta. A segunda bulha cardíaca pode ser normal, amplamente dividida ou única, dependendo da gravidade da estenose pulmonar. Em casos muito leves, B_2 pode estar dividida normalmente. Conforme a gravidade aumenta, B_2 torna-se mais amplamente dividida. Na estenose grave, a segunda bulha cardíaca se torna única (ainda está amplamente dividida, mas o fechamento da valva pulmonar se torna inaudível).

O sopro da estenose pulmonar é um sopro de ejeção (em crescendo-decrescendo ou "em forma de diamante"), e a intensidade do pico do ruído ocorre posteriormente, conforme a intensidade da estenose aumenta. Se ocorrer insuficiência ventricular, um quarto som proeminente poderá ser ouvido.

A insuficiência pulmonar se caracteriza por um ruído em decrescendo, de freqüência média a alta, que se inicia imediatamente depois de B_2. Em contraste com o sopro da insuficiência aórtica, este ruído é mais forte quando o paciente está em posição supina que quando está sentado. Diante de uma insuficiência pulmonar significativa, o impulso ventricular direito sentido na borda inferior esquerda do esterno ou na área do xifóide pode ser proeminente.

CARACTERÍSTICAS ELETROCARDIOGRÁFICAS

O ECG é uma medida bastante confiável da intensidade da estenose da valva pulmonar. Caracteriza-se pelo desvio do eixo direito e, conforme a gravidade da estenose pulmonar aumenta, aumenta a evidência da hipertrofia ventricular direita (HVD). Nadas e Fyler indicaram que a pressão ventricular direita poderia ser estimada multiplicando-se a voltagem da onda R na derivação V_1 por 3 e somando-se 47 a esse número. Rudolph sugeriu que a pressão ventricular direita poderia ser estimada multiplicando-se a onda R em V_{4R} por 5. No Primeiro Estudo de História Natural, uma complexa equação para prognosticar a diferença da pressão da artéria pulmonar se baseou nas ondas R, S, e T em várias derivações.

A insuficiência pulmonar pode ser acompanhada de uma evidência eletrocardiográfica de HVD ou de sinais sutis de sobrecarga de volume ventricular direito (desvio do eixo direito e/ou de um padrão de rSR na derivação V_1).

RADIOGRAFIA DE TÓRAX

Tanto na estenose como na insuficiência pulmonar, a radiografia de tórax pode ser normal. Com a dilatação do ventrículo direito, o vértice pode estar inclinado. Classicamente, há um segmento proeminente da artéria pulmonar principal. Em contraste com a tetralogia de Fallot, as imagens vasculares pulmonares são normais. Isso se dá porque o volume do fluxo sanguíneo pulmonar é normal nos pacientes com estenose, mostrando-se, porém, diminuído nos pacientes com tetralogia de Fallot.

Conforme a insuficiência pulmonar aumenta em intensidade, o coração também fica mais dilatado. Conforme a insuficiência da valva tricúspide aumenta como resultado do aumento da dilatação ventricular direita, a sombra atrial direita (ou seja, a borda do lado direito da silhueta cardíaca) torna-se proeminente.

QUESTÕES ECOCARDIOGRÁFICAS E DO CATETERISMO CARDÍACO

A presença e a intensidade da estenose pulmonar podem ser avaliadas por meio da ecocardiografia. A morfologia da valva pode ser determinada (ou seja, valva bicúspide ou tricúspide e a espessura e displasia, bem como a mobilidade das cúspides). Usando-se o gradiente instantâneo máximo do Doppler, pode-se avaliar o gradiente da pressão entre ventriculo direito e artéria pulmonar. A pressão ventricular direita pode ser estimada usando-se a velocidade do jato de regurgitação da tricúspide. A gravidade da estenose pulmonar no recém-nascido pode ser subestimada na presença de hipertensão pulmonar. A elevação da resistência pulmonar pode resultar em um gradiente baixo entre ventrículo direito e artéria pulmonar, mesmo na presença de estenose pulmonar significativa. Por isso, a intensidade deverá ser reavaliada depois do declínio da resistência pulmonar.

A presença de regurgitação pulmonar pode ser confirmada por ecocardiografia, e a intensidade pode ser determinada observando-se o grau de dilatação atrial e ventricular direito, a função ventricular direita e o grau de regurgitação da tricúspide.

TRATAMENTO

Atualmente, o método mais bem aceito de tratamento da estenose significativa da valva pulmonar é a valvuloplastia pulmonar por balão. A maioria das pessoas concorda que a valvuloplastia deverá ser realizada se o gradiente transpulmonar exceder 50 mmHg ou se no ECG houver evidências de HVD. Nas crianças, o gradiente é menos útil e, se o paciente for portador de estenose pulmonar crítica (comprovada por uma função pulmonar direita ou *shunt* do sangue da direita para a esquerda ao nível atrial), indica-se a valvulotomia ou valvuloplastia, seja qual for o gradiente.

O momento e o tratamento ideal da insuficiência pulmonar não estão tão bem definidos quanto aqueles para a estenose pulmonar. É consenso geral que a cirurgia para restaurar uma valva competente na posição pulmonar deva ser realizada se houver dilatação progressiva do ventrículo direito e/ou regurgitação da tricúspide, especialmente quando ocorrem arritmias ventriculares e/ou intolerância progressiva ao esforço. Infelizmente, o tratamento da insuficiência pulmonar é a substituição da valva, e nenhuma das valvas disponíveis atualmente para implante tem duração satisfatória. Além disso ainda não está claro se o paciente se beneficia mais da inserção de uma valva mecânica ou de tecido.

HISTÓRIA NATURAL E RESULTADO DO TRATAMENTO

O resultado de uma estenose pulmonar não tratada de natureza leve ou trivial, bem como das formas moderada ou intensa tratadas cirurgicamente ou com valvuloplastia por balão, é excelente. No Segundo Estudo de História Natural, a probabilidade de sobrevida de 25 anos foi de 95,7%, não diferente do resultado identificado na população normal. Raramente foi necessário repetir a cirurgia. A incidência de endocardite bacteriana foi baixa (0,94 por 10.000 pessoas/anos de acompanhamento).

É provável que o resultado a longo prazo para a maioria dos pacientes com insuficiência pulmonar seja excelente, inclusive sem a cirurgia. Entretanto, está ficando claro que alguns pacientes com insuficiência pulmonar desenvolverão uma disfunção progressiva do ventrículo direito. Atualmente, parece que pacientes com doença cardíaca congênita, submetidos à cirurgia de Brock (valvulotomia cirúrgica fechada) nos primórdios da cirurgia cardíaca, têm mais a propensão de desenvolver problemas. Além disso, os pacientes submetidos à correção da tetralogia de Fallot e de artérias pulmonares persistentemente estenóticas ou hipoplásicas estão em risco de apresentar disfunção ventricular direita.

ESTENOSE E INSUFICIÊNCIA MITRAL

TIPOS E INCIDÊNCIA

A estenose mitral, congênita, isolada é bastante rara. Ela pode resultar de um anel mitral supravalvar, de um anel mitral hipoplásico, de folhetos displásicos e/ou de um aparelho de suporte da valva anormal. A estenose mitral congênita ocorre mais comumente em associação com outras doenças cardíacas congênitas, tais como a coarctação da aorta, a estenose da aorta e o DSV.

Nos países do terceiro mundo, a causa mais comum da estenose e da insuficiência mitral é, de longe, a febre reumática; já nos EUA, de modo geral essa causa é rara.

A insuficiência mitral congênita pode ocorrer com uma valva mitral congenitamente displásica ou prolapsada. Além disso, as causas também podem ser os transtornos do tecido conjuntivo, como as síndromes de Ehlers-Danlos e de Marfan, bem como com as síndromes de Hunter e Hurler. Essa insuficiência pode estar associada a outros defeitos cardíacos congênitos que incluem a malformação da valva mitral, como os defeitos parciais ou completos do septo atrioventricular. A insuficiência mitral pode acompanhar os quadros de cardiomiopatia dilatada (congestiva), restritiva e hipertrófica. A insuficiência mitral pode ser o quadro de apresentação da origem anômala da artéria coronária esquerda a partir da artéria pulmonar. Esse é o resultado de um infarto do miocárdio, secundário à anomalia coronária.

APRESENTAÇÃO CLÍNICA

Pacientes com estenose mitral e/ou insuficiência de natureza leve são assintomáticos. Conforme o grau de intensidade aumenta, o paciente pode desenvolver falta de ar, intolerância ao esforço, tosse, ortopnéia, dispnéia paroxística noturna, hemoptise e arritmias.

EXAME FÍSICO

A estenose mitral produz um sopro médio-diastólico que pode ser mais bem percebido no ápice cardíaco com o paciente em decúbito lateral esquerdo. Se o grau da estenose mitral for suficientemente intenso para produzir hipertensão pulmonar, B_2 pode ter sua intensidade aumentada. Com estenose grave, podem ocorrer estertores pulmonares.

A insuficiência da valva mitral está associada a sopros holossistólicos de freqüências média e alta que podem ser mais bem percebidos no ápicie cardíaco com o paciente em decúbito lateral esquerdo. Ocasionalmente, um frêmito pode ser percebido no ápice cardíaco. Um sopro médio-diastólico de estenose mitral "relativa" é comum devido ao volume aumentado de sangue que atravessa a valva mitral durante a diástole. Como acontece com a estenose mitral, pode haver evidência de edema pulmonar e hipertensão pulmonar.

CARACTERÍSTICAS ELETROCARDIOGRÁFICAS

Tanto a estenose quanto a insuficiência mitral podem estar associadas a uma onda P prolongada que é bifásica ou predominantemente negativa na derivação V_1. Na estenose ou na insuficiência mitral intensa, pode haver evidência de HVD e, no caso de insuficiência mitral, de dilatação do ventrículo esquerdo.

RADIOGRAFIA DE TÓRAX

Uma vez que tanto a estenose quanto a insuficiência mitral estão associadas ao aumento da hipertensão venosa pulmonar e atrial esquerda, a dilatação do átrio esquerdo e o padrão venoso pulmonar proeminente podem se tornar evidentes na radiografia de tórax. Adicionalmente, pode haver evidência de um segmento aumentado da artéria pulmonar. Como a insuficiência mitral, mas não a estenose mitral, está associada a uma sobrecarga de volume ventricular esquerdo, a dilatação do coração pode ser evidente num quadro de insuficiência.

QUESTÕES ECOCARDIOGRÁFICAS E DO CATETERISMO CARDÍACO

A presença de estenose e/ou de insuficiência mitral pode ser confirmada por ecocardiografia. As características anatômicas da valva também podem ser determinadas. A intensidade das lesões pode ser estimada avaliando-se o tamanho do ventrículo e do átrio esquerdos, estimando-se o gradiente da pressão na valva, medindo-se os padrões de fluxo Doppler na valva, estimando-se a pressão da artéria pulmonar e definindo-se as lesões associadas.

TRATAMENTO E RESULTADO DO TRATAMENTO

Antes de considerar um tratamento, a gravidade da lesão deve ser determinada. É importante que se ponderem todos os indicadores de gravidade e que não se confie somente em um exame diagnóstico como a ecocardiografia. A história e o exame físico têm importância crítica na avaliação da gravidade. Certamente, o paciente que apresentar sintomas claramente atribuíveis à estenose ou à insuficiência mitral será portador de doença significativa. No paciente assintomático, é preciso ser criterioso para não superestimar a intensidade com base somente nas características eletrocardiográficas. Por exemplo, se um paciente com insuficiência mitral não tem sopro de fluxo diastólico, P_2 normal e radiografia de tórax e ECG também normais, mas com o átrio esquerdo "aumentado" na ecocardiografia, relutaria em diagnosticar um quadro de insuficiência mitral intensa. Da mesma forma, se o paciente com estenose mitral tiver P_2 normal e radiografia de tórax e ECG também normais, não diagnosticaria somente uma estenose mitral com base no gradiente do Doppler na valva mitral.

O tratamento e os resultados do tratamento da estenose mitral dependem da anormalidade específica da valva que esteja contribuindo para a obstrução. Se, por exemplo, a obstrução resultar, primariamente, de um anel mitral supravalvar, o anel poderá ser ressecado, levando a um excelente resultado a longo prazo. Por outro lado, se o anel mitral for pequeno e houver uma valva mitral em pára-quedas (um músculo papilar ao qual estão ligadas todas as cordas tendinosas), então será difícil, se não impossível, aliviar completamente a obstrução.

O reparo da insuficiência mitral depende também da causa exata da insuficiência. Se a causa for uma fissura congênita no folheto septal da valva ou mitral, geralmente a fenda poderá ser fechada com poucas suturas, e o resultado a longo prazo será satisfatório. Se o anel da valva estiver dilatado, porém com preservação da função ventricular esquerda, pode-se executar uma anuloplastia, e os resultados serão, em geral, bastante satisfatórios. Se houver um folheto oscilante da valva, pode-se inserir um cordão tendíneo artificial, realizando-se um procedimento plástico no folheto.

Fica claro, tanto para a estenose como para a insuficiência mitral, que quanto maior for a complexidade da causa da disfunção da valva, pior será o resultado a longo prazo. Em ambos os casos, a substituição da valva tem suas próprias conseqüências a longo prazo. Se uma valva for substituída em uma criança pequena, a valva ficará pequena quando a criança crescer e, por fim, será necessária uma nova cirurgia. Entretanto, nesse caso, o anel, em que a nova valva precisa ser inserida, será pequeno e não poderá ser aumentado por estar circundado pela artéria coronária circunflexa. Neste cenário, o cirurgião pode ter de posicionar a nova valva no próprio átrio esquerdo. O uso de uma valva mecânica precisará da administração de anticoagulantes a longo prazo, com todos os riscos associados dessa medicação.

BIBLIOGRAFIA

Al-Hroob A, Husayni TS, Freter A, et al. Aortic aneurysm after patch aortoplasty for coarctation: Analysis of patch size and wall growth. *Pediatr Cardiol.* 2003;24(1):10-16.

Alexiou C, Galogavrou M, Chen Q, et al. Mitral valve replacement with mechanical prostheses in children: Improved operative risk and survival. *Eur J Cardiothorac Surg.* 2001;20(1):105-113.

Banerjee A, Kohl T, Silverman NH. Echocardiographic evaluation of congenital mitral valve anomalies in children. *Am J Cardiol.* 1995;76(17):1284-1291.

Bergersen LJ, Perry SB, Lock JE. Effect of cutting balloon angioplasty on resistant pulmonary artery stenosis. *Am J Cardiol.* 2003;91(2):185-189.

Brown JW, Ruzmetov M, Vijay P, et al. Surgery for aortic stenosis in children: A 40-year experience. *Ann Thorac Surg.* 2003;76(5):1398-1411.

Daou L, Sidi D, Mauriat P, et al. Mitral valve replacement with mechanical valves in children under two years of age. *J Thorac Cardiovasc Surg*. 2001;121(5):994-996.

Driscoll DJ, Michels VV, Gersony WM, et al. Occurrence risk for congenital heart defects in relatives of patients with aortic stenosis, pulmonary stenosis, or ventricular septal defect. *Circulation*. 1993;87(Suppl 2):I114-I120.

Driscoll DJ, Wolfe RR, Gersony WM, et al. Cardiorespiratory responses to exercise of patients with aortic stenosis, pulmonary stenosis, and ventricular septal defect. *Circulation*. 1993;87(Suppl 2):I102-I113.

Elkins RC, Lane MM, McCue C. Ross operation in children: Late results. *J Heart Valve Dis*. 2001;10(6):736-741.

Fawzy ME, Awad M, Hassan W, et al. Long-term outcome (up to 15 years) of balloon angioplasty of discrete native coarctation of the aorta in adolescents and adults. J Am Coll Cardiol. 2004;43(6):1062-1067.

Gersony WM, Driscoll DJ, Hayes CJ, et al. Second natural history study of congenital heart defects. Quality of life of patients with aortic stenosis, pulmonary stenosis, or ventricular septal defect. *Circulation*. 1993; 87(Suppl 2):I52-I65.

Gersony WM, Driscoll DJ, Hayes CJ, et al. Bacterial endocarditis in patients with aortic stenosis, pulmonary stenosis, or ventricular septal defect. *Circulation*. 1993;87(Suppl 2):I121-I126.

Hayes CJ, Driscoll DJ, Gersony WM, et al. Second natural history study of congenital heart defects. Results of treatment of patients with pulmonary valvar stenosis. *Circulation*. 1993;87(Suppl 2):I28-I37.

Keane JF, Driscoll DJ, Gersony WM, et al. Second natural history study of congenital heart defects. Results of treatment of patients with aortic valvar stenosis. *Circulation*. 1993;87(Suppl 2):I16-I27.

Krishnamoorthy KM, Tharakan JA. Balloon mitral valvulotomy in children aged < or = 12 years. *J Heart Valve Dis*. 2003;12(4):461-468.

Lambert V, et al. Long-term results after valvotomy for congenital aortic valvar stenosis in children. *Cardiol Young*. 2000;10(6):590-596.

Latiff HA, Sholler GF, Cooper S. Balloon dilatation of aortic stenosis in infants younger than 6 months of age: Intermediate outcome. *Pediatr Cardiol*. 2003;24(1):17-26.

Lorier G, Kalil RA, Barcellos C, et al. Valve repair in children with congenital mitral lesions: Late clinical results. *Pediatr Cardiol*. 2001;22(1):44-52.

Nadas A, Fyler D. *Pediatr Cardiol*. Philadelphia, PA: WB Saunders; 1972.

Ohye RG, Gomez CA, Ohye BJ, et al. The Ross/Konno procedure in neonates and infants: Intermediate-term survival and autograft function. *Ann Thorac Surg*. 2001;72(3):823-830.

Peterson C, Schilthuis JJ, Dodge-Khatami A, et al. Comparative long-term results of surgery versus balloon valvuloplasty for pulmonary valve stenosis in infants and children. *Ann Thorac Surg*. 2003;76(4):1078-1082, discussion 1082-1083.

Poon LK, Menahem S. Pulmonary regurgitation after percutaneous balloon valvoplasty for isolated pulmonary valvar stenosis in childhood. *Cardiol Young*. 2003;13(5):444-450.

Prifti E, Vanini V, Bonacchi M, et al. Repair of congenital malformations of the mitral valve: Early and midterm results. *Ann Thorac Surg*. 2002;73(2):614-621.

Puchalski MD, Williams RV, Hawkins JA, et al. Follow-up of aortic coarctation repair in neonates. *J Am Coll Cardiol*. 2004;44(1):188-191.

Qureshi SA, Zubrzycka M, Brzezinska-Rajszys G, et al. Use of covered Cheatham-Platinum stents in aortic coarctation and recoarctation. *Cardiol Young*. 2004;14(1):50-54.

Rao PS. Long-term follow-up results after balloon dilatation of pulmonic stenosis, aortic stenosis, and coarctation of the aorta: A review. *Prog Cardiovasc Dis*. 1999;42(1):59-74.
Rao PS, Jureidini SB, Balfour IC et al. Severe aortic coarctation in infants less than 3 months: Successful palliation by balloon angioplasty. *J Invasive Cardiol*. 2003;15(4):202-208.
Rudolph A. *Congenital diseases of the heart*. Chicago: Year-Book Medical Publishers; 1974.
Sharieff S, Shah-e-Zaman K, Faruqui AM. Short- and intermediate-term follow-up results of percutaneous transluminal balloon valvuloplasty in adolescents and young adults with congenital pulmonary valve stenosis. *J Invasive Cardiol*. 2003;15(9):484-487.
Toro-Salazar OH, Steinberger J, Thomas W, et al. Long-term follow-up of patients after coarctation of the aorta repair. *Am J Cardiol*. 2002;89(5):541-547.
Tweddell JS, Pelech AN, Frommelt PC, et al. Complex aortic valve repair as a durable and effective alternative to valve replacement in children with aortic valve disease. *J Thorac Cardiovasc Surg*. 2005;129(3):551-558.
Wolfe RR, Driscoll DJ, Gersony WM, et al. Arrhythmias in patients with valvar aortic stenosis, valvar pulmonary stenosis, and ventricular septal defect. Results of 24-hour ECG monitoring. *Circulation*. 1993; 87(Suppl 2):I89-I101.

CAPÍTULO 12

Doenças Cardíacas Adquiridas

"Não tente fazer com que um paciente melhore mais rápido do que ele demorou em ficar doente."

FEBRE REUMÁTICA

A febre reumática aguda é um distúrbio inflamatório de multissistemas que resulta de uma infecção pelo estreptococo beta-hemolítico do grupo A. Exceto por seus efeitos cardíacos, a febre reumática aguda é um distúrbio autolimitante relativamente benigno. Infelizmente, os efeitos cardíacos desse quadro são graves e podem ser crônicos e ameaçar à vida.

EPIDEMIOLOGIA

A incidência da febre reumática aguda varia de acordo com a localização geográfica, e a população estudada, porém, em geral, atinge entre 3 e 61 para cada 100.000 crianças em idade escolar. A maior incidência ocorre em crianças com idade entre 5 a 14 anos. Essa doença é rara em crianças com menos de 4 anos, porém ocorre. A febre reumática aguda é mais comum durante o inverno e a primavera, uma variação sazonal semelhante à da faringite estreptocócica.

A incidência de ataques iniciais de febre reumática aguda é maior nas populações menos favorecidas, provavelmente, graças às condições de vida em ambientes com grande massa popular, o que facilita a propagação da infecção estreptocócica.

STREPTOCOCCUS

O *Streptococcus* é formado por um núcleo de citoplasma cercado por uma membrana citoplasmática e uma parede celular que, por sua vez, está cercada por uma cápsula que constitui a superfície externa do organismo. A cápsula é composta por hialuronato que é não antigênico. A parede da célula tem 3 camadas: a camada da proteína mais externa, a camada do meio de carboidrato e a camada interna de protoplasto mucopeptídeo.

A camada da proteína contém as proteínas denominadas M, T e R. A proteína M é a mais importante porque determina a virulência do organismo, estimula a formação dos anticorpos precipitantes e opsonizantes e pode impedir a fagocitose. Lancefield classificou os estreptococos beta-hemolíticos de grupo A em tipos sorológicos baseados na proteína M. A febre reumática aguda pode resultar de uma infecção provocada por qualquer um dos sorotipos de estreptococos beta-hemolíticos do grupo A, diferentemente da glomerulonefrite que está associada somente a um número limitado de sorotipos. Os anticorpos produzidos contra o antígeno da proteína M podem conferir imunidade de longa duração contra a reinfecção por esse tipo específico de sorotipo. A camada do meio da parede da célula, a camada de carboidrato, provê a especificação do grupo do estreptococo. A N-acetilglicosamina é o carboidrato do grupo específico para os estreptococos beta-hemolíticos do grupo A. A camada mais interna de mucopeptídeos da parede celular forma o componente esquelético da célula e é responsável pela sua forma. A membrana citoplásmática é uma lipoproteína antigênica que apresenta reação cruzada com vários antígenos do tecido de mamíferos, incluindo a membrana basal glomerular humana.

O estreptococo produz vários produtos extracelulares, alguns dos quais estão envolvidos nos sintomas da doença provocada pelo microrganismo. A toxina eritrogênica é pirogênica e é responsável pelo "rash" da escarlatina. A estreptolisina O é cardiotóxica e leucotóxica e é responsável pela hemólise dos eritrócitos. Ela provoca uma resposta do anticorpo (produzindo a antiestreptolisina O) em 70 a 85% dos indivíduos infectados, e isso forma a base para uma análise útil sobre a infecção estreptocócica invasiva. Um tratamento rápido e eficaz das infecções estreptocócicas à base de antibióticos pode eliminar essa resposta imunológica. A antigenicidade da estreptolisina O é inibida por extratos de lipídios (provavelmente colesterol) de pele de coelho, e essa propriedade pode ser responsável pela falta de associação entre as infecções estreptocócicas de pele e a febre reumática aguda. O colesterol livre neutraliza a estreptolisina O, mas o colesterol sérico, que não está em estado livre, é um inibidor pobre da estreptolisina O. A estreptolisina S produz a hemólise característica dos estreptococos beta-hemolíticos quando em cultura em ágar sangue (de ovelha). A proteinase extracelular pode provocar necrose do miocárdio. A estreptocinase ativa as proteínas do plasma e converte o plasminogênio em plasmina. A difosfopiridina-nucleotidase faz surgir uma resposta de anticorpos (produzindo a antidifosfopiridina-nucleotidase) em 87% dos pacientes com febre reumática aguda e é útil quando associado à titulação da antiestreptolisina O na identificação de pacientes com doença invasiva estreptocócica. Existem 4 desoxirribonucleases (I, II, III e IV), todas antigênicas. A desoxirribonuclease II é produzida em maiores quantidades em resposta à infecção estreptocócica beta-hemolítica de grupo A e é mais consistente das desoxirribonucleases. Os anticorpos anti-desoxirribonucleases são indicadores úteis da doença estreptocócica invasiva.

PATOGÊNESE

Embora seja claro que a infecção estreptocócica beta-hemolítica do grupo A tem relação causal com a febre reumática aguda, a patogênese dessa relação não é clara. Muito provavelmente, a febre reumática aguda é uma doença auto-imune em que a infecção estreptocócica invasiva provoca uma resposta imunológica do hospedeiro, e esses anticorpos atacam, antigenicamente, os tecidos similares do hospedeiro. Foram identificados 4 sistemas hospedeiro-estreptococos de reação cruzada antígeno-anticorpo: (i) reação cruzada do antígeno do músculo liso da miofibra cardíaca com a parede celular estreptocócica e antígeno da membrana celular; (ii) reação cruzada do antígeno do fibroblasto da válvula cardíaca com o antígeno estreptocócico da membrana celular; (iii) reação cruzada do antígeno dos núcleos caudado e subtalâmico com o antígeno estreptocócico da membrana celular e (iv) reação cruzada do antígeno do tecido conjuntivo e da válvula cardíaca com o antígeno do carboidrato do estreptococo do grupo A. Embora o anticorpo cardiorreativo possa ser identificado nos pacientes com febre reumática aguda, esses anticorpos podem, às vezes, ser identificados também em pacientes com infecção estreptocócica, porém sem febre reumática aguda.

É possível que os produtos estreptocócicos extracelulares tenham um papel na patogênese da febre reumática aguda. Embora alguns desses produtos sejam cardiotóxicos, os efeitos dessas toxinas *in vitro* não reproduzem as lesões granulomatosas crônicas, observadas na febre reumática aguda.

MANIFESTAÇÕES CLÍNICAS

Febre e artrite são as duas características iniciais mais comuns da febre reumática aguda. Três quartos dos pacientes com febre reumática aguda têm dor nas articulações. Em geral, as articulações maiores, como joelhos, tornozelos, cotovelos e pulsos, são envolvidas e se mostram sensíveis, edemaciadas e eritematosas. A dor migra de uma articulação a outra, cada uma ficando envolvida durante aproximadamente 1 a 5 dias. A artrite persiste por 2 a 4 semanas. Em geral, a intensidade dos sintomas articulares é inversamente proporcional à intensidade do comprometimento cardíaco.

A cardite ocorre em 40 a 50% dos pacientes no primeiro episódio de febre reumática aguda e pode ser a apresentação inicial, porém, mais comumente, ocorre depois do surgimento da artrite. O endocárdio, o miocárdio e o pericárdio podem estar envolvidos. A cardite pode ser reconhecida pelo aparecimento de um sopro cardíaco novo e significativo, como na regurgitação mitral ou na regurgitação aórtica, cardiomegalia ou sinais e sintomas de insuficiência cardíaca congestiva ou pericardite. Essa insuficiência cardíaca congestiva pode se apresentar inicialmente como fadiga, anorexia, falta de ar sem explicação ou tosse. A dor no peito pode ser a primeira manifestação da pericardite. A cardite pode ser insidiosa e se tornar aparente somente pela presença de taquicardia desproporcional à febre durante o sono. A arritmia pode ser, também, a primeira manifestação da cardite.

A coréia é uma manifestação tardia da febre reumática aguda, porém essa última deve ser considerada no diagnóstico diferencial dos pacientes com coréia, especialmente aqueles com idade entre 7 e 14 anos. A coréia reumática é mais comum em meninas e é uma manifestação rara da febre reumática aguda depois da puberdade.

O eritema marginado é uma manifestação rara da febre reumática aguda, mas se presente, é útil na determinação do diagnóstico, especialmente em associação com outras manifestações da doença. O eritema marginado não é patognomônico da febre reumática aguda porque também ocorre como manifestação de reações medicamentosas. Ele se manifesta predominantemente no tronco e na fase medial das regiões proximais das extremidades. A erupção começa como máculas de cor rosa, levemente elevadas e sem prurido. As bordas das lesões migram perifericamente, conforme a área central assume o aspecto de pele normal. A aplicação de calor à pele pode acentuar o aparecimento desse eritema.

Os nódulos subcutâneos ocorrem em 7 a 20% dos pacientes com febre reumática aguda, geralmente sobre superfícies extensoras, coluna vertebral e couro cabeludo. Os nódulos são massas que não apresentam sensibilidade ou prurido, são firmes e indolores. Geralmente, o diagnóstico de febre reumática aguda já poderia ser determinado mediante o surgimento dos nódulos subcutâneos. Com frequência, esses nódulos subcutâneos ocorrem em pacientes com cardite relativamente intensa.

A febre reumática aguda também pode se apresentar acompanhada de dor abdominal, epistaxe ou pneumonia. Há relatos de casos em que pacientes sem suspeita de febre reumática aguda foram submetidos à laparotomia devida ao diagnóstico incorreto de apendicite aguda.

Muitas condições compartilham das manifestações clínicas da febre reumática aguda (veja Tabela 12.1). Muitas delas são processos autolimitantes agudos que não requerem profilaxia a longo prazo e não são associadas ao risco aumen-

TABELA 12.1 Diagnóstico Diferencial de Febre Reumática

Artrite reumatóide juvenil
Sinovite transitória aguda
Sopro inocente com doença febril
Miocardite viral
Artrite bacteriana
Anemia de células falciformes
Periarterite nodosa
Doença de Kawasaki
Lúpus eritematoso
Dermatomiosite
Púrpura de Henoch-Schönlein
Doença de Legg-Calvé-Perthes
Epífise femoral capital deslizada
Leucemia
Espasmos habituais (tiques)
Doença de Lyme

tado de disfunção cardíaca. Embora seja importante identificar uma pessoa com febre reumática aguda, é igualmente importante não rotular equivocadamente os pacientes que não têm a doença. Para auxiliar nesta identificação, na década de 1940 foram desenvolvidos os critérios de Jones. O diagnóstico de febre reumática aguda pode ser confirmado se o paciente apresentar 2 das maiores manifestações ou uma manifestação maior e 2 manifestações menores *e* se houver evidência de infecção estreptocócica anterior (veja Tabela 12.2).

Deve-se destacar a idéia de que a evidência de uma infecção estreptocócica deve estar presente *em conjunto com* as manifestações maiores e menores. Uma exceção é o diagnóstico de febre reumática aguda baseado em um quadro de coréia sem outra justificativa. Nesse caso, a evidência atual ou anterior de infecção estreptocócica não se faz necessária. Todos os pacientes com suspeita de febre reumática aguda devem ser submetidos a uma cultura de orofaringe e a análises enzimáticas antiestreptocócicas adequadas para detectar qualquer evidência de infecção estreptocócica. Cerca de 70 a 85% dos pacientes com febre reumática aguda apresentam título do anticorpo antiestreptolisina O anormalmente elevado ou um aumento ou diminuição de mais de 2 diluições. Um valor

TABELA 12.2 Diagnóstico de Febre Reumática

Critérios de Jones	Critérios de Jones Modificados
Maiores	**Maiores**
Cardite	Cardite
Artralgia	Poliartrite
Coréia	Coréia
Nódulos subcutâneos	Nódulos subcutâneos
Recorrência de febre reumática aguda	Eritema marginado
Menores	**Menores**
"Rash"	Febre reumática aguda anterior
Anemia	Artralgia
Febre	Febre
Taxa elevada da sedimentação de eritrócitos	Taxa elevada da sedimentação de eritrócitos, nível sérico da proteína C-reativa aumentado
Leucocitose	Leucocitose
Epistaxe	Intervalo PR prolongado no ECG
Dor abdominal	***Plus***
Dor precordial	Evidência de infecção estreptocócica anterior (cultura de orofaringe, escarlatina, anticorpos antiestreptocócicos aumentados)
Doença pulmonar reumática	
Plus	
Evidência de infecção estreptocócica anterior (cultura de orofaringe, escarlatina, anticorpos antiestreptocócicos aumentados)	

ECG, eletrocardiograma.

único de 500 U é considerado indicativo de infecção estreptocócica, e um valor de 333 U tem significância limítrofe. Se a titulação da antiestreptolisina O for de 333 U ou menos devem ser realizados exames adicionais de anticorpos antiestreptocócicos, incluindo a antidesoxirribonuclease II e a antinicotinamida adenina dinucleotidase, anti-hialuronidase e a antiestreptocinase. Quando se medem os níveis de 3 anticorpos estreptocócicos diferentes, mais de 95% dos pacientes com febre reumática aguda terão elevação anormal de pelo menos um deles. O teste da estreptozima consiste em uma análise de anticorpos contra 5 antígenos extracelulares dos estreptococos beta-hemolíticos do grupo A (estreptolisina O, hialuronidase, estreptocinase, desoxirribonuclease II e a nicotinamida-adenina dinucleotidase). Infelizmente, resultados falsos-positivos do teste da estreptozima são comuns e ele não deve ser usado como teste de triagem. Esse teste é útil em conjunto com uma titulação limítrofe ou negativa da antiestreptolisina O. O resultado negativo do teste e o título limítrofe ou negativo da antiestreptolisina O indicam que a infecção estreptocócica não é provável.

TRATAMENTO

O tratamento de pacientes com febre reumática aguda depende, até certo ponto, de manifestações específicas da febre reumática. Todos os pacientes, sejam quais forem as suas manifestações, devem ter um curso terapêutico de antibióticos, específico para erradicar qualquer infecção estreptocócica. Esse tratamento deve ser iniciado após o resultado da cultura de orofaringe para determinar a presença de estreptococos, porém os antibióticos devem ser administrados mesmo na ausência de cultura positiva. Recomenda-se uma injeção intramuscular de penicilina G benzatina (600.000 a 1.200.000 U) ou um curso de 10 dias de penicilina G (200.000 a 250.000 U 4 vezes ao dia). Os pacientes alérgicos à penicilina devem receber outro antibiótico adequado durante 10 dias.

Já no ano de 1876 a aspirina era recomendada para o tratamento da febre reumática aguda. Embora os salicilatos reduzam a febre e a artrite, não há evidência de que impeçam a cardite ou danos cardíacos permanentes. Hench *et al.*, que descobriram a cortisona, foram os primeiros a usar esteróides no tratamento de pacientes com febre reumática aguda. Foram conduzidos vários estudos em que a incidência da doença cardíaca parecia ter se reduzido com o uso dos esteróides. Entretanto, houve problemas metodológicos com esses estudos, e seus resultados provavelmente são não conclusivos. Em 1955, os resultados de um estudo combinado entre o Reino Unido e os EUA não indicaram diferenças significativas entre os pacientes tratados com aspirina, cortisona ou o hormônio adrenocorticotrófico (ACTH) e a incidência da doença cardíaca reumática. A incidência da doença cardíaca residual foi diretamente relacionada à intensidade inicial da doença cardíaca. Conseqüentemente, embora a aspirina e os esteróides ainda permaneçam como elemento principal no tratamento dos pacientes com febre reumática aguda, não há demonstrações coerentes de que o dano cardíaco seja impedido ou minimizado tanto com os salicilatos como com os esteróides.

A aspirina é o único agente antiinflamatório recomendado para o tratamento da febre reumática aguda, caracterizada pela artrite isolada ou associada a um quadro de cardite mínima. A cardite mínima inclui a presença de cardiomegalia mínima ou intervalo PR prolongado isoladamente no eletrocardiograma isolado, ou de um sopro sistólico apical de grau 1/6 a 2/6. A dosagem da aspirina é de 90 a 120 mg/kg/dia ou o suficiente para manter um nível de salicilato sérico de 15 a 25 mg por dL. Recomenda-se um tratamento de uma ou duas semanas com aspirina em caso de artrite isolada e de 2 a 4 semanas quando, além da artrite, haja evidência de cardite leve.

Se a cardite for grave ou moderadamente grave, o paciente deverá ser tratado com prednisona (2 mg/kg/dia, sem exceder os 60 mg por dia) durante 1 a 4 semanas. Logo em seguida ou concomitantemente à suspensão da terapia com esteróides, a aspirina (90 a 120 mg/kg/dia) deve ser iniciada e continuada durante 1,5 a 6 meses. Provavelmente a aspirina deverá ser mantida até a diminuição da inflamação ativa (até que a taxa de sedimentação de eritrócitos esteja dentro do normal). A insuficiência cardíaca congestiva pode ser tratada com digital e diuréticos. Se a insuficiência cardíaca congestiva for grave, a inalação de oxigênio pode ser útil. Ocasionalmente, pode ser necessário o reparo cirúrgico, ou a substituição de uma válvula cardíaca gravemente comprometida durante a febre reumática aguda, se os sinais e sintomas da insuficiência cardíaca congestiva não responderem ao tratamento clínico.

A importância do repouso no leito no tratamento da febre reumática aguda se baseia na observação clínica e um pouco na investigação científica. Em geral, os pacientes com coréia preferirão ficar de cama devido à ataxia, e aqueles com artrite preferirão esse repouso por causa da dor nas articulações. Para os pacientes com cardite, o repouso no leito deve ser ajustado de acordo com a intensidade da cardite, da insuficiência cardíaca congestiva e da arritmia.

A coréia reumática é tratada mantendo-se o paciente em um ambiente calmo. Se os movimentos coreiformes forem intensos, as barras da cama do paciente devem ser acolchoadas para impedir lesões acidentais. A terapia farmacológica para controlar a coréia até sua solução pode ser útil.

SEQÜELAS

A única seqüela grave da febre reumática aguda é o dano cardíaco, especialmente à valva cardíaca. As valvas mitral e aórtica são as mais freqüentemente afetadas. Em geral, a intensidade da doença cardíaca reumática crônica é proporcional à intensidade da cardite inicial durante um episódio de febre reumática aguda. As características clínicas da doença reumática valvular crônica dependem da valva afetada e da intensidade da disfunção valvular, e o tratamento específico dessa doença também depende da gravidade da disfunção valvular. Embora a doença cardíaca valvular seja a manifestação cardíaca mais comum da febre reumática aguda, algumas formas de cardiomiopatia congestiva podem representar seqüela tardia da febre reumática aguda.

PREVENÇÃO

Há 3 aspectos a serem considerados na prevenção da febre reumática aguda e suas seqüelas: (i) prevenção da febre reumática aguda pelo reconhecimento rápido e o tratamento da faringite estreptocócica, (ii) prevenção da febre reumática aguda recorrente por meio de profilaxia contínua contra a infecção estreptocócica e (iii) prevenção da endocardite bacteriana em indivíduos com doença reumática crônica da valva cardíaca.

Clinicamente, é difícil diferenciar entre a faringite estreptocócica e a faringite viral. Entretanto, o surgimento abrupto de linfadenopatia cervical dolorosa, de exsudato tonsilofaríngeo, dor de cabeça, anorexia, dor abdominal e vômito sugere a possibilidade de faringite estreptocócica. Esse quadro pode ainda estar presente sem esses sinais nem sintomas. A presença de sintomas no trato respiratório superior, como rinite e conjuntivite, sugere causa viral para a faringite, mas a infecção estreptocócica pode provocar a nasofaringite ou estar associada a uma infecção viral concomitante no trato respiratório. A cultura de orofaringe é necessária para obter um diagnóstico preciso da faringite estreptocócica. A cultura deve ser obtida esfregando vigorosamente os 2 pilares tonsilares e a faringe posterior. A presença de estreptococos na garganta do paciente com faringite não é, contudo, indicativa de que o microrganismo e a faringite tenham uma relação causal. Em 50% dos casos os estreptococos não são responsáveis pelo processo da doença nos pacientes de cujas gargantas esses organismos foram isolados e dos quais eles podem ser portadores. Se um paciente for portador da bactéria ou se a faringite for provocada por uma nova infecção estreptocócica, isso pode ser determinado pelo aumento anormal no nível dos anticorpos antiestreptocócicos. Entretanto, depois que a avaliação tiver sido concluída, será muito tarde para administrar o tratamento adequado com os antibióticos apropriados para prevenir a febre reumática aguda. Conseqüentemente, do ponto de vista prático, todos os pacientes com faringite, cuja cultura da garganta seja positiva para estreptococos, devem ser tratados, reconhecendo-se que portadores crônicos de estreptococos poderão ser tratados desnecessariamente.

A terapia com antibióticos para faringite estreptocócica evitará efetivamente a febre reumática aguda se o tratamento começar em até 7 ou 8 dias depois do surgimento da faringite. A terapia com antibióticos pode ser retardada até que o resultado da cultura de orofaringe esteja disponível. Entretanto, o tratamento com antibióticos deverá ser iniciado imediatamente nos pacientes com sintomas de faringite e história de febre reumática aguda anterior e naqueles que representam um risco maior de espalhar a infecção estreptocócica, como pessoal médico e professores. Posteriormente, os antibióticos poderão ser suspensos nesses pacientes se a cultura de orofaringe não revelar a presença de infecção estreptocócica. Os pacientes não devem ser tratados com tetraciclina, porque algumas cepas de estreptococos são resistentes a esse antibiótico; tampouco devem ser administradas substâncias medicamentosas à base de sulfonamida, porque elas podem cortar a infecção estreptocócica, mas não erradicá-la.

Irmãos e irmãs e outros contatos domésticos de um paciente com febre reumática aguda devem ser submetidos à cultura de orofaringe e, se a cultura resultar positiva para estreptococos, devem ser tratados com os antibióticos apropriados, mesmo que sejam assintomáticos. Os contatos domésticos de um paciente-índice com faringite estreptocócica que recentemente apresentou sintomas sugestivos de doença estreptocócica deverão passar por uma cultura de orofaringe e, se o resultado for positivo, devem receber os antibióticos adequados. Exceto durante surtos específicos de doença estreptocócica, a cultura de amostras de contatos familiares assintomáticos de pacientes com faringite estreptocócica é considerada desnecessária.

Impedir episódios recorrentes de febre reumática é essencial. Um alto risco de recorrência está associado a: (i) sintomas de faringite, (ii) pouca idade, (iii) um curto perído de tempo desde o último episódio de febre reumática aguda, (iv) existência de doença cardíaca reumática, (v) quantidade de episódios anteriores de febre reumática aguda e (vi) profilaxia oral em vez de parenteral. A profilaxia deve ser iniciada durante o episódio inicial de febre reumática. A administração parenteral de 600.000 a 1,2 milhão de unidades de penicilina G benzatina cada 4 semanas é o regime profilático mais eficiente. Pacientes confiáveis com história de conformidade excelente no uso de medicamentos podem receber profilaxia oral com sulfadiazina (1 g por dia para pacientes com peso superior a 27 kg e 0,5 g por dia para aqueles que pesarem até 27 kg), penicilina G (200.000 a 250.000 U, via oral, 2 vezes ao dia), ou eritromicina (250 mg, via oral, 2 vezes ao dia). Em virtude da provável má adesão aos regimes medicamentosos, a maioria das crianças e adolescentes recebe profilaxia intramuscular.

Há controvérsias quanto à duração da profilaxia contra a febre reumática secundária, porém as seguintes diretrizes podem ser úteis. Os pacientes que sofreram de febre reumática aguda sem cardite devem receber profilaxia durante 5 anos ou até os 21 anos, o que demorar mais. Os pacientes que tiveram febre reumática com cardite curada, porém sem doença valvular, devem receber profilaxia durante 10 anos ou até a idade adulta, o que demorar mais. Os pacientes com cardite residual (doença valvular persistente) devem receber profilaxia até os 40 anos, durante, pelo menos 10 anos, depois do último episódio, ou, talvez, durante a vida toda.

Pacientes com doença reumática da valva cardíaca precisam de profilaxia contra a endocardite. Eles devem receber profilaxia adequada contra a endocardite infecciosa (EI) quando forem submetidos a procedimentos invasivos que envolvam áreas não estéreis como limpeza dentária, extração de dentes, implantes dentários, colocação de aparelhos ortodônticos, amigdalectomia, cirurgia de mucosas, broncoscopia rígida, escleroterapia para varizes, dilatação de estenose, colangeopancreatografia retrógrada endoscópica, cistoscopia e dilatação uretral. As diretrizes específicas de profilaxia são atualizadas periodicamente pela American Heart Association, e o leitor deverá consultar as recomendações mais recentes.

O regime de penicilina indicado para a profilaxia contra a febre reumática recorrente não é adequado para a endocardite bacteriana devido à ocorrência de estreptococos resistentes à penicilina oral em pacientes que recebem profilaxia com penicilina para febre reumática. Conseqüentemente, no caso de pacientes que recebem profilaxia diária ou mensal com penicilina para febre reumática aguda, deve-se usar a eritromicina ou outro antibiótico adequado para a profilaxia contra a endocardite bacteriana.

DOENÇA DE KAWASAKI

A doença de Kawasaki é uma vasculite autolimitada, aguda, generalizada e de causa desconhecida. A incidência máxima ocorre entre 1 e 2 anos, e 85% dos casos ocorrem em crianças com menos de 5 anos. A incidência varia de 9 a 33 por 100.000 em crianças com menos de 5 anos, dependendo da etnia. A doença é mais comum em crianças japonesas e outras crianças de origem asiática ou da área do Pacífico. Embora o componente inflamatório seja autolimitado, a doença pode provocar aneurismas, tromboses e obstruções da artéria coronária e de outras artérias sistêmicas. O envolvimento da artéria coronária ocorre em 15 a 25% das crianças não tratadas. Essa é a seqüela mais importante da doença de Kawasaki e pode resultar em infarto do miocárdio e morte.

Não existe um teste de laboratório específico para a doença de Kawasaki. O diagnóstico se baseia nas características clínicas (veja Tabela 12.3). Em geral, a febre que persiste durante, pelo menos, 5 dias e, pelo menos 4 das 5 características principais constantes na Tabela 12.3 é necessária para determinar o diagnóstico. Para os pacientes com febre e 4 ou mais dos critérios de diagnóstico, o diagnóstico pode ser feito no 4º dia de doença. Para os pacientes com pelo menos 5 dias de febre e menos de 4 das principais características clínicas, o diagnóstico pode ser feito se houver anomalias típicas na artéria coronária.

Entretanto, há "casos atípicos ou incompletos" da doença de Kawasaki com aneurismas clássicos na artéria coronária ou evidências de arterite coronariana (ectasia, brilho perivascular), porém, com menos de 4 das descobertas clínicas listadas na Tabela 12.3. Deve-se considerar a realização de um ecocardiograma

TABELA 12.3 Características Clínicas da Doença de Kawasaki

Febre durante pelo menos 5 dias
Cinco características principais:
1. Alterações periféricas nas extremidades: eritema e edema das mãos e pés, descamação nas pontas dos dedos
2. Exantema polimórfico
3. Infecção conjuntival bulbar bilateral indolor, não exsudativa
4. Eritema e rachadura dos lábios, língua em framboesa, infecção difusa da mucosa oral e faríngea
5. Linfadenopatia cervical aguda, não purulenta

em crianças com febre persistente não-explicada para detectar mudanças coronarianas que indiquem a presença da doença de Kawasaki.

As evidências da inflamação do miocárdio podem ser encontradas em aproximadamente 25% dos pacientes com doença de Kawasaki. Os aneurismas coronarianos ou ectasia se desenvolvem em 15 a 25% dos casos da doença de Kawasaki, porém se resolvem em pelo menos 50% dos casos. Os fatores de risco para o desenvolvimento de aneurismas coronários são: sexo masculino, menos de 1 ano de idade, hematócrito abaixo de 35%, contagem de leucócitos superior a 12.000 × 10^9/L, contagem de plaquetas inferior a 350.000 × 10^9/L, nível de albumina inferior a 3,5 g por dL e nível elevado da proteína C-reativa. O fator de risco mais importante para o desenvolvimento da obstrução da artéria coronária são os aneurismas coronarianos gigantes (com diâmetro superior a 8 mm).

O tratamento visa a impedir o desenvolvimento dos aneurismas da artéria coronária e reduzir o desconforto provocado pela doença inflamatória aguda. Há várias discussões sobre se o tratamento com aspirina reduz a incidência dos aneurismas da artéria coronária, porém, apesar desse debate, a aspirina é usada porque alivia os sintomas. O tratamento com aspirina em altas doses (80 a 100 mg/kg/dia em 4 doses divididas) deve ser iniciado assim que for feito o diagnóstico. Não está claro durante quanto tempo essa dosagem deve ser mantida antes da redução para "baixa dosagem" (3 a 5 mg/kg/dia). Alguns especialistas mudam a dosagem depois que a criança ficou sem febre durante 48 a 72 horas, e outros mantêm a aspirina em "alta dosagem" até o 14º dia da doença.

Há evidência satisfatória de que a gamaglobulina intravenosa (IVIG), especialmente quando administrada no curso da doença, reduz a incidência de aneurismas da artéria coronária. Este tratamento agora é padrão. A IVIG deve ser administrada em uma dose de 2 g por kg em infusão única, assim que o diagnóstico for confirmado. Aproximadamente 10% dos pacientes continuarão a ter febre ou apresentarão recrudescência precoce da febre depois do tratamento com IVIG e aspirina. Esses pacientes deverão receber uma segunda dose de IVIG.

O papel dos esteróides no tratamento da doença de Kawasaki tem sido controverso. Em um dos primeiros relatórios sobre o tratamento da doença de Kawasaki, os pacientes de um braço do estudo que receberam esteróides apresentaram, aparentemente, incidência maior de aneurismas coronários que os pacientes do outro braço do estudo. Por causa desse estudo, durante muitos anos se pensou que os esteróides fossem contra-indicados na doença de Kawasaki. Entretanto, esse estudo contou com relativamente poucos pacientes e careceu de força estatística para, de fato, chegar a essa conclusão. Há evidências recentes de que os esteróides podem, de fato, ser benéficos no tratamento da doença de Kawasaki. Atualmente, recomenda-se que os esteróides sejam reservados aos pacientes que continuam a ter febre e evidência de inflamação depois de 2 ou mais cursos de IVIG. Estudos randomizados em larga escala sobre a eficácia dos esteróides estão em andamento, e os resultados desses ensaios, sem dúvida, esclarecerão o papel dos esteróides no tratamento dessa doença.

O tratamento depois da fase aguda da doença de Kawasaki (mais de 6 semanas depois do primeiro episódio) não está bem definido. A American Heart Association publicou diretrizes para o gerenciamento a longo prazo de pacientes com a doença de Kawasaki. Pacientes sem aneurisma na artéria coronária devem ter a aspirina de baixa dosagem (3 a 5 mg/kg/dia) suspensa 6 semanas depois do início da doença se o paciente não tiver febre, se não houver evidência de inflamação continuada e se as artérias coronárias estiverem normais. Pacientes com aneurisma na artéria coronária devem manter a aspirina de baixa dosagem durante, pelo menos, a resolução de todos os aneurismas. Para os pacientes com aneurismas gigantes, pode-se usar dipiridamol (3 a 6 mg/kg/dia) ou varfarina em conjunto com aspirina de baixa dosagem até que as artérias coronárias estejam normais.

O prognóstico a longo prazo dos pacientes com aneurismas coronários não obstrutivos, porém persistentes e daqueles em quem os aneurismas se resolveram não está claro. Presume-se que esses pacientes deverão ficar sob vigilância médica continuada.

ENDOCARDITE INFECCIOSA

A endocardite infecciosa (EI) é uma infecção microbiana do revestimento endotelial do coração. A *endarterite* infecciosa é uma doença similar que afeta o endotélio das artérias fora do coração. Neste capítulo a referência EI é usada para citar as duas condições. A doença está, mais comumente, associada a defeitos cardíacos congênitos. A maior incidência ocorre em pacientes portadores de doença cardíaca cianótica submetidos à cirurgia de *shunt* arterial sistêmico-pulmonar. A EI é responsável por 1 de 1.280 internações pediátricas nos hospitais, e sua incidência está crescendo provavelmente como resultado do aumento da sobrevida dos pacientes com doença cardíaca congênita, dos recém-nascidos enfermos e do uso extensivo de válvulas protéticas, enxertos e condutos no reparo dos defeitos cardíacos.

O endotélio desnudo fornece um ninho para agregação de plaquetas e fibrina que, por sua vez, fornecem o substrato para a colonização bacteriana e o desenvolvimento da EI. Os agentes etiológicos mais comuns que causam a EI mudam com o tempo. Contudo, em geral, o *Streptococcus viridans* é a bactéria mais comum. A seguir temos: *Staphylococcus aureus*, *Staphylococcus* coagulase-negativa, *Streptococcus pneumoniae* e os organismos "HACEK" (*Haemophilus, Actinobacillus [Haemophilus] actinomycetes comitans, Cardiobacterium hominis*, espécies *Eikenella* e *Kingella kingae*). Além dessas bactérias a forma fúngica mais comum da EI é provocada pelo *Candida albicans*. Esse tipo de demora está freqüentemente associado aos cateteres e freqüentemente ocorre do lado direito do coração. Em 5 a 7% dos casos o organismo não pode ser obtido em culturas.

Historicamente, a EI era considerada uma doença do lado esquerdo do coração e da circulação. Entretanto, o aumento no uso de cateteres de demora venosos sistêmicos e do átrio direito, bem como o aumento na incidência do uso de drogas intravenosas, a endocardite do lado direito tem se tornado relativamente comum.

SINAIS E SINTOMAS (DE APRESENTAÇÃO)

A *apresentação* da EI pode ser sutil e não específica. Os sintomas podem incluir fadiga, perda de peso e febre intermitente. Outros sintomas podem incluir fraqueza, artralgia, mialgias, perda de peso e manifestações de êmbolos sépticos, como derrame, abscesso cerebral, aneurisma micótico e pneumonia ou dor digital. Portanto, a EI deve ser sempre considerada para qualquer paciente com doença cardíaca congênita e febre de etiologia incerta. A EI é um dos grandes disfarces de outras doenças.

ACHADOS FÍSICOS

Os *achados físicos* podem ser totalmente normais. Entretanto, o paciente pode apresentar febre, um sopro cardíaco novo ou modificado, hemorragias semelhantes a farpas no leito ungueal, petéquias da conjuntiva, nódulos subcutâneos dolorosos nas polpas digitais ("nódulos de Osler"), lesões eritematosas indolores na região palmar e lateral dos pés ("lesões de Janeway") e esplenomegalia. Os achados neurológicos podem ocorrer se houver embolia cerebral. Os recém-nascidos podem apresentar hipotensão e/ou evidência de insuficiência cardíaca congestiva.

DIAGNÓSTICO

O diagnóstico da EI pode ser difícil se as culturas de sangue forem negativas para bactérias ("EI de cultura negativa"). Além disso, é importante não fazer diagnóstico equivocado de endocardite infecciosa quando há somente uma bacteremia transitória, porém sem infecção endotelial ou endocárdica. Por isso, os "Critérios de Duke" são úteis para o diagnóstico da EI e deverão ser adotados (veja Tabelas 12.4 e 12.5).

Quando o diagnóstico é suspeito, 3 culturas de sangue deverão ser obtidas durante as primeiras 24 horas e 2 nas 24 horas seguintes. A positividade dessas culturas de sangue não aumentará se o sangue for obtido de uma artéria em vez de uma veia ou se a amostra for obtida antes, durante ou depois de um pico febril.

O exame ecocardiográfico é útil para o diagnóstico e tratamento dos pacientes com EI. Ele é usado para detectar vegetações e abscessos e para avaliar a função da valva. Na maioria dos casos a ecocardiografia transtorácica é suficiente para detectá-los, porém se o resultado for negativo deverá ser realizado um ecocardiograma transesofágico.

TRATAMENTO

Os antibióticos são o pilar de sustentação do tratamento da endocardite infecciosa. A escolha dos antibióticos, a dose e a via de administração e a duração do tratamento dependem primariamente do organismo causador da doença e de existir ou não material protético no coração ou no sistema vascular. Os antibióticos recomendados mudam com o tempo, e o leitor deverá procurar uma fonte de referên-

TABELA 12.4 Critérios de Duke para o Diagnóstico de Endocardite Infecciosa

Critérios Maiores	Critérios Menores
1. Cultura de sangue positiva para EI A. Microrganismo típico cosistente com EI de 2 culturas de sangue diferentes, como observado na lista a seguir: i. *Viridans streptococci,*[a] *Streptococcus Bovis,* ou grupo HACEK de organismos ou ii. *Staphylococcus aureus* ou *Enterococcus* adquiridos da comunidade na ausência de um foco primário ou B. Microrganismos consistente com EI de culturas de sangue persistentemente positivas definidas como: i. Culturas de 2 amostras de sangue, obtidas com 12 horas de intervalo e positivas para microrganismos ou ii. Todas as 3, ou a maioria de 4 culturas de sangue separadas (com a primeira e a última amostras obtidas com uma hora de diferença) 2. Evidência de envolvimento endocárdico A. Ecocardiograma positivo para EI, definido como: i. Massa intracardíaca oscilante na valva ou estruturas de suporte no trajeto dos jatos regurgitantes ou no material implantado, na ausência de explicação anatômica alternativa, ou ii. Abscessos ou iii. Deiscência parcial recente da valva protética ou B. Nova regurgitação valvular (piora ou troca do sopro preexistente não-suficiente)	1. Predisposição: condição cardíaca predisponente ou uso de drogas IV 2. Febre: temperatura ≥ 38,0°C 3. Fenômenos vasculares: êmbolos arteriais principais maiores, infarto pulmonar séptico, aneurisma micótico, hemorragia intracraniana, hemorragias conjuntivais e lesões de Janeway 4. Fenômenos imunológicos: glomerulonefrite, nódulos de Osler, manchas de Roth e fator reumatóide 5. Evidência microbiológica: cultura positiva do sangue para microrganismos, porém sem atender um critério maior, como visto anteriormente, ou evidência sorológica de infecção ativa com organismo consistente com EI 6. Descobertas ecocardiográficas: coerentes com EI, porém sem atender um critério maior, como visto anteriormente

[a]Inclui cepas variantes nutricionalmente (espécie *Abiotrofia*).

Exclui culturas positivas únicas para estafilococos coagulase-negativos e organismos que não causam endocardite.

HACEK (espécies *Haemophilus, Actinobacillus [Haemophilus] actinomycetes comitans, Cardiobacterium hominis,* espécie *Eikenella* e *Kingella kingae*); EI, endocardite infecciosa; IV, intravenoso.

Reproduzido de Durack D, Luckes A, Bright D, New criteria for diagnoses of infective endocarditis. Utilization of specific echocardiographic findings. *Am J. Med* 1994;96:200-209.

TABELA 12.5 Critérios Clínicos de Duke para o Diagnóstico da Endocardite Infecciosa

EI definida

Critérios patológicos

Microrganismos: demonstrados por cultura ou histologia em uma vegetação, em vegetação que embolizou ou um abscesso intracardíaco

ou

Lesões patológicas: presença de vegetação ou abscesso intracardíaco, confirmada por histologia mostrando endocardite ativa

Critérios clínicos (Como definidos na Tabela 12.4)

Dois critérios maiores, ou

Um critério maior e 3 critérios menores, ou

Cinco critérios menores

EI provável

Descobertas consistentes com EI sem alcançar as "definidas", mas não "rejeitadas"

Rejeitadas

Diagnóstico alternativo firme para as manifestações da endocardite, ou

Resolução de manifestações da endocardite com terapia antibiótica durante 4 dias, ou

Nenhuma evidência patológica de EI na cirurgia ou necropsia depois da terapia com antibióticos durante 4 dias

EI, endocardite infecciosa.
Reproduzido de Durack D, Luckes A, Bright D, New criteria for diagnosis of infective endocarditis. Utilization of specific echocardiographic findings. *Am J. Med* 1994;96:200-209.

cias atualizada com as recomendações mais recentes. Contudo, na época em que este livro foi escrito, as seguintes recomendações eram consideradas razoáveis.

Para *Streptococcus* ou *Enterococcus* suscetíveis à penicilina:

- Penicilina G 200.000 U/kg/dia × 4 semanas, *ou*
- Ceftriaxona 100 mg/kg/dia × 4 semanas, *ou*
- Penicilina ou Ceftriaxona *mais* Gentamicina 3 mg/kg/dia × 2 semanas

Para *Streptococcus* ou *Enterococcus* relativamente penicilino – resistente:

- Penicilina G 300.000 U/kg/dia × 4 semanas, *ou*
- Ceftriaxona 100 mg/kg/dia × 4 semanas, *mais*
- Gentamicina 3 mg/kg/dia × 2 semanas

Para *Streptococcus* ou *Enterococcus* altamente penicilino – resistentes:

- Penicilina G 300.000 U/kg/dia × 4 a 6 semanas, *mais*
- Gentamicina 3 mg/kg/dia × 4 a 6 semanas

Para o tratamento da EI estafilocócica:

- Valva nativa:
  - Nafcilina 200 mg/kg/dia × 6 semanas, *ou*

- Cefazolina 100 mg/kg/dia × 6 semanas, *ou*
- Vancomicina 40 mg/kg/dia × 6 semanas

- Válvula protética:
  - O exposto anteriormente *mais*
  - Rifampicina 20 mg/kg/dia *mais*
  - Gentamicina 3 mg/kg/dia

Embora fosse preferível evitar a cirurgia cardíaca durante um episódio de EI, algumas vezes ela é necessária. A cirurgia é indicada para: (i) insuficiência mitral ou aórtica aguda *associada à insuficiência cardíaca significativa não responsiva ao tratamento à terapia clínica,* (ii) deiscência da valva protética, (iii) surgimento de novo bloqueio atrioventricular, ou (iv) presença de um grande abscesso ou aumento do abscesso. Alguns especialistas recomendam a cirurgia para remover as vegetações se: (i) houve ocorrência de embolização sistêmica durante as primeiras duas semanas de terapia, (ii) se houve 2 ou mais eventos embólicos durante ou depois da terapia, ou (iii) se houve vegetação na valva mitral superior a 10 mm subseqüente ao evento embólico. A cirurgia pode ser indicada também para: (i) os casos em que o fluxo sanguíneo não está esterilizado apesar do curso apropriado dos antibióticos, (ii) recidiva de EI e/ou (iii) presença de alguns organismos refratários à terapia com antibióticos como *Pseudomonas aeruginosa, Brucella, Coxiella burnetii* e *Candida* e outros fungos.

O tratamento da EI envolvendo uma válvula ou material protético pode ser particularmente problemático. Freqüentemente é necessário remover a válvula ou o material protético para curar o paciente. Infelizmente, uma prótese ou material diferente geralmente precisam ser inseridos na área infectada durante a cirurgia.

Os pacientes, que tiveram uma complicação neurológica recente da endocardite infecciosa, parecem estar em risco, particularmente, alto de complicações pós-operatórias e de morte depois da cirurgia da valva durante a fase aguda da infecção.

COMPLICAÇÕES

As complicações da EI incluem a insuficiência cardíaca congestiva (geralmente resultante da insuficiência das valvas mitral ou aórtica), eventos embólicos (envolvendo o cérebro, os pulmões, os rins e a artéria coronária), abscessos na periferia das valvas, bloqueio atrioventricular, deiscência da valva protética e infecção metastática (incluindo aneurismas micóticos e glomerulonefrite com ou sem insuficiência renal).

PROFILAXIA

A profilaxia antibiótica contra a EI é indicada para as seguintes situações: valvas protéticas, bioprotéticas e de homoenxertos; episódio anterior de endocardite; doença cardíaca cianótica; *shunts* e canais sistêmicos – pulmonares construídos cirurgicamente; a maioria dos defeitos cardíacos (veja as exceções no texto a seguir); disfunção adquirida da válvula; cardiomiopatia hipertrófica e prolapso da valva mitral com insuficiência ou folhetos espessados. Os pacientes com essas condições devem receber profilaxia adequada contra a EI quando são submetidos a procedimentos invasivos que envolvem áreas não-estéreis como: limpeza dentária, extração de dentes, implantes dentários, colocação de aparelhos ortodônticos, tonsilectomia, cirurgia de mucosas, broncoscopia rígida, escleroterapia para as varizes, dilatação de estenoses ERCP, cistoscopia e dilatação uretral. As diretrizes específicas para profilaxia são atualizadas periodicamente pela American Heart Association, e o leitor deverá consultar as recomendações mais recentes.

A profilaxia *não* é necessária nas seguintes situações: defeito do septo atrial *secundum* isolado, reparado cirurgicamente (sem orifício residual), defeito do septo ventricular (mais de 6 meses após a cirurgia) ou *ductus arteriosus* reparado sem *shunt* residual. A profilaxia tampouco é necessária em caso de enxerto de revascularização da artéria coronária, prolapso da valva mitral sem regurgitação mitral ou folhetos espessados, sopros cardíacos inocentes, doença de Kawasaki ou febre reumática sem disfunção da valva, presença de marcapasso ou implante de *stents* ou desfibriladores.

BIBLIOGRAFIA

Bisno AL, Group A streptococcal infections and acute rheumatic fever. *N Engl J Med.* 1991;325:783-793.

Dajani A, Taubert K, Wilson W, et al. Prevention of bacterial endocarditis: Recommendations by the American Heart Association. *JAMA*. 1997;277:1794-1801.

Dajani A, Taubert K, Ferrieri P, et al. Treatment of acute streptococcal pharyngitis and prevention of rheumatic fever: A statement for health professionals by the Committee on Rheumatic Fever, Endocarditis, and Kawasaki Disease of the Council on Cardiovascular Disease in the Young, The American Heart Association. *Pediatrics.* 1995;96:758-764.

Dajani A, Taubert KA, Takahashi M, et al. Guidelines for long-term management of patients with Kawasaki disease: Report from the Committee on Rheumatic Fever, Endocarditis, and Kawasaki Disease in the Young, American Heart Association. *Circulation.* 1994;89:916-922.

Dochez AR, Avery OT, Lancefield RC. Studies on the biology of streptococcus. I. Antigenic relationships between strains of streptococcus haemolyticus. *J Exp Med.* 1919;30:179-213.

Durack D, Lukes A, Bright D. New criteria for diagnosis of infective endocarditis: Utilization of specific echocardiographic findings. *Am J Med.* 1994;96:200-209.

Ferrieri P, Gewitz M, Gerber M, et al. AHA Scientific Statement, Unique Features of Infective Endocarditis in Childhood. *Circulation.* 2002;105:2115-2127.

Gersony WM. Diagnosis and management of Kawasaki disease. *JAMA*. 1991;265:2699-2703.

Gordis L, Lilienfeld A, Rodriguez R. Studies in the epidemiology and preventability of rheumatic fever - II: Socioeconomic factors and the incidence of acute attacks. *J Chronic Dis.* 1969;21:655-666.

Kaplan EL. Acute rheumatic fever. *Pediatr Clin North Am.* 1978;25:817-829.

Kaplan MH. Rheumatic fever, rheumatic heart disease, and the streptococcal connection: The role of streptococcal antigens cross reactive with heart tissue. *Rev Infect Dis.* 1979;1:988-996.
Kaplan MH, Frengley JD. Autoimmunity to the heart in cardiac disease: Current concepts of the relation of autoimmunity to rheumatic fever, postcardiotomy and postinfarction syndromes and cardiomyopathies. *Am J Cardiol.* 1969;24:459-473.
Kaplan EL, Top FH, Dudding BA Jr, et al. Diagnosis of streptococcal pharyngitis: Differentiation of active infection from the carrier state in the symptomatic child. *J Infect Dis.* 1971;123:490-501.
Kawasaki T. Kawasaki disease. *Cardiol Young.* 1991;1:184-191.
Lancefield RC. Specific relationship of cell composition to biological activity of hemolytic streptococci. *Harvey Lect* . 1941;36:251-290.
Markowitz M, Kuttner AG. Rheumatic fever: Diagnosis, management and prevention. *Major Probl Clin Pediatr.* 1965;2:1-242.
McCrindle B, ed. Advances in Kawasaki Disease. *Prog Pediatr Cardiol.* 2004;19:91-206.
Mylonakis E, Calderwoodl S. Infective endocarditis in adults. *N Engl J Med.* 2001;345:1318-1330.
Newburger JW, Takahashi M, Beiser AS, et al. A single intravenous infusion of gamma globulin as compared with four infusions in the treatment of acute Kawasaki syndrome. *N Engl J Med.* 1991;324:1633-1639.
Newburger J, Takahashi M, Gerber M, et al. Treatment, and long-term management of Kawasaki disease. *Circulation.* 2004;110:2747-2771.
Spagnuoto M, Pasternack B, Taranta A. Risk of rheumatic-fever recurrences after streptococcal infections: Prospective study of clinical and social factors. *N Engl J Med.* 1971;285:641-647.
Stollerman GH. *Rheumatic fever and streptococcal infection.* New York: Grune & Stratton; 1975.
Stollerman GH, Lewis AJ, Schultz I, et al. Relationship of immune response to group A streptococci to the course of acute, chronic and recurrent rheumatic fever. *Am J Med.* 1956;20:163-169.
Wannamaker LW. The differentiation of three distinct desoxyribonucleases of group A streptococci. *J Exp Med.* 1958;107:797-812.
Wannamaker LW. Characterization of a fourth desoxyribonuclease of group A streptococci (abstract). *Fed Proc.* 1962;21:231.
Wannamaker LW. Perplexity and precision in the diagnosis of streptococcal pharyngitis. *Am J Dis Child.* 1972;124:352-358.
Zabriskie JB. Rheumatic fever: A streptococcal-induced autoimmune disease? *Pediatr Ann.* 1982;11:383-396.

Partes do texto já foram publicadas anteriormente e são aqui reproduzidas com a autorização do editor:
Driscoll DJ. Acute rheumatic fever. In: Brandeburg R, Fuster V, Giuliani E *et al.*, eds. *Cardiology: Fundamentals and practice*. Mosby-Year Book 1987:1380-1985.
Driscoll DJ. Acute rheumatic fever. In: Giuliani E, Fuster V, Gersh B *et al.*, eds. *Cardiology: Fundamentals and practice.* Mosby-Year Book 1991:1610-1616.
Driscoll D. Rheumatic fever and Kawasaki disease. In: Giuliani E, Gersh B, McGoon *et al.*, eds. *Mayo clinic practice of cardiology*, 3rd ed. Mosby-Year Book 1996:1642-1648.

CAPÍTULO 13

Cardiomiopatia

"Se uma discussão para decidir se um paciente precisa de cirurgia levar mais de 10 minutos, será melhor não operar."

Há 3 tipos distintos de cardiomiopatia: hipertrófica, dilatada ou congestiva e restritiva. Recentemente, um quarto tipo: não-compactação ventricular, também foi descrito na literatura.

CARDIOMIOPATIA HIPERTRÓFICA (CH)

Trata-se de um quadro (CH) em que a espessura do miocárdio se mostra aumentada. Em geral, a espessura do septo é mais acentuada que a da parede posterior (veja Fig. 13.1). Pode ou não ocorrer obstrução do trato de fluxo de saída do ventrículo esquerdo (e, às vezes, do ventrículo direito). Se a obstrução ocorrer no ventrículo esquerdo, o quadro será denominado de *cardiomiopatia hipertrófica obstrutiva* (HOCM). Se não houver obstrução do trato de fluxo de saída no ventrículo esquerdo, o quadro será conhecido como *cardiomiopatia hipertrófica não-obstrutiva.* Na presença dessa obstrução no ventrículo esquerdo, normalmente ocorre um movimento da válvula mitral anterior à sístole, visível na ecocardiografia. A insuficiência mitral pode, com freqüência, estar associada à cardiomiopatia hipertrófica. Essa cardiomiopatia pode estar associada à dor no tórax, falta de ar, intolerância ao exercício, síncope e morte súbita, sendo a causa não traumática identificável mais comum de morte entre os atletas.

ETIOLOGIA E GENÉTICA

A hipertrofia da parede posterior e do septo ventricular esquerdo pode resultar de várias causas. Entretanto, o termo *CH obstrutiva* e *não-obstrutiva* normalmente implica um quadro autossômico dominante que resulta de mutações em um dos seguintes genes que codificam proteínas do sarcômero cardíaco: betamiosina de cadeia pesada, troponina T cardíaca, alfa-tropomiosina e genes de ligação da miosina à proteína C, assim como em 2 genes que codificam a miosina de cadeia

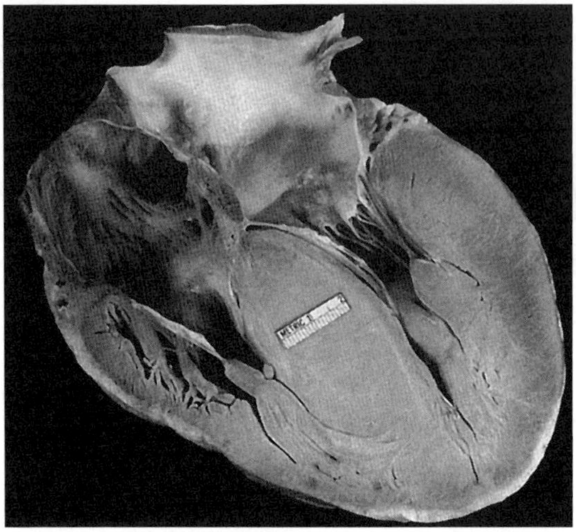

FIGURA 13.1 Amostra patológica de cardiomiopatia hipertrófica. Observe o septo e a parede posterior do ventrículo esquerdo acentuadamente espessados.

leve. À medida que mais genes causadores da anomalia são descobertos, a taxonomia para o que agora poderia ser considerado como termo temporário "CH" mudará completamente. Essa alteração será necessária porque a descoberta do defeito específico do gene permitirá uma definição melhor da história natural da doença.

Assim, diante de um paciente com espessura anormal confirmada (geralmente por meio de um ecocardiograma) do ventrículo esquerdo, deve-se averiguar a causa da hipertrofia ventricular. Esse procedimento é particularmente importante para bebês e crianças mais novas, pois alguns estudiosos acreditam que nesses grupos etários é mais provável que se encontre a causa base da hipertrofia que nos grupos de idade mais avançada.

No período neonatal, já se sabe que crianças nascidas de mães diabéticas podem apresentar uma forma transitória de CH. Outros quadros que podem ser associados ao aumento na espessura da parede ventricular esquerda são as doenças de depósito de glicogênio, os distúrbios mitocondriais, os distúrbios do metabolismo oxidativo, a deficiência de carnitina, os defeitos de beta-oxidação, a síndrome de Noonan, a síndrome de Costello, a ataxia de Friedreich, causas não específicas de inflamação cardíaca e a administração de esteróides, entre outras. Uma vez descartadas todas essas causas, sobra o diagnóstico de CH resultando, presumivelmente, de mutações do sarcômero, as quais, no estágio atual de conhecimentos, são aglomeradas para fins de elucidação da história natural e dos resultados do tratamento.

Uma vez feito o diagnóstico presumido de uma forma sarcomérica de CH, os parentes em primeiro grau dos casos-índice deverão se submeter a ecocardiogramas para a triagem visando a casos familiares. Para esses parentes com ecocardiogramas normais, o intervalo entre os exames subseqüentes não está definitivamente estabelecido. Alguns investigadores sugeriram a verificação anual para crianças e adolescentes, assumindo-se que a CH tem mais probabilidade de aparecer durante os anos de crescimento rápido. Outros investigadores consideram razoável a verificação por ecocardiograma a cada 2 a 5 anos. A verificação genética para identificar membros da família afetados já está se tornando disponível. Inicialmente, é preciso identificar a mutação genética no paciente e, a seguir, proceder à triagem dos membros da família quanto àquele gene.

HISTÓRIA

Pacientes com CH normalmente despertam a atenção do médico de uma ou várias das seguintes formas: detecção de sopro, eletrocardiograma anormal, a partir da triagem familiar ou de história familiar positiva, a partir da avaliação de síncope, dor no tórax, palpitação ou parada cardíaca fora do ambiente hospitalar.

EXAME FÍSICO

Os achados clínicos podem variar. Para os portadores de formas não-obstrutivas de CH, não há sopro característico. Podem ou não ocorrer impulso apical proeminente e uma B_4. Em alguns pacientes, a obstrução pode estar mascarada, e o sopro aparecerá com manobras para reduzir a resistência vascular sistêmica, como a inalação de nitrato de amila ou com o paciente em pé.

Pacientes com CH obstrutiva apresentarão sopro de ejeção sistólico. Infelizmente, em casos mais sutis, pode-se confundir esse sopro com aquele de um fluxo inocente. Pode haver pulso bífido.

ELETROCARDIOGRAMA

O eletrocardiograma clássico evidencia hipertrofia esquerda e, com freqüência, biventricular. Para os portadores de CH e preenchimento restritivo do ventrículo esquerdo, pode haver evidência de dilatação atrial.

RADIOGRAFIA DE TÓRAX

A radiografia de tórax não é diagnóstica.

ECOCARDIOGRAFIA

O ecocardiograma é mais importante para realizar o diagnóstico de CH. Classicamente, haverá hipertrofia septal assimétrica e movimento da valva mitral. A ecocardiografia e a ultra-sonografia com Doppler permitirão a avaliação da ausência, presença e grau da obstrução do trato de fluxo de saída dos ventrículos esquerdo e direito. A ecocardiografia também permite a quantificação da espessura das paredes ventriculares.

HISTÓRIA NATURAL E TRATAMENTO

Embora a CH possa estar associada a sintomas de fadiga, falta de ar, dor no tórax e palpitações, a preocupação mais importante diz respeito ao risco aumentado de morte súbita. A magnitude exata desse risco ainda está sendo esclarecida. No passado, acreditava-se que esse risco fosse de 3% ao ano. Entretanto, estudos mais recentes baseados na população indicam que o risco está próximo de 1% ao ano. Por vários anos, acreditou-se que era possível prever quais pacientes estariam em alto risco de morte considerando-se o defeito genético específico causador da CH. Infelizmente, essa assertiva não comprovou sua veracidade. Entretanto, à medida que mais genes são identificados e coortes maiores de pacientes com mutações específicas de genes são identificadas, isso ainda poderá ser verdade.

A capacidade de se identificar pacientes com alto risco de morte súbita ainda é pequena, mas as seguintes características podem ser associadas a um risco maior, como: diagnóstico na infância, espessamento do septo superior a 30 mm, taquicardia ventricular não sustentada, falha no aumento normal da pressão arterial sistólica durante esforço, história familiar de morte prematura associada à CH, obstrução significativa do trato de saída de fluxo ventricular esquerdo e parada cardíaca anterior.

O paradigma atual para tratamento da CH é a identificação desses pacientes em alto risco e o implante de um desfibrilador cardíaco interno automático (AICD). Existem dados razoavelmente satisfatórios de que essa estratégia prolonga a vida. Entretanto, ainda não está claro quais os pacientes têm risco suficientemente alto para justificar esse tratamento tão dispendioso.

Para pacientes sintomáticos que não estejam em alto risco de morte súbita e que não se qualificam para a implantação do dispositivo do AICD, pode-se considerar o tratamento com um betabloqueador ou com amiodarona.

Pacientes com obstrução significativa do trato de saída do fluxo ventricular esquerdo podem ser submetidos à miotomia/miectomia cirúrgica ou à ablação com álcool. Há evidência cada vez maior de que a eliminação da obstrução prolonga a vida e alivia os sintomas.

Os pacientes portadores de CH devem se abster de competições atléticas.

CARDIOMIOPATIA DILATADA OU CONGESTIVA

A cardiomiopatia dilatada ou congestiva é um diagnóstico descritivo que implica em ventrículo esquerdo dilatado e com função sistólica reduzida (veja Fig. 13.2). A fração normal de ejeção ventricular esquerda fica entre 50 e 60%. Qualquer resultado inferior a 50% será anormal e poderá indicar a presença de cardiomiopatia dilatada.

ETIOLOGIA E GENÉTICA

A cardiomiopatia dilatada pode resultar de vários transtornos específicos. Se não for identificado um distúrbio específico, o quadro será denominado de *cardiomiopatia dilatada idiopática*. Alguns desses transtornos são: deficiência de carnitina,

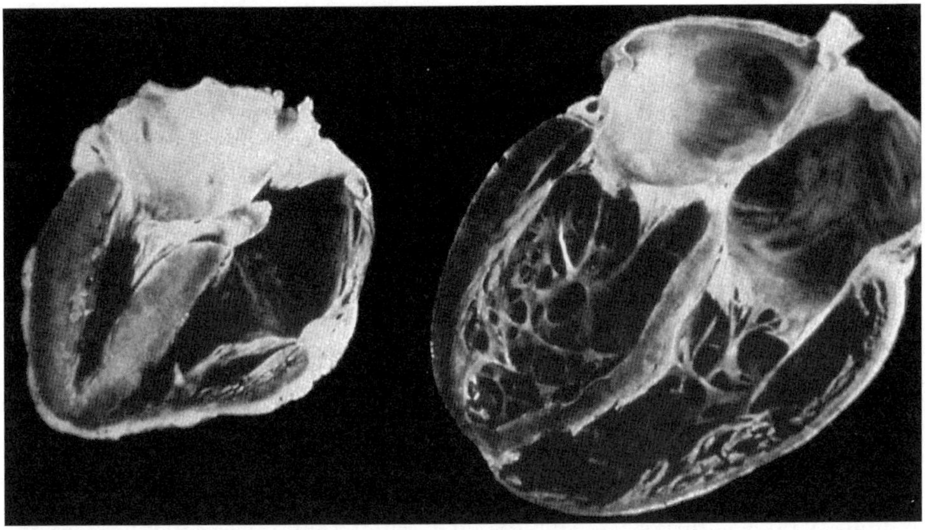

FIGURA 13.2 Coração normal à esquerda, comparado a outro com cardiomiopatia dilatada à direita.

defeitos da beta-oxidação, deficiência de selênio, defeitos mitocondriais, miocardite, anomalias da artéria coronária (origem anômala da artéria coronária esquerda que surge da artéria pulmonar), tireotoxicose, doenças de depósito, amiloidose e cardiomiopatia pós-parto, entre várias outras. A cardiomiopatia dilatada pode ser induzida por abuso de álcool, taquicardia ou medicamentos (como doxorrubicina [Adriamicina], cocaína). Acredita-se que, na falta de uma explicação para esse quadro, a causa pode ser uma miocardite viral anterior não reconhecida. Vários defeitos genéticos já foram descritos como causa dessa cardiomiopatia (veja Tabela 13.1). Vários outros genes serão apresentados no futuro.

Os aspectos genéticos da cardiomiopatia dilatada dependem da causa subjacente. Entretanto, para o quadro idiopático, 20 a 30% dos casos-índice terão membros da família com função ventricular anormal. Atualmente, ainda não está

TABELA 13.1 Mutações Associadas à Cardiomiopatia Dilatada

Actina cardíaca	Metavinculina	Cadeia pesada de alfa-miosina
Desmina	Ligação da miosina à proteína C	SUR2A
δ-Sarcoglicano	Proteína muscular LIM	Lâmina A/C
Betamiosina de cadeia pesada	alfa-Actina-2	Distrofina
	Fosfolambana	Tafazina
Troponina T cardíaca	Cypher/LIM de ligação ao domínio 3	Troponina cardíaca I
Alfa-tropomiosina		
Titina		

definido se situações como cardiomiopatia associada ao abuso de álcool e cardiomiopatia pós-parto são distúrbios distintos ou simplesmente fatores secundários que resultam na expressão clínica de cardiomiopatia dilatada em pacientes com predisposição familiar para desenvolver a anomalia.

HISTÓRIA

Lactentes e crianças menores podem apresentar sopro de insuficiência da valva mitral ou sinais e sintomas de insuficiência cardíaca congestiva, a saber: taquipnéia, recusa alimentar, ganho de peso não satisfatório, taquicardia, agitação e/ou congestão torácica. Pacientes mais velhos podem se apresentar com fadiga, falta de ar, intolerância ao esforço, síncope e/ou arritmia. Obviamente, é importante obter a história de doença infecciosa anterior e uso de álcool e drogas.

EXAME FÍSICO

É possível que um paciente tenha cardiomiopatia dilatada e, mesmo assim, demonstre um exame físico perfeitamente normal. Entretanto, a maioria terá um exame anormal. Nos lactentes podem ocorrer taquipnéia, retrações intercostais e/ou subcostais, taquicardia, sudorese e evidência de ganho de peso insatisfatório. A primeira bulha cardíaca geralmente é normal. A segunda pode estar aumentada na presença de hipertensão pulmonar associada. Pode ocorrer um sopro holossistólico de freqüência moderada de regurgitação mitral e um ritmo diastólico de galope no ápice do coração. Pacientes mais velhos podem evidenciar achados de ausculta semelhantes aos que se observam na criança e terão menos probabilidade de retrações, mas podem apresentar estertores pulmonares. O diagnóstico definitivo de cardiomiopatia dilatada é impossível apenas com base no exame físico.

ELETROCARDIOGRAMA

Os achados do eletrocardiograma dependem, até certo ponto, da causa da cardiomiopatia dilatada. Por exemplo: um lactente com cardiomiopatia secundária à origem anômala da artéria coronária esquerda, surgindo da aorta, pode apresentar evidência de infarto do miocárdio e isquemia. Isso pode envolver desvio do eixo esquerdo, progressão insatisfatória da onda-R precordial, ondas Q nas derivações inferior e precordial, assim como elevação ST nas derivações precordiais. Um paciente portador de cardiomiopatia dilatada resultante da doença de Pompe terá intervalo PR curto e voltagens QRS muito grandes, especialmente nas derivações precordiais. Um paciente portador de cardiomiopatia dilatada em conseqüência de taquicardia poderá apresentar taquicardia e evidência de ritmo atrial ectópico ou *flutter* atrial. Cuidado!!! É muito fácil que uma taquiarritmia atrial importante passe despercebida nesse cenário. Um erro comum é o de atribuir uma freqüência cardíaca mais alta que a normal, como 120 a 140 batimentos por minuto, a uma insuficiência cardíaca em vez de se reconhecer o fato de que o paciente é portador de taquicardia primária, causando essa insuficiência. É comum que os pacientes sejam encaminhados para transplante cardíaco por causa de "cardimioopatia dilatada idiopática" quando, de fato, eles são portadores de miocardiopatia induzida por taquicardia que, uma vez identificada e tratada apropriadamente, é completamente curada.

Nos casos de cardiomiopatia dilatada idiopática, os aspectos eletrocardiográficos não são específicos e podem evidenciar dilatação atrial e/ou ventricular.

RADIOGRAFIA DE TÓRAX

A radiografia de tórax normalmente mostra a cardiomegalia e pode também evidenciar quadro de congestão pulmonar ou de hipertensão venosa pulmonar. Pode também ocorrer, surpreendentemente, que alguns pacientes portadores de cardiomiopatia dilatada apresentem o coração em tamanho normal na radiografia.

ECOCARDIOGRAMA

O ecocardiograma é essencial para estabelecer um diagnóstico de cardiomiopatia dilatada. A condição *sine qua non* é a fração de ejeção reduzida e as dimensões diastólico e/ou sistólico aumentadas do ventrículo esquerdo. Pode-se também determinar a espessura da parede ventricular, o que pode ter implicações prognósticas importantes. Alguns investigadores descobriram que pacientes com cardiomiopatia dilatada e espessura da parede ventricular esquerda normal ou aumentada têm melhor prognóstico que aqueles com paredes finas.

Entretanto, é fundamental, especialmente em lactentes, que se estabeleça que ambas as artérias coronárias se originem da aorta, ou seja, que se exclua definitivamente a presença de origem anômala da artéria coronária esquerda, surgindo da artéria pulmonar. Mesmo os ecocardiografistas mais experientes podem perder esse diagnóstico por interpretar erroneamente uma porção do seio transverso como a artéria coronária esquerda.

HISTÓRIA NATURAL E TRATAMENTO

A história natural da cardiomiopatia dilatada depende da causa base. Por exemplo, lactentes com cardiomiopatia secundária à origem anômala da artéria coronária esquerda a partir da artéria pulmonar geralmente devenvolver-se-ão muito bem se o quadro for diagnosticado precocemente, e a criança for submetida à cirurgia para conectar a artéria coronária anômala à aorta. Pacientes com cardiomiopatia secundária à deficiência de carnitina também terão desenvolvimento satisfatório, se o diagnóstico for precoce, e o tratamento apropriado com reposição de carnitina for realizado. Pacientes com miocardite aguda podem melhorar à medida que a miocardite for diminuindo. Pacientes com cardiomiopatia induzida por taquicardia normalmente apresentarão melhora significativa. Com freqüência, a cardiomiopatia resolver-se-á completamente uma vez controlada a taquicardia.

Em pacientes com cardiomiopatia dilatada idiopática, via de regra, um terço terá melhora da função cardíaca, um terço permanecerá praticamente sem alterações, mas com sobrevida de vários anos, e um terço continuará a piorar e mesmo evoluir para óbito ou transplante cardíaco. Essa proporção tem sido verdadeira há muitos anos e ainda é válida hoje. Felizmente, com medicamentos mais recentes para tratamento da disfunção do miocárdio, o resultado será melhor.

Obviamente, a causa subjacente da cardiomiopatia, se conhecida, deverá ser tratada. O diagnóstico diferencial será variável, dependendo da idade de apresentação do quadro. Em pacientes mais idosos, a miocardite, a taquicardia ou a condição familiar e a cardiomiopatia dilatada idiopática são, provavelmente, as causas mais comuns. Para lactentes as causas metabólicas devem ser excluídas. Para a triagem inicial são razoáveis os seguintes testes em busca das causas metabólicas da cardiomiopatia: aminoácidos do plasma, carnitina livre e total, lactato e piruvato, amônia, glicose de jejum, selênio, assim como ácidos orgânicos da urina, triagem para erros inatos do metabolismo e acilcarnitina.

Nos últimos 15 anos, a literatura tem mostrado aperfeiçoamentos muito significativos na terapia farmacológica da disfunção do miocárdio. Pacientes portadores de função miocárdica reduzida deverão ser tratados com doses apropriadas de um inibidor da enzima de conversão da angiotensina (ECA), de um betabloqueador, de espironolactona e de diuréticos. O papel dos digitais neste ambiente continua em debate. Entretanto, essa substância foi o esteio da terapia para “hidropisia” desde que Withering descreveu os digitais no século XVIII. A maioria dos médicos mais experientes continua a usar digitais. Um dos erros principais do tratamento de crianças com cardiomiopatia dilatada é o de não se usarem os medicamentos apropriados nas doses apropriadas.

A função ventricular esquerda melhorará muito para os pacientes tratados com os medicamentos apropriados. Na verdade, essa função pode até chegar à normalidade. A questão é: quando os medicamentos devem ser suspensos? A resposta é evasiva e provavelmente varia para cada paciente. Uma vez normalizada a função, pode ser razoável diminuir e suspender os diuréticos, exceto a espironolactona. É difícil saber, entre um inibidor de ECA, um betabloqueador e a espironolactona, qual deve ser suspenso; mas prefiro suspendê-los na seguinte ordem: espironolactona, betabloqueador e, por último, o inibidor de ECA. À medida que os medicamentos são suspensos, deve-se monitorizar a função ventricular e se houver declínio de função, o regime de medicamentos deverá ser aumentado.

Infelizmente, crianças que apresentem recuperação da função ventricular, mesmo quando mantida por vários anos, podem sofrer deterioração dessa função muitos anos depois. Por isso, esses pacientes exigem vigilância por toda a vida.

Uma vez que entre 25 e 30% dos pacientes com cardiomiopatia dilatada idiopática terão membros da família afetados, recomenda-se a triagem ecocardiográfica dos parentes de primeiro grau.

CARDIOMIOPATIA RESTRITIVA

A cardiomiopatia restritiva é uma forma relativamente rara de cardiomiopatia na qual a função diastólica é anormal. Os ventrículos se mostram "rígidos". Isso resulta em pressões atrial e diastólica finais elevadas e átrios dilatados. Nos adultos, a amiloidose é a causa mais comum dessa anomalia. Nas crianças, a causa principal da cardiomiopatia restritiva é desconhecida. O prognóstico para esse quadro em lactentes e crianças mais velhas é muito ruim, e o transplante cardíaco é recomendado logo após a confirmação do diagnóstico.

NÃO-COMPACTAÇÃO VENTRICULAR

Durante muito anos, os médicos vinham observando corações em que o miocárdio se mostrava "emplumado" e "embriônico" rudimentar. Mais recentemente, acreditou-se que esse quadro representava uma parada embrionária no desenvolvimento normal do miocárdio. À medida que o miocárdio ventricular esquerdo se forma, ele "se compacta", eliminando fendas profundas. Portanto, a aparência da não-compactação do ventrículo esquerdo é aquela de fendas profundas no ventrículo, especialmente no ápice. Há vários estudos sugerindo que essa é uma forma peculiar de cardiomiopatia que pode ser associada a arritmias e morte súbita. O diagnóstico é feito pela aparência ecocardiográfica do miocárdio ventricular esquerdo. Infelizmente, a distinção entre o que é normal e o que é anormal ainda não está perfeitamente esclarecida. Os critérios de diagnóstico e a melhor maneira de tratar esse quadro continuam sendo aperfeiçoados.

BIBLIOGRAFIA

Akagi T, Benson L, Lightfoot NE, et al. Natural history of dilated cardiomyopathy in children. *Am Heart J.* 1991;121(5):1502-1506.

Berger S, Dhala A, Friedberg DZ. Sudden cardiac death in infants, children, and adolescents. *Pediatr Clin North Am.* 1999;46(2):221-234.

Bruno E, Maisuls H, Juaneda E, et al. Clinical features of hypertrophic cardiomyopathy in the young. *Cardiol Young.* 2002;12(2):147-152.

Bryant RM. Hypertrophic cardiomyopathy in children. *Cardiol Rev.* 1999;7(2):92-100.

Burch M, Siddiqi SA, Celermajer DS, et al. Dilated cardiomyopathy in children: Determinants of outcome. *Br Heart J.* 1994;72(3):246-250.

Cetta F, et al. Idiopathic restrictive cardiomyopathy in childhood: Diagnostic features and clinical course. *Mayo Clin Proc.* 1995;70(7):634-640.

Chen SC, Balfour IC, Jureidini S. Clinical spectrum of restrictive cardiomyopathy in children. *J Heart Lung Transplant.* 2001;20(1):90-92.

Denfield SW. Sudden death in children with restrictive cardiomyopathy. *Card Electrophysiol Rev.* 2002;6(1-2):163-167.

Gajarski RJ, Towbin JA. Recent advances in the etiology, diagnosis, and treatment of myocarditis and cardiomyopathies in children. *Curr Opin Pediatr.* 1995;7(5):587-594.

Holmgren D, Wahlander H, Eriksson BO, et al. Cardiomyopathy in children with mitochondrial disease; clinical course and cardiological findings [see comment]. *Eur Heart J.* 2003;24(3):280-288.

Lakkis N. New treatment methods for patients with hypertrophic obstructive cardiomyopathy. *Curr Opin Cardiol.* 2000;15(3):172-177.

Lemire EG. Noonan syndrome or new autosomal dominant condition with coarctation of the aorta, hypertrophic cardiomyopathy, and minor anomalies. *Am J Med Genet.* 2002;113(3):286-290.

Maron BJ. Hypertrophic cardiomyopathy: A systematic review. *JAMA.* 2002;287(10):1308-1320.

Maron BJ, Isner JM, McKenna WJ. 26th Bethesda conference: Recommendations for determining eligibility for competition in athletes with cardiovascular abnormalities. Task Force 3: Hypertrophic cardiomyopathy, myocarditis and other myopericardial diseases and mitral valve prolapse. *Med Sci Sports Exerc.* 1994;26(Suppl 10):S261-S267.

Maron BJ, McKenna WJ, Danielson GK, et al. American College of Cardiology/European Society of Cardiology clinical expert consensus document on hypertrophic cardiomyopathy. A report of the American College of Cardiology Foundation Task Force on Clinical Expert Consensus Documents and the European Society of Cardiology Committee for Practice Guidelines. *J Am Coll Cardiol.* 2003;42(9):1687-1713.

McMahon AM, van Doom C, Burch M, et al. Improved early outcome for end-stage dilated cardiomyopathy in children [erratum appears in *J Thorac Cardiovasc Surg.* 2004;127(2):616]. *J Thorac Cardiovasc Surg.* 2003;126(6):1781-1787.

Mestroni L, et al. Guidelines for the study of familial dilated cardiomyopathies. Collaborative Research Group of the European Human and Capital Mobility Project on Familial Dilated Cardiomyopathy. *Eur Heart J.* 1999;20(2):93-102.

Nield LE, McCrindle BW, Bohn DJ, et al. Outcomes for children with cardiomyopathy awaiting transplantation. *Cardiol Young.* 2000;10(4):358-366.

Rusconi P, Gomez-Marin O, Rossique-Gonzalez M, et al. Carvedilol in children with cardiomyopathy: 3-year experience at a single institution. *J Heart Lung Transplant.* 2004;23(7):832-838.

Schowengerdt KO Jr, Towbin JA. Genetic basis of inherited cardiomyopathies. *Curr Opin Cardiol.* 1995;10(3):312-321.

Shaddy RE. Cardiomyopathies in adolescents: Dilated, hypertrophic, and restrictive. *Adoles Med State Art Rev.* 2001;12(1):35-45.

Taliercio CP, Seward JB, Driscoll DJ, et al. Idiopathic dilated cardiomyopathy in the young: Clinical profile and natural history. *J Am Coll Cardiol.* 1985;6(5):1126-1131.

Towbin JA. Molecular genetic basis of sudden cardiac death. *Pediatr Clin North Am.* 2004;51(5):1229-1255.

CAPÍTULO 14

Anomalias das Artérias Coronárias

"O pior inimigo do bom é o melhor."

ANATOMIA NORMAL DA ARTÉRIA CORONÁRIA

Há duas artérias coronárias principais: a esquerda e a direita. A artéria coronária principal esquerda se divide em artéria descendente anterior esquerda e artéria coronária circunflexa (veja Fig. 14.1). Os ramos da artéria coronária descendente anterior esquerda incluem a artéria do cone esquerda, artéria septal e artéria diagonal. Os ramos da artéria coronária circunflexa podem incluir a artéria do nódulo sinusal, a artéria de Kugel, as artérias marginais e a artéria circunflexa atrial esquerda. As ramificações da artéria coronária direita incluem a ramificação cônica, a artéria do nódulo sinusal, uma ramificação atrial, as ramificações para a musculatura ventricular direita (incluindo a artéria marginal aguda), a artéria coronária descendente posterior, a artéria do nódulo atrioventricular e as ramificações septais. A "artéria coronária dominante" é a que origina a artéria coronária descendente posterior. Em 80% dos indivíduos, ela se origina da artéria coronária direita e em 20% da coronária esquerda (veja Fig. 14.2).

ORIGEM ANÔMALA DA ARTÉRIA CORONÁRIA ESQUERDA A PARTIR DA ARTÉRIA PULMONAR

A origem anômala da artéria coronária esquerda a partir da artéria pulmonar (ALCAPA) pode ser a anomalia coronária mais importante com a qual devem lidar os pediatras e os cardiologistas pediátricos (veja Fig. 14.3). Geralmente, a artéria coronária anômala surge do seio esquerdo da artéria pulmonar. Um paciente com essa anomalia pode apresentar sinais e sintomas de infarto do miocárdio e insuficiência cardíaca congestiva na infância, ou o quadro pode não estar associado a infarto do miocárdio ou sintomas de doença cardíaca até serem detectados por acaso na idade adulta, ou na necropsia. A idade de apresentação depende da quantidade de circulação colateral entre os sistemas das artérias coronárias esquerda e direita. Os pacientes com colaterais bem desenvolvidas podem não

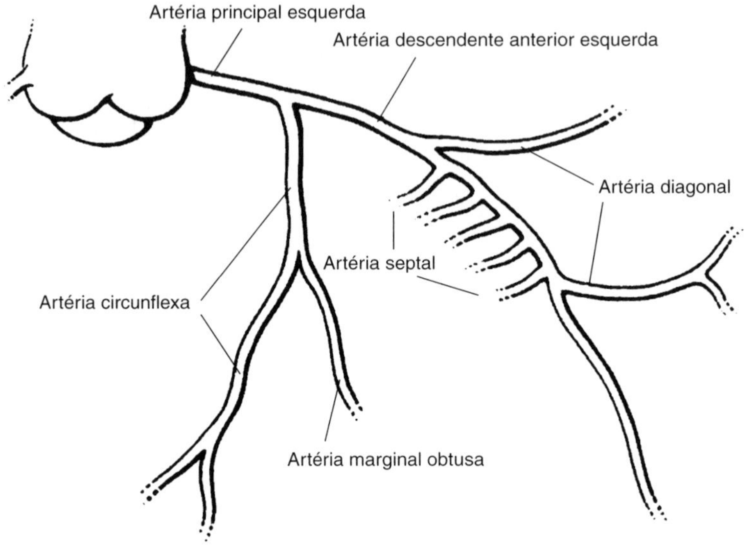

FIGURA 14.1 Sistema normal da artéria coronária esquerda.

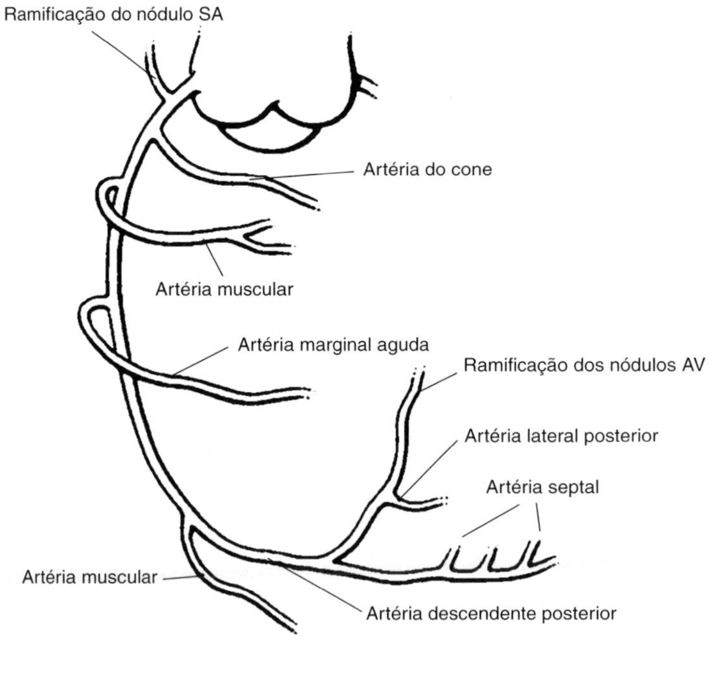

FIGURA 14.2 Sistema normal da artéria coronária direita. AS, sinoatrial; AV, atrioventricular.

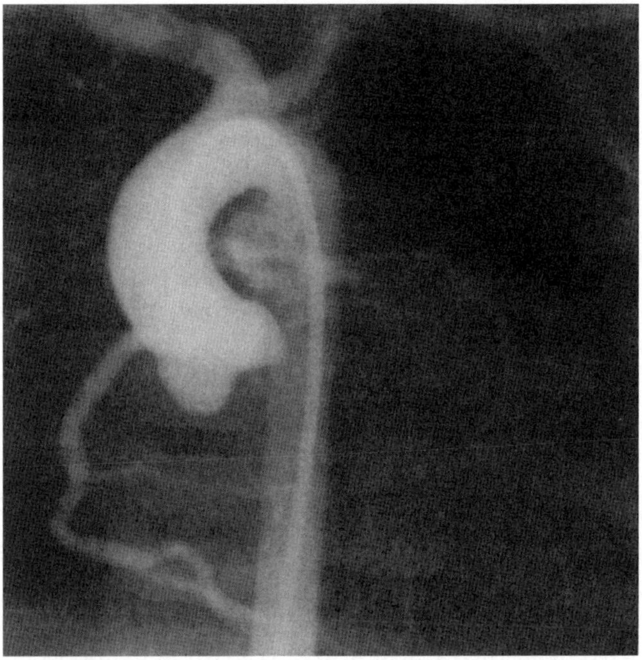

FIGURA 14.3 Angiograma mostrando a origem da artéria coronária esquerda a partir da artéria pulmonar. Observe que o contraste foi injetado na raiz aórtica. A artéria coronária direita se origina claramente da aorta. Entretanto, a artéria coronária esquerda se enche mais tarde, e o contraste é visto saindo da artéria coronária esquerda para dentro da artéria pulmonar principal.

desenvolver infarto do miocárdio e evoluir bem. Os pacientes com circulação colateral pobre podem sofrer infarto em idade precoce.

No período imediato depois do nascimento, a resistência e a pressão da artéria pulmonar são elevadas, o fluxo através da artéria coronária esquerda anômala é anterógrado a partir da artéria pulmonar, e a perfusão do miocárdio é adequada. À medida que a resistência da artéria pulmonar e a pressão pulmonar diminuem, o fluxo sanguíneo anterógrado da artéria pulmonar através da artéria coronária esquerda diminui. Se a circulação colateral entre as artérias coronárias esquerda e direita for inadequada, ocorrerá infarto do miocárdio. Se houver circulação colateral, o infarto do miocárdio pode ocorrer ou não, dependendo do fluxo do grau retrógrado proveniente do sistema coronário direito através da circulação colateral.

As características clínicas dessa anomalia (ALCAPA) na infância são similares às da miocardite e da cardiomiopatia, e o seu diagnóstico deve ser considerado na diagnose diferencial da insuficiência cardíaca congestiva não explicada e da má função ventricular esquerda, ou regurgitação mitral na infância. Em adolescentes e adultos a presença da anomalia ALCAPA deve ser suspeitada se houver um quadro de cardiomegalia inexplicada, insuficiência mitral ou sopro cardíaco contínuo. A angina pode ocorrer secundária ao roubo coronário. Um ecocardiograma cuidadosamente realizado e precisamente interpretado dará o diagnóstico. Contudo, o examinador deverá ser cuidadoso para não confundir o seio transversal com a artéria coronária esquerda.

O tratamento ideal dessa anomalia é a sua identificação antes que ocorra o infarto do miocárdio e estabelecer um sistema coronário que impeça o infarto. Todos os casos ocorridos na infância, contudo, buscam cuidados médicos somente após a ocorrência de isquemia e infarto miocárdico. Crianças com ALCAPA e função ventricular esquerda fraca (fração de ejeção inferior a 20%) têm resultados piores que os pacientes com fração de ejeção superior a 20%.

As tentativas de se criar um sistema com 2 artérias coronárias nos pacientes com essa anomalia são indicadas quando o quadro é diagnosticado. Existem vários procedimentos cirúrgicos descritos para estabelecer a origem de ambas as artérias coronárias a partir da aorta. Ainda não está claro qual procedimento é superior, e o cirurgião deverá usar a técnica com a qual estiver mais familiarizado. Os pacientes com ALCAPA e evidência de insuficiência cardíaca congestiva se beneficiam com o tratamento com digitais e diuréticos até a realização da cirurgia. As crianças com evidência de infarto agudo do miocárdio devem ser tratadas com oxigênio, sedação, repouso e diuréticos até que se realize a cirurgia.

ORIGEM ANÔMALA DA ARTÉRIA CORONÁRIA ESQUERDA A PARTIR DO SEIO DE VALSALVA DIREITO

A origem anômala da artéria coronária esquerda a partir do seio de Valsalva direito é um quadro de malformação raro, porém importante porque está associado a um risco significativo de morte súbita (veja Fig. 14.4). Os pacientes em que a artéria coronária esquerda de origem aberrante passa entre a aorta e a artéria pulmonar parecem ser os que estão em maior risco de sofrer morte súbita. Presume-se que a morte súbita seja causada pela isquemia do miocárdio, como resultado da compressão da artéria coronária esquerda entre a aorta e a artéria pulmonar, de um orifício mais elíptico que circular da artéria coronária esquerda e do compro-

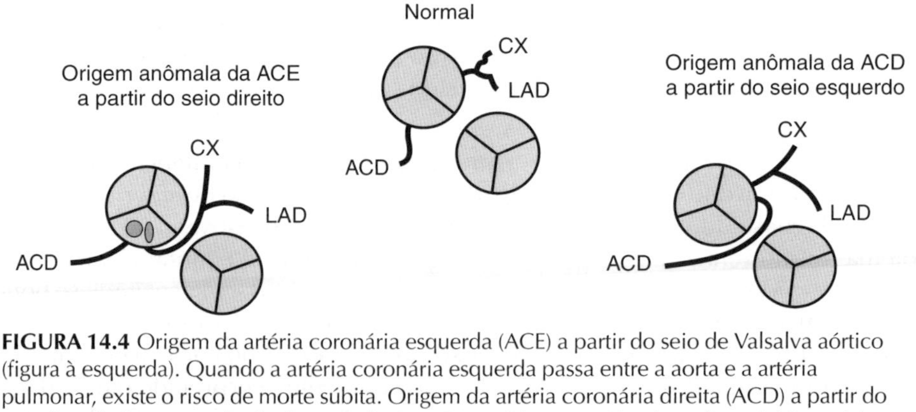

FIGURA 14.4 Origem da artéria coronária esquerda (ACE) a partir do seio de Valsalva aórtico (figura à esquerda). Quando a artéria coronária esquerda passa entre a aorta e a artéria pulmonar, existe o risco de morte súbita. Origem da artéria coronária direita (ACD) a partir do seio de Valsalva esquerdo da (figura à direita). CX, artéria coronária circunflexa; LAD, artéria coronária descendente anterior esquerda; ACD, artéria coronária direita.

metimento do lúmen da artéria coronária esquerda devido à angulação aguda perto da sua origem.

Os pacientes são, em geral, assintomáticos até que ocorra a morte súbita, embora alguns deles possam ter sintomas de angina ou insuficiência coronária, incluindo síncope ou tontura associadas ao esforço físico. Esse diagnóstico deve ser considerado em crianças e adolescentes com dor no tórax tipo angina e síncope ou pré-síncope associada a esforço físico. Se houver suspeita dessa condição, um teste de esforço poderá revelar evidência eletrocardiográfica de isquemia, mas um estudo de esforço normal não exclui o diagnóstico. Um ecocardiograma cuidadosamente realizado e precisamente interpretado dará o diagnóstico. Quando a artéria coronária esquerda passa entre a aorta e a artéria pulmonar, o reparo cirúrgico é indicado para impedir a morte súbita. A decisão sobre a necessidade da cirurgia quando a artéria coronária esquerda não passa entre as duas grandes artérias não é tão clara.

ORIGEM ANÔMALA DA ARTÉRIA CORONÁRIA DIREITA A PARTIR DO SEIO DE VALSALVA ESQUERDO

A origem anômala da artéria coronária direita a partir do seio de Valsalva esquerdo é identificada com menor freqüência que a origem anômala da artéria coronária esquerda a partir do seio de Valsalva direito. Em um estudo de necropsia, 25% dos descendentes com esta anomalia tinham sofrido morte súbita. As indicações para reparação cirúrgica da lesão são menos claras que quando a artéria coronária esquerda se origina de forma anômala do seio de Valsalva direito. Entretanto, se a artéria coronária direita surgir do seio de Valsalva esquerdo, passar entre a aorta e a artéria pulmonar e representar a artéria coronária dominante, a maioria dos médicos recomendará o reparo. Além disso, o reparo cirúrgico dessa anomalia é indicado se houver sinais e sintomas de isquemia do miocárdio e não se identifiquem outras causas aparentes para essa isquemia.

MEMBRANA CONGÊNITA DOS ÓSTIOS CORONÁRIOS

Uma causa rara, porém importante, de insuficiência coronária é a presença de uma membrana cobrindo o óstio de uma artéria coronária. Em geral, essa membrana envolve os óstios das coronárias esquerdas e, freqüentemente, está associada ao quadro de valva aórtica bicúspide ou displásica. Esse diagnóstico deve ser considerado no diagnóstico diferencial da *angina pectoris* ou da síncope associada ao esforço.

ARTÉRIA CORONÁRIA ÚNICA

Artéria coronária única ocorre em aproximadamente 2 de cada 1.000 pacientes e está associada à transposição das grandes artérias, fístula da artéria coronária e valva aórtica bicúspide. O significado clínico da artéria coronária única ainda não está esclarecido. Os pacientes em que a artéria coronária única se origina no seio coronário direito, com um ramo conector que passa entre a aorta e a artéria pulmonar e depois se distribui na localização de uma artéria coronária esquerda normal podem apresentar risco de morte súbita devido à angulação aguda do ramo conector. Isto é similar à situação em que a artéria coronária esquerda se origina no seio de Valsalva direito.

FÍSTULA DA ARTÉRIA CORONÁRIA

A fístula da artéria coronária representa 0,2 a 0,4% dos defeitos cardíacos congênitos. As fístulas se originam igualmente das artérias coronárias esquerda e direita. Em geral, a fístula se conecta à cavidade ventricular direita. O átrio direito é o segundo ponto mais comum, e dois terços das fístulas que drenam para o átrio direito se originam na artéria coronária direita. Uma fístula pode terminar também na artéria pulmonar, no átrio esquerdo, no ventrículo esquerdo, na veia cava superior ou no seio coronário ou na veia cava superior esquerda persistente. A artéria coronária envolvida geralmente é dilatada, e a câmara em que a fístula termina pode estar ampliada.

Na infância e adolescência, geralmente, a fístula não produz sintomas, mas sinais e sintomas de insuficiência cardíaca congestiva podem ocorrer em seguida a um grande *shunt* da esquerda para a direita. A presença de uma fístula geralmente é identificada pela descoberta de um sopro precordial contínuo. Podem também ocorrer: frêmito precordial, pressão arterial diastólica diminuída e aumento da pressão de pulso. Os achados físicos podem ser confundidos com aqueles da persistência do canal arterial, porém, em geral, o sopro de um canal é mais bem ouvido na área esquerda infraclavicular e aquele da fístula da artéria coronária na borda médio-esquerda do esterno. Exceto no caso de fístulas pequenas, as fístulas da artéria coronária devem ser fechadas, ou cirurgicamente ou por meio das várias técnicas de cateterização cardíaca intervencionista.

PADRÕES DE ARTÉRIA CORONÁRIA ASSOCIADOS A DEFEITOS CARDÍACOS CONGÊNITOS

TETRALOGIA DE FALLOT

Embora somente 4 a 5% dos pacientes com tetralogia de Fallot tenham anormalias associadas da artéria coronária, essas anomalias devem ser identificadas para evitar danos às artérias coronárias essenciais, durante o reparo da tetralogia de Fallot. Em 4% dos pacientes com esse quadro, a artéria coronária descendente anterior esquerda se origina na artéria coronária direita. A artéria coronária única é a segunda anomalia coronária mais comum associada à tetralogia de Fallot. Quarenta por cento dos casos com essa anomalia têm uma artéria cônica direita grande e extensa que se distribui para uma massa significativa do miocárdio.

d-TRANSPOSIÇÃO DAS GRANDES ARTÉRIAS

Existem 2 padrões principais de artérias coronárias na d-transposição das grandes artérias. Geralmente, a artéria coronária direita se origina no seio aórtico posterior, e a artéria coronária esquerda se origina no seio coronário esquerdo, ramificando-se em artéria coronária circunflexa e artéria coronária descendente anterior. O seio de Valsalva aórtico direito é a cúspide não-coronária.

No segundo padrão de artéria coronária, a artéria coronária direita se origina no seio aórtico posterior e dá origem à artéria coronária circunflexa a qual passa posterior à artéria pulmonar. A artéria coronária descendente anterior se origina no seio coronário esquerdo, e o seio de Valsalva aórtico direito é o seio não-coronário.

E-TRANSPOSIÇÃO DAS GRANDES ARTÉRIAS

A aorta está antes e à esquerda da artéria pulmonar na E-transposição das grandes artérias (também conhecida como *transposição corrigida das grandes artérias* ou *inversão ventricular*). Um seio de Valsalva aórtico está orientado anteriormente (seio de Valsalva anterior), outro está posterior e para a direita (seio de Valsalva direito de Valsalva), e o terceiro é posterior e para a esquerda (seio de Valsalvaesquerdo). A artéria coronária direita se origina no seio aórtico direito de Valsalva e se divide no ramo descendente anterior que segue o curso do sulco interventricular. A artéria coronária direita continua a seguir o curso no sulco atrioventricular direito. A artéria coronária esquerda se origina no seio de Valsalva aórtico esquerdo e segue o curso da artéria coronária circunflexa no sulco atrioventricular esquerdo. A artéria coronária esquerda (circunflexa) produz então um ramo marginal e continua como artéria coronária descendente posterior.

BIBLIOGRAFIA

Baltaxe H, Amplatz K, Levin D. *Coronary angiography*. Springfield, IL: Charles C Thomas; 1975.

Baltaxe H, Wixson D. The incidence of congenital anomalies of the coronary arteries in the adult population. *Radiology*. 1977;122:47.

Barth CW III, Roberts WC. Left main coronary artery originating from the right sinus of Valsalva and coursing between the aorta and pulmonary trunk. *J Am Coll Cardiol*. 1986;7(2):366-373.

Barth CW III, Bray M, Roberts WC. Sudden death in infancy associated with origin of both left main and right coronary arteries from a common ostium above the left sinus of Valsalva. *Am J Cardiol*. 1986;57(4):365-366.

Cheitlin M, DeCastro C, McAllister H. Sudden death as a complication of anomalous left coronary origin from the anterior sinus of Valsalva, a not-so-minor congenital anomaly. *Circulation*. 1974;50:780.

Driscoll D, Nihill M, Mullins C, et al. Management of symptomatic infants with anomalous origin of the left coronary artery from the pulmonary artery. *Am J Cardiol*. 1981;47:642.

Elliott L, Amplatz K, Edwards J. Coronary arterial patterns in transposition complexes. *Am J Cardiol*. 1966;17:362.

Fellows K, Freed M, Keane J, et al. Results of routine preoperative coronary angiography in tetralogy of Fallot. *Circulation*. 1975;51:561.

Frommelt PC, Frommelt M, Tweddell J, et al. Prospective echocardiographic diagnosis and surgical repair of anomalous origin of a coronary artery from the opposite sinus with an interarterial course [see comment]. *J Am Coll Cardiol.* 2003;42(1):148-154.

Hurwitz R, Caldwell R, Girod D, et al. Clinical and hemodynamic course of infants and children with anomalous left coronary artery. *Am Heart J.* 1989;118:1176.

Kragel AH, Roberts WC. Anomalous origin of either the right or left main coronary artery from the aorta with subsequent coursing between aorta and pulmonary trunk: Analysis of 32 necropsy cases. *Am J Cardiol.* 1988;62(10 Pt 1):771-777.

Maron BJ, Epstein SE, Roberts WC. Causes of sudden death in competitive athletes. *J Am Coll Cardiol.* 1986;7(1):204-214.

Maron BJ, Shirani J, Poliac LC, et al. Sudden death in young competitive athletes. Clinical, demographic, and pathological profiles [see comment]. *JAMA.* 1996;276(3):199-204.

Roberts W. Major anomalies of coronary arterial origin seen in adulthood. *Am J Cardiol.* 1986;111:941.

Roberts WC, Kragel AH. Anomalous origin of either the right or left main coronary artery from the aorta without coursing of the anomalistically arising artery between aorta and pulmonary trunk. *Am J Cardiol.* 1988;62(17):1263-1267.

Roberts WC, Robinowitz M. Anomalous origin of the left anterior descending coronary artery from the pulmonary trunk with origin of the right and left circumflex coronary arteries from the aorta. *Am J Cardiol.* 1984;54(10):1381-1383.

Roberts WC, Shirani J. The four subtypes of anomalous origin of the left main coronary artery from the right aortic sinus (or from the right coronary artery). *Am J Cardiol.* 1992;70(1):119-121.

Roberts WC, Siegel RJ, Zipes DP. Origin of the right coronary artery from the left sinus of valsalva and its functional consequences: Analysis of 10 necropsy patients. *Am J Cardiol.* 1982;49(4):863-868.

Shirani J, Roberts WC. Origin of the left main coronary artery from the right aortic sinus with retroaortic course of the anomalistically arising artery. *Am Heart J.* 1992;124(4):1077-1078.

Virmani R, Roberts WC. Sudden cardiac death. *Hum Pathol.* 1987;18(5):485-492.

Partes do texto já foram publicadas anteriormente e são aqui reproduzidas com a autorização do editor:

Driscoll DJ. Congenital anomalies of the coronary arteries. In: Garson A, Bricker T, McNamara D, eds. *The science and practice of pediatric cardiology*. Lea & Febiger; 1990:1453-1461.

Driscoll DJ. Congenital anomalies of the coronary arteries. In: Oski F, DeAngelis C, Feigin R *et al.* eds. *Principles and practice of pediatrics.* JB Lippincott Co; 1990:1456-1459.

Driscoll DJ. Coronary artery abnormalities. In: Oski F, DeAngelis C, Feigin R *et al.* eds. *Principles and practice of pediatrics*, 2nd ed. JB Lippincott Co; 1994:1594-1596.

Índice Remissivo

A

B

C

D

E

F

G

H

I

J

K

L

M

N

O

P

T

V

W

Z